护理学基础与专科实践

王建建　李　琳　叶元元
曹婵娟　刘晓燕　李　静　主　编

上海浦江教育出版社

图书在版编目（CIP）数据

护理学基础与专科实践 / 王建建等主编 . -- 上海 ：
上海浦江教育出版社有限公司，2024. 7. -- ISBN 978-7-
81121-895-4

Ⅰ．R47

中国国家版本馆 CIP 数据核字第 20240CX330 号

HULIXUE JICHU YU ZHUANKE SHIJIAN

护理学基础与专科实践

上海浦江教育出版社出版发行

社址：上海海港大道 1550 号　　　邮政编码：201306

E-mail: cbs@shmtu.edu.cn　　URL: http://www.pujiangpress.com

北京兰星球彩色印刷有限公司印装

幅面尺寸：185 mm×260 mm　　印张：18.5　　字数：318 千字

2024 年 7 月第 1 版　　2024 年 11 月第 1 次印刷

责任编辑：徐江梅　　封面设计：北京文峰天下图书有限公司

定价：128.00 元

《护理学基础与专科实践》

编委会

前　言

在当今快速发展的医疗卫生领域，护理学作为一门综合性的应用学科，其重要性日益凸显。随着医学模式的转变和人们健康需求的提升，护理学的内涵与外延不断丰富和拓展，已成为保障人类健康、促进康复不可或缺的重要组成部分。在此背景下，《护理学基础与专科实践》一书应运而生，旨在全面系统地介绍护理学的发展历程、基本理论框架、相关法律法规，以及整体护理与护理程序的核心内容，为临床护理人员提供一本兼具理论性与实践性的参考手册。

本书内容涵盖了护理管理的精髓，从护理团队建设、护理质量控制到护理安全管理，全方位解析了护理管理的关键环节，为护理管理者提供了宝贵的实践指南。同时，我们深入探讨了专科护理技术，针对不同疾病、不同患者群体，详细介绍了专科护理的要点和难点，帮助护理人员精准施策，提高护理效果。

在此基础上，根据临床护理技术的实际需求，本书精心编排了专科护理技术、急诊急救技术，力求做到操作步骤清晰、要点突出，便于读者快速掌握并应用于实际工作中。

尤为重要的是，本书还重点论述了临床各科的一般护理常规及常见疾病的护理策略，涵盖了内科、外科、妇产科、儿科等多个领域，不仅提供了疾病护理的标准化流程，还融入了最新的护理研究成果与临床实践经验，力求读者能够紧跟学科发展前沿，提升护理质量与效率。

在全书编写过程中，我们始终坚持科学严谨的态度，注重内容的创新性与实用性，力求做到既全面深入，又简洁明了，便于不同层级、不同岗位的护理人员及护理管理者查阅与学习。我们相信，《护理学基础与专科实践》将成为广大护理工作者提升专业能力、优化护理服务的得力助手，为推动护理学科的发展贡献一份力量。

最后，衷心希望本书能够得到广大读者的喜爱与认可，并在实际工作中发挥积极作用，共同促进护理事业的进步与发展。

目 录

第一章　护理管理

第一节　护理概述

一、护理的概念、任务和目标

护理活动的萌芽可以一直追溯到人类的起源。护理（nursing）一词是由拉丁文（nutricius）演绎而来，原为抚育、扶助、保护、照顾残疾、照顾幼小等含义。纵观护理发展历史，其概念和内涵随着其理论研究和临床实践的发展，逐步从简单的"照料、照顾"向纵深方向拓展和延伸。护理概念是对特定的人群护理活动固有属性的主观反映，它在不同的国家、不同的时期由不同的个体表述着不同的内容，并与地域文化、社会的发展水平以及人们对护理人员的角色定位及角色期待等有着密切的关系。以下是护理不同历史阶段的一些代表性的定义。

对护理概念有一个清晰的认识，也就是专业护理概念的产生始于南丁格尔（Florence Nightingale），1859年她提出："护理的独立功能在于协助患者置身于自然而良好的情况下，恢复身心健康"。这个概念确定的前提是医学只能清除影响躯体功能的障碍，而患者真正的康复则是自然的力量使然。1885年南丁格尔又指出："护理的主要功能在于维持人们良好的状态，协助他们免于疾病的困扰，达到他们最可能的健康水平"。

1943年，修女欧丽维娅（Sister Olivia）认为护理是一种艺术和科学的结合，包括照顾患者的一切，增进其智力、精神、身体的健康。

1957年，以库鲁特（Kreuter）为代表的护理定义是：护理是对患者加以保护和教导，以满足患者不能自我照料的基本需要，使患者舒适是其重要的一点。

1966年，弗吉尼亚·亨德森（Virginia Henderson）认为：护理是帮助健康人或患者进行保持健康和恢复健康（或在临死前得到安宁）的活动，直到健康人或患者能独立照顾自己。

1973年，国际护士会（International Council of Nurses，ICN）的定义是：护理是帮助健康的人或患病的人保持或恢复健康，或者平静地死去。

同年，美国护士协会（American Nurses' Association）提出的定义是：护理实践是直接服务并适应个人、家庭、社会在健康或疾病时的需要。

1980年美国护士协会又将护理学定义为：护理学是诊断和处理人类对存在的或潜在的健康问题所产生反应的科学。

1986年，我国在南京召开全国首次护理工作会议，原卫生部顾英奇副部长在发言中指出："护理工作除配合医疗执行以外，更多、更主要的是对患者的全面照顾，促进其身心恢复健康"。

1987年世界卫生组织（WHO）指出：护士作为护理的专业工作者，其唯一的任务就是帮助患者恢复健康，帮助健康的人促进健康。WHO护理专家会议提出了以下5个阶段中应提供的护理服务。

（1）健康维持阶段　帮助个体尽可能达到并维持最佳健康状态。

（2）疾病易感阶段　保护个体，预防疾病的发生。

（3）早期检查阶段　尽早识别处于疾病早期的个体，尽快诊断和治疗，避免和减轻痛苦。

（4）临床疾病阶段　帮助处于疾病中的个体消除痛苦和战胜疾病。对于濒死者则给予必要的安慰和支持。

（5）疾病恢复阶段　帮助个体从疾病中康复，减少残疾的发生，或帮助残疾者使其部分器官的功能得以充分发挥作用，把残疾降到最低限度，达到应有的健康水平。

1993年，原卫生部颁布的《中华人民共和国护士管理办法》中规定了护士作为护理专业技术人员，在执业中"应当正确执行医嘱，观察患者的身心状况，对患者进行科学的护理"。同时，"护士有承担预防保健工作、宣传防病治病知识、进行康复指导、开展健康教育、提供卫生咨询的义务"。

1997年，在加拿大温哥华召开的国际护士大会上，国际护士会提出："在未来护理发展的影响因素中，社会、经济因素将会导致健康需求的变化和护理模式的改革"。

2005年，中华护理学会和香港理工大学护理学院在广泛研究的基础上将护理定义为："护理是综合应用人文、社会和自然科学知识，以个人、家庭及社会群体为服务对象，了解和评估他们的健康状况和需求，对人的整个生命过程提供照顾，以实现减轻痛苦、提高生存质量、恢复和促进健康的目的"。

以上是不同时期、不同国家以不同方式阐述的护理概念和护士工作内涵，从中可以看到护理的对象、任务和目标发生了深刻的变化，即护理的对象不再仅限于患者，而是扩展到处于疾病边缘的人及健康的人；护理工作的着眼点是人而不仅仅是疾病，其任务除完成治疗疾病的各项任务外，还担负着心理、社会保健任务；护理的目标除了谋求纠正人生理上的变异外，还要致力于人的心理和社会状态的完满与平衡。护理的目标是在尊重人的需要和权利的基础上，提高人的生命质量，它通过"促进健康，预防疾病，恢复健康，减轻痛苦"来体现。不仅是维护和促进个体健康水平，更重要的是面向家庭、社区，为提高整个人类健康水平发挥应有的作用。

护理的基本属性是医疗活动，但它具有专业性、服务性的特点，并以其专业化知识和技术为人们提供健康服务，满足人们的健康需要。

美国护理专家阿布杜拉（Abdulla）认为，护理概念可概括地分为三个阶段：第一阶段从1859年南丁格尔的护理概念到泰勒（Tayler）的护理概念，重点放在治疗和住院患者的护理上；第二阶段从1946年以来，美国护士协会开始讨论新的护理定义，这一阶段护理概念主要是提倡综合护理，既承认以往促进患者恢复和保持健康的概念，又补充健康人也是护理对象的新概念；第三阶段是1970年以来，国际上特别强调护理理论模式，认为模式能显示护理概念的特征和规律性，是把护理作为护士独特的工作，而不是靠经验，是靠科学来论证。

二、护理的产生与发展

（一）早期护理

护理是基于人类的需要而产生、存在，随着社会的进步，环境的改变，人类生活方式的变化，护理的内涵和范围都发生了巨大的变化。早期的护理活动主要是对老幼和患者的家庭式照顾；随着社会政治、经济、宗教的发展，战争频繁、疾病流行，形成对医院和护士的迫切需要，护理逐渐由"家庭式"发展为"社会化和组织化的服务"，但护理工作多限于生活照顾，缺乏知识和有关设备，护士的培养也是以师带徒式的经验传授为主。到19世纪，随着科学的发展和医学的进步，社会对护理工作的需求日益迫切，护理工作地位有所提高，开始出现专门的看护所和护士训练班；19世纪中期，英国护士南丁格尔作为护理专业的创始人，促进了护理专业的科学化发展，她通过制定和实施专业化的护理工作程序，倡导科学的医院管理并创办了世界上第一所护士学校，以促进舒适和健康为基础的护理理念，这是护理专业化发展的开始。

（二）现代护理

与南丁格尔时期的护理已大不相同的是，现代护理在护理学的知识结构、护理目的、护理对象、护理作用等方面都发生了极大的变化。从护理学科的实践与研究角度，现代护理专业发展可以概括为以下三个阶段。

1.以疾病为中心的护理

这个阶段主要是现代护理建立和发展初期。医学在摆脱宗教和神学影响后获得了空前的发展，生物医学取得了辉煌成就，也形成了一切医疗行为都围绕疾病进行，"以疾病为中心"的医学模式。在这个模式的影响下，协助医生诊断和治疗疾病成为这一时期护理工作的基本特征，护理从属于医疗，护士是医生的助手。在这一阶段，护理已经成为一个专门的职业，护士从业前必须经过专门训练。护理工作的主要内容是执行医嘱和各项护理技术操作，护理教育者和护理管理者都把护理操作技能作为保证护理工作质量的关键。在实践中逐步形成了一套较规范的疾病护理常规和护理技术操作常规。

2.以患者为中心的护理

这个阶段主要是建立在新健康观和生理－心理－社会医学模式的基础上，护理学在发展中吸收了大量相关学科的理论，如系统理论、人类需要层次论、人与环境相互关系学说等，使护理发生了根本性变革。这一时期护理理论开始强调人是个整体，在疾病护理的同时应该重视人的整体护理，护理工作应该从"以疾病为中心"转向"以患者为中心"。

在这一阶段，护理已经发展成为一个专业，逐步形成了自己的理论知识体系和具有专业特点的科学工作方法。一方面，护士的实践领域从单纯被动执行医嘱和执行护理技术操作，扩展到运用"护理程序"为患者提供全身心的整体护理，解决患者的健康问题、满足患者的健康需求，体现出更多的护理专业特色；另一方面，随着医学分科细化和新技术应用，护理工作专科化程度也在增加，出现了不同专科的专家型护士。护士培训和继续教育要求提高，护理教育逐步转向大学教育。护理管理成为医院管理重要的子系统。

3.以人的健康为中心的护理

由于科技的迅速发展和健康需求日益增长，威胁人类健康的疾病谱出现变化，医学社会化和大卫生的趋势越来越明显，保障健康成为社会发展的强劲动力，使护理专业有了更广阔的视野和实践领域，以人的健康为中心的护理成为一种必然的选择。

在这一阶段，护理专业成为一门与基础医学、临床医学、预防康复医学及与社会科学和人文科学相关的综合应用学科。护理工作已经从医院扩展到社区和家庭，从患者个体扩展到社会人群，从注重疾病、患者护理扩展到关注健康、提供生命健康全程护理，护士成为向社会提供初级卫生保健的主要力量。护理教育形成了从专科、本科到硕士、博士培养的完整体系，以满足护理专业发展的需要。

由于世界各国社会经济、文化、教育、卫生等方面发展水平有较大差异，因此护理专业的发展也很不平衡。总体上是发达国家发展水平较高，已经进入第三阶段，广大发展中国家发展较慢，面临困难较多。我国自改革开放以来，护理专业发展迅速，专业化程度和教育水平都有了长足进步，但是医学的进步和诊疗技术的不断发展，人民群众健康需求的不断增长，护理专业逐步向更高水平发展已经成为不可逆转的趋势。

21世纪初期是我国加快全面建成小康社会的关键时期。党中央、国务院明确指出："医疗卫生事业的发展，直接关系到人民群众的身体健康和生命安全，是社会进步和人类的全面发展的重要标志，也是落实科学发展观、构建社会主义和谐社会的具体体现"。护理是以维护和促进健康、减轻痛苦、提高生命质量为目的，运用专业知识和技术为人民群众健康提供服务的工作。护理工作作为医疗卫生事业的重要组成部分，与人民群众的健康利益和生命安全密切相关。为了更好地适应人民群众日益增长的健康需求和社会经济发展、医学技术进步的形势，必须促进护理事业全面、协调、可持续发展，提高护理质量和专业技术水平，以维护人民群众的健康。

第二节　护理管理的基本职能

一、护理管理的概念、任务和现存问题

（一）概念

护理管理（Nursing Management）是以提高护理质量和工作效率为主要目的的活动过程。WHO对护理管理的定义是：护理管理是为了提高人们的健康水平，系统地利用护士的潜在能力和其他有关人员或设备、环境及社会活动的过程。护理管理是医院管理的重要组成部分，现代护理以促进人类健康为主要任务。为了实施护理，既要明确护理的功能，建立护理组织，还要实施科学有效的管理。从工作实施角度，护理管理可以大致分为三个主要方面：护理行政管理，包括组织管理、物质资源管理、经济管理；护理业务管理，包括技术管理和质量控制；护理教育管理，包括护理人员继续教育、临床教学等。

（二）任务

护理管理的任务是根据护理工作的规律和特点，对护理工作的诸要素（人员、技术、设备、信息等）进行科学的计划、组织、协调和控制，使护理系统达到最佳运转，放大系统的效能，为服务对象提供满意服务，使护理人员工作的主观能动性得到调动，并促进护理工作质量的提高。加强护士队伍建设，提高护士队伍整体素质，规范护士执业行为，提高护理服务质量和专业技术水平，拓展护理服务，加强护理管理，规范护理教育，促进护理事业与社会经济和医学技术的协调发展，满足人民群众的健康服务需求。

（三）现存问题

护理管理存在一些突出问题。一是护理管理的职能尚未得到充分发挥。医院护理管理工作需要围绕保障患者安全、促进护理质量持续改进的主线，建立健全规章制度、岗位职责和工作标准，加强人力资源管理，调动护士工作的积极性、创造性，保证临床护理质量。二是护理管理人员职责需要根据组织层次科学划分和界定，建立责、权、利统一的护理管理组织体系，优化组合，提高效率。三是缺乏科学有效的护理质量评价体系，以客观、全面地反映和促进临床护理质量。我国护理管理人员大部

分是从临床护士中选拔到管理岗位，管理素质和工作能力需要有新的提高。

二、护理管理的计划职能

计划职能是护理管理的首要职能。按照计划工作的基本程序，医院护理管理中的计划职能主要体现在以下五个环节。

1.分析和预测

根据医院总体规划及中心任务和护理专业发展的现状，分析评估形势，预测未来可能出现的情况。重点分析评估服务对象对护理工作的需求，本单位护理资源及利用情况，未来专业发展和竞争可能出现的问题及应对能力。

2.确立目标

根据医院发展规划和总体目标，确立符合护理专业理念和发展的目标。在分析预测的基础上，制定未来一定时间内的护理工作目标，明确各子系统的工作任务，确定相关的政策和策略。

3.拟订和选择实施方案

根据已确立的目标和任务，拟订实现目标的方案并通过比较后确定。实施方案应具备可选择性，在对各种后备方案进行比较及科学性、可行性评估的基础上，确定首选满意方案和后备方案。

4.编制具体计划和预算

根据已确定的实施方案，进一步编制医院护理工作的综合计划和专业活动的具体计划，应包括资源配备（人、财、物等）、工作指标（岗位责任、时限等）、评价标准（数量、质量）、经费预算（成本、活动经费）、预期结果（服务对象的评价、系统内评价）等内容。

5.反馈

护理管理部门应建立反馈机制，不断对计划执行情况进行反馈。

三、护理管理的组织职能

组织职能是管理的重要职能，是管理活动的结构基础和前提。医院护理管理的组织职能主要体现在以下五个方面。

1.建立组织结构

建立医院护理组织结构必须考虑医院功能和任务，有利于为服务对象提供优质服务。根据医院目标要求和护理工作需要，将各种活动分类组合并形成管理层次和工作岗位，使其能达到合理、高效运转的要求，如临床护理单元的建立，既要考虑医疗工作的需要，也要考虑所采用的护理模式。

2.分工、确定职责范围

根据工作性质进行分工，明确各层次、各部门和岗位的职责范围。应根据不同的护理模式，考虑岗位的设置和职责范围的划分，建立各层次和单位之间的协作关系。

3.配备人员、明确责任

根据分工和护理工作需要选配人员，明确各级管理人员和各岗位护理人员的职责权利，并进行培训。使每位成员了解自己在组织内的位置、隶属和工作关系。

4.建立信息沟通渠道

明确规定组织内信息沟通的渠道。

5.制定规章制度

通过制定有关的规章制度，保证各项护理工作正常有效运转，保证组织管理工作协调配合，保证落实计划实现目标。

四、护理管理的控制职能

控制职能是通过对各种活动的监控和调节，保证实现组织目标的重要职能。实现控制必须是在有计划、有组织的前提下。医院护理管理中的控制职能主要包括以下三个方面。

1.确立标准

确定护理控制标准要根据护理工作需要，体现目标特性及影响目标实现的因素，确定对工作和结果衡量的尺度。医院护理管理中主要的控制标准包括：①程序标准；②时间标准；③质量标准；④物品消耗标准；⑤行为标准；⑥人员配备及训练标准等。

2.衡量成效

根据计划和确定的标准，对护理工作过程和产生的结果进行比较，确定是否存在偏差。这一过程应包括不同层次和水平的监督、反馈，要建立相对封闭的监测反馈系统，由管理人员和护理人员共同参与完成，护理管理者应特别关注可能会对结果产生重要影响的关键点及护理系统的整体情况。

3.纠正偏差

采取纠正措施应建立在对有关信息认真分析的基础上，针对不同的原因采取不同的措施。一般应包括两个方面：①对不符合标准和目标要求的情况采取纠正措施，保证护理工作能够按计划目标要求实施；②对因各种原因导致已经不适合的计划和标准进行修订和调整，保证医院总体目标和护理工作目标的实现。

2007年10月17日，美国护理管理研究生教育委员会和印第安纳大学护理学院召开有关护理管理研究的国际会议，该会议集中讨论了护理管理者作为未来护理业务、教育和研究的建筑师的重要地位。随着成本控制和高科技护理工作环境的不断增加，信息技术的成功应用需要护理管理者具备更好的政治悟性和技术能力。因此，护理管理者应该建议、指导和影响这一技术，使其更好地为护理管理服务。护理管理职能实现的程度对整个医院管理工作有重要影响，是医院通过护理管理子系统的运行实现对护理工作的管理。由于护理工作的专业性和服务性特点突出，在医院工作中涉及面广、连续性强、工作环节多且非常具体，护理人员多、工作战线长，与医院其他子系统协作配合多。因此，强化护理管理职能，对提高医院管理水平和实现医院总体目标具有重要意义。

第三节 护理人力资源管理

一、护理人力资源管理的基本内容

护理人力资源（Nursing Human Resources）是指能满足社会护理需求，推动护理专业发展的，具有智力劳动和体力劳动能力的护理人员的总和。它主要包括护理人员的数量、学历层次、职称层次和健康状况等方面。

护理人力资源管理是通过对医院护理人员进行合理安排和有效利用，做到人尽其才，才尽其用，充分调动员工的积极性，使护理人员的个人潜能发挥到最大限度，降低人员成本，配合其他护理管理职能，提高护理工作效率，实现组织目标的工作过程。

护理人力资源管理主要包括：

（1）人力资源规划 对医院护理人员需求（数量、质量）进行论证、确定，帮助医院明确护理系统需要人员的岗位及岗位对人的要求。

（2）护理人员招聘和筛选　颁布实施《护士管理条例》，完善护士准入制度，加强护士队伍建设，明确护士的权利、义务和执业规则，维护护士合法权益，明确各级卫生行政部门、医疗机构在护士的使用、培养、待遇和管理方面的责任。建立公开、公平、公正、择优的用人制度，这项工作需要护理管理部门和医院人力资源主管部门协作，以各护理岗位工作分析为基本依据，根据医院护理工作动态调整需要，决定招聘的人数和层次，对具备资格的申请人提供均等的聘用机会，通过考核比较，筛选出符合医院护理岗位要求的护理人员。

（3）培训　通过对护理人员的工作指导、教育和业务培训，使护理人员在态度、知识、技术、能力方面得到提高和发展，有能力按照工作岗位要求开展工作并完成任务。

（4）绩效评估　通过管理人员和护理人员双向沟通，对护理人员在实现工作目标过程中的工作效率、效果、效益进行评价、诊断和辅导，为人员的合理使用和奖惩提供依据；可以通过绩效管理数据系统（Performance Management Data Systems），PMDS是指将护理工作总量和实现的工作目标以数据的形式表现出来，通过对该数据进行概念化、选择、测量、分析和报道的一种非常有效的管理工具，它包括有关数据库和护理管理数据的机构和内容，为护理管理者提供了有关资源和管理变量的很有价值的信息。

（5）职业发展　管理部门和管理人员关心、鼓励护理人员的个人发展，帮助制定个人发展计划，引导护理人员将个人发展目标与医院和护理专业发展目标结合起来，努力学习、工作，掌握更多、更广、更深入的知识和技能，使护理人员随着医院的发展而不断进步。

（6）薪酬管理　建立公正、公平合理的薪酬体系。对护理人员的薪酬管理不仅是医院对护理人员付出的劳动所支付的回报，还应该具有诱导护理人员服从、激励其多作贡献的扩展功能。

（7）激励管理　激励作为人力资源管理的催化剂在医院护理发展中起着不可忽视的作用。正向激励与负向激励、物质激励与精神激励、目标激励与参与激励以及授权激励与情感激励相结合。

为保证护士队伍基本素质，保障护理质量和患者安全，原卫生部于1993年颁布了

《中华人民共和国护士管理办法》，建立了护士执业准入制度。各级、各类医院在健全护理管理组织体系，完善护理工作制度、工作标准和规范，建立护理质量评价体系等方面取得了一定成效。

护理人力资源是医院生存和发展的重要组成部分。护理人员在医院中是一支数量大、工作接触面广、影响面大的队伍，护理人力资源管理的水平，直接影响医院的医疗质量和服务水平，重视护理队伍的建设，是医院管理的一个重要方面。

二、医院护理人员的配备

医院护理工作要为患者提供24 h不间断的护理服务，护理人员的配备是否合理，直接影响护理工作的质量和患者的护理安全。因此，医院必须保证配备一定数量和相当水平的护理人员，满足护理工作的需要。

目前，我国医院人员配备主要是由有关部门统一规定，采用比例定员法确定。这种方法一是按编制床位计算工作人员比例，如300床位以下医院按1∶1.30～1∶1.40计算；300～450张床位按1∶1.40～1∶1.50计算；450张床位以上按1∶1.60～1∶1.70计算。二是对医院内各类人员比例做了规定，如卫生技术人员占总数的70%～72%，其中医师占25%，护理人员占50%，其他卫生技术人员占25%；行政管理和工勤人员占总数的28%～30%，其中行政管理人员占8%～10%。三是对不同科室护理人员配备和临床护理单元各班次每名护士承担病床工作量做了规定，如门、急诊，供应室，手术室，婴儿室等分别有不同的人员配备比例；对各临床护理单元的日班、小夜班、大夜班每名护士承担病床数也做了规定。随着改革开放和经济发展，医院的内、外环境都发生了巨大变化，综合考虑社会需求和专业发展配备医院各级各类人员成为必然。

2008年1月23日，国务院第206次常务会议通过了《护士条例》，其中第二十条规定医疗卫生机构配备护士的数量不得低于国务院卫生主管部门规定的护士配备标准。从医院角度，主要影响因素有：医院规模、功能、任务、效率，技术进步，科室设置，人事政策及管理水平等；从护理专业角度，主要影响因素有：患者的护理需要包括病情和身心健康状况、生活自理能力，护理方式，工作量，工作复杂程度，护理人员的层次、能力，工作条件，护理管理水平与效率，有关政策规定等。目前，国内、外有关护理人员配备的研究较多，如按工作量（工时单位）计算人力，按患者分类系统动态调整护理人力的方法等。总的趋势是随着护理工作范围扩大和复杂程度的增加，护理管理逐步将专业性工作与非专业性工作区分开，使用不同资质的人员和不同的管理方法；将技术性强与技术含量低的工作分层，使用不同水平的专业人员；特殊护理岗位，如ICU、CCU、手术室等，实行资格准入；护理人力资源调配使用计算机动态管理，在提高护理工作专业化水平和服务水平的同时，提高护理人力资源使用的效率，降低人力成本。对医院护理人员合理有效的配备应从以下三个方面进行。

（1）增加临床一线护士总量，实现护士人力资源的合理配置。根据诊疗技术的发展和临床护理工作的需要，合理设置护理岗位，统筹护士人力资源，保证临床护理岗位的护士配备，扭转目前医院临床一线护士缺编的状况。到2010年，全国85％的二级医院的编制护士应达到护士的配备标准。各级各类医院在达到国家规定的护士编制标准的基础上，遵循以人为本、能级对应、结构合理、动态调整的原则，按照护理岗位的任务、所需业务技术水平、实际护理工作量等要素科学配置护士，逐步在医院实施以实际护理工作需要为基础的护士配置方法，加强对护士人力资源的科学管理。

（2）合理调整临床护士队伍结构，提高护士队伍整体素质。根据临床护理岗位的工作职责和技术水平要求，调整护士队伍结构。将护理岗位工作职责、技术要求与护士的分层次管理有机结合，充分发挥不同层次护士的作用。逐步提高护士队伍整体素质。到2010年，护士中具有大专及以上学历者应不低于30％，其中三级医院工作的护士中具有大专及以上学历者应不低于50％，二级医院工作的护士中具有大专及以上学历者应不低于30％。

（3）护理人力资源整合利用，科室间自行调节人力资源。采取科室人力资源自行调节，平衡了科室之间的工作量，改变了以往人少工作量大，护理技术操作项目多的科室长期加班超负荷工作，而工作量小的科室人员长期低负荷工作，有效地节省了人力资源并提高对患者的直接护理时数和效果，使护理服务能满足患者的需求，使护理工作做到更贴近患者、贴近临床。

目前，卫健委正在组织进行护士人力配备的课题研究，目的是根据卫生事业单位人事制度改革精神，研究护理工作量测量和合理配置护士人力的方法。研究内容包括：①了解全国综合性医院病房的护理工作量和护理人力资源配置状况，为制定宏观的护士人力配备原则提供依据；②借鉴国外有关基于护理工作量测量配置护士人力的方法，结合我国国情，研究科学、合理、可操作性强的护理人力测算方法，并加以推广；③建立以护理工时为基础的住院患者护理等级分类系统，并为护理等级收费标准的核实提供依据；④使参与护理管理的人员通过课题研究，学习和掌握工作量测量和护士人力配置的基本方法。

三、护理工作分工

医院护理工作的分工是提高工作效率、保证工作质量的基础。科学的分工可以满足患者的需要，调动每个护理人员的积极性，保证完成医院的中心任务实现总体目标。目前，我国医院内的护理工作分工主要有三类。

（一）按职务分工

按职务分工包括行政管理职务和技术职务。行政管理职务包括护理副院长、护理部正副主任或者总护士长、科护士长、护士长。技术职务包括正副主任护师、主管护师、护师、护士。

（二）按工作分工

按工作分工包括按工作内容、岗位分工和按护理方式分工。按工作内容分工有病房护士、监护室护士、手术室护士、急诊护士、门诊护士、营养护士、供应室护士等。

（三）按护理方式分工

按护理方式分工是随着护理专业发展、从适应患者需要角度发展出的不同护理分工方式，主要包括以下六种。

1.个案护理

个案护理也称特别护理或专人护理，是指一名患者所需的全部护理，由一名护理人员完成。主要适用于患者病情复杂、严重，护理需要量大，24h需要护士的情况，如大手术后、急危重症患者。这种方式有利于为患者提供全面、细致、连续、高质量的护理，职责、任务明确，便于与患者直接沟通，根据患者需要全面安排工作，但是所需人力多，对护士的能力和水平要求高。

2.功能制护理

功能制护理是指以工作为中心进行分工的方法。以疾病护理为主线，将护理工作分成若干具体内容，如主班、治疗、给药、生活护理，大小夜班等，患者所需要的全部护理工作是由各班护理人员相互配合共同完成。这种方式工作效率高，节约人力、设备、时间，便于组织和量化管理，但是由于分工过细、护士缺乏对患者整体情况的了解，护患沟通差，患者无法获得质量高、连续性强的护理。

3.小组护理

小组护理是指将护理人员分成若干组，每组3～4人，由一位业务水平和组织能力较强的护士担任组长，负责为一组患者提供护理。小组成员可以有护师、护士、护理员，在组长带领下负责为本组患者制定护理计划、评估护理效果；小组之间相互合作。这种方式便于成员之间的沟通和协作，有利于不同层次的人员发挥工作积极性和新护士学习及成长，但是对患者护理的整体性和连续性仍然较差，需要较多人力。

4.责任制护理

责任制护理是指由一位护士负责对患者提供自入院到出院全面的整体护理。这种护理方式的出现，是适应医学模式的转变，护理工作发展为"以患者为中心"的体现。这种护理方式要求护士按护理程序工作，即搜集患者主客观资料，评估患者的主要健康问题，制定、实施护理计划，评价护理效果，体现了更多的独立性和专业性。每位责任护士可以负责几位患者的全面护理评估和护理计划制定，8h上班，24h负责（责任护士不在班时由其他护士按护理计划实施护理），责任护士与患者建立密切联系，并直接与医生、其他医务人员和患者家属沟通协调，与辅助护士共同完成护理活动。这种方式为患者提供了更具有针对性、整体性和连续性的护理，增加了患者的安全感和护士的责任心，促进护士提高专业水平，有利于提高护理质量和服务水平，密切护患关系。但是，对责任护士专业水平和能力要求高，需要经过专门训练，人力需要多，资源投入多。

5.整体护理

整体护理是以患者为中心，以现代护理观为指导，以护理程序为基础框架，把护理程序系统化运用到临床护理和护理管理的思想和方法。它是一种以服务对象的开放性整体为问题思考框架的临床护理模式，强调以整体的人为中心服务对象，是生物的、心理的、社会的、文化的、发展的人，强调护理服务的整体性，在满足服务对象生理、心理、社会等各个层次需要的同时，还要考虑到个人生长发育不同阶段和不同层次的需要，为服务对象提供全方位的护理，强调专业的系统性与整体性。

整体护理首先是一种观念的转变，主要包括两个不同层次和角度的问题。从为患者提供护理服务方面，提出以患者、以人的健康为中心，全面认识和评估患者的生理、心理、精神状态，以及社会环境的影响，综合考虑疾病的预防和保健，提供咨询和健康教育，实施全身心整体护理。从医院管理方面，提出改变服务模式，设计以患者为中心的系统化管理体系，优化护理人力资源利用，建立临床支持子系统，分担一般非专业性服务工作，确保护理人员直接为患者提供护理专业服务。这种护理方式符合"以人的健康为中心"的发展趋势，使护理工作能够为患者提供更高水平的专业化服务，但是对护理人员的职业素质、专业水平和能力均有较高要求，护理人员的数量要有所增加，且需要高效的管理工作。

随着整体护理在各医院的运行，转变护理管理模式，改革完善制度，强化创新意识，是深化整体护理中管理者必须重视的3个重要环节。

6.循证护理

循证护理（Evidence-Based Nursing，EBN）即为以证据为基础的护理，指护理人员在护理实践中将科研结论与患者需求相结合，考虑当时的临床环境，根据个人经验，最终提出护理决策。EBN 程序包括4个连续过程：循证问题、循证支持、循证观察和循证应用。EBN 的模式针对在护理实践过程中发现的实践和理论问题，通过权威的资料来源收集实证资料寻求最佳护理行为，再用批判性的眼光来评价它是否取得最佳成效，或者是否需要进一步开展研究。护理管理应该在循证护理实践模型中承担起领导责任，其中一个很重要的工作就是通过建立信息技术来支持这个模型，通过加强循证护理信息资源的获取与利用促进循证护理的发展。例如美国的Rasmussen应用循证护理实践模式成功地探索了胸痛的最佳管理方法。

护理人员作为护理证据的使用者和制作者，必须一方面熟练掌握网络循证护理信息资源的检索技术；另一方面还要熟练利用系统评价方法和技术评价证据，并能按照循证护理要求制作证据。因此，加强循证护理信息资源的网络获取技术研究，不断提高信息检索能力和知识组织、信息管理能力，是循证护理对当代护理人员的必然要求，也是循证护理能够发展的重要前提。

四、护士培训

护士培训是护理人力资源管理的一项重要内容。培训是一种智力投资，目的是使护士具备岗位适应能力和职业发展能力，还可以创造医院护士群体智力资本，使其学会在工作中知识共享，优化护理服务。

（一）培训对象和内容

护士培训应该是全员培训，培训对象应包括各层次护士。培训的内容应该根据不同的工作性质、岗位要求和护士的学习需求确定。在专业技术培训方面，应该主要考虑：①对院校教育所学基本理论、基本知识、基本技能进行转化、扩展和提高，形成实际的岗位工作能力。②对专业发展和技术进步所需要的新理论、新知识、新技术、新方法的学习培训，通过知识更新保持和发展专业能力，增加与护理工作密切相关的公共卫生知识、康复指导、保健、老年护理、心理护理等内容。③对工作岗位转换人员的培训，帮助他们了解必要的知识、掌握必需的技能，提高他们的再适应能力。从护士全面发展角度，还应该包括职业道德，科学素质方面培训，增加社会学、心理学、人际交流与沟通、美学、礼仪等人文和社会科学方面知识的比重，使护士了解护理工作的宗旨、价值观和发展目标等。

根据临床专科护理领域的工作需要，有计划地培养临床专业化护理骨干，建立和发展临床专业护士。2005—2010年，分步骤在重点临床专科护理领域，包括重症监护、急诊急救、器官移植、手术室护理、肿瘤患者护理等专科护理领域开展专业护士培训，培养一批临床专业化护理骨干，建立和完善以岗位需求为导向的护理人才培养模式，提高护士队伍专业技术水平。

（二）培训基本步骤

1.分析培训需求，确定培训目标

分析各层次护士学习需求，就是要确保所提供的培训与护士承担的工作和个人发展直接相关，明确培训目标，减少盲目性。提供培训者应主要了解护士需要知道什么和有潜力做到什么，通过培训缩小需要与现状之间的差距。需求分析可以从三个层面进行，即医院发展层面、护理工作岗位层面和护士个人层面。主要步骤包括：回顾具体护理工作岗位的职责和绩效期望；确定该岗位需要的知识和技能的类别；确定护士缺少并需要培训的知识和技能；列出需要培训的人员名单。

2.制订培训计划

培训计划应该围绕培训目标制订，如通过培训使各层次护士提高工作效率、提高工作质量、改进工作、降低成本等。培训计划还应确定培训方式，对不同类型的知识和技能，采取不同的方式方法，如讲授、演示、讨论、综合演练、岗位轮转等。培训

计划应包括经费预算。

3.实施培训

实施培训计划应注意将培训内容与工作能力提高紧密结合，采用多种方法和手段激发护士的学习兴趣，鼓励和促进相互交流学习，帮助护士制定新知识应用的行动计划。注意避免其他事件的干扰。

4.评价培训效果

培训效果评价可以分为评估表、课堂测验、追踪评估等。可以通过观察接受培训的护士实际工作情况，识别培训带来的变化，如差错率、患者满意率、成本消耗等。评估培训效果是培训工作的必要程序。

五、护士的绩效考评

良好的工作绩效是医院的重要目标，采取有效的方法衡量医院护理人员的工作成效是提高护理质量和治疗效率的关键。绩效考评是对各层次护士工作中的成绩和不足进行系统调查、分析、描述、反馈的过程，是护理管理重要的控制方法之一，是护理人员管理中人事决策的依据。护理人员绩效评价需要获得的信息包括被评价人员在工作中取得了哪些成果；取得这些成果的组织成本投入是多少，以及取得这些成果对组织的经济效益和社会效益带来多大影响。换言之，就是考核和评价护理人员工作的效果、效率和效益。由于护士工作行为和效果受诸多因素影响，既涉及技术问题，又涉及人的问题，特别是对非操作性行为很难较准确评价，因此，如何科学有效地进行人员绩效评价是护理管理面临的挑战。

（一）绩效考评在医院护理管理中的作用

1.人事决策作用

通过绩效考评，对护士作出客观公正的评价，为医院和有关管理部门正确识别和使用护士提供了依据。

2.诊断作用

通过绩效考评，可以使管理人员了解护士的素质、知识、能力与工作岗位要求的差距，在分析的基础上实施更有针对性的培训。

3.激励作用

绩效考评的结果是奖优罚劣的依据，可以帮助管理者保证奖惩的公正性，调动护士工作的积极性。

4.强化管理作用

绩效考评可以促进与维持组织的高效率，保证以较少的资源获得较大的成效，使各岗位、各层次护士的使用更加合理、有效。

（二）护理人员绩效考评的原则

1.与工作相关原则

护士绩效考评标准必须与工作相关，尽量使用可衡量的描述方法，提高标准的可操作性。制定标准的依据是具体的岗位职责。

2.公开化原则

绩效考评标准应在审定后公布，使每个护士都明确组织对他们的期望和要求，明确努力的方向。

3.标准化原则

指对同一管理者领导下从事同一种工作的人员使用相同的评价方法，评价间隔时间基本相同，定期安排所有人员的反馈会议和面谈时间，提供正式文字材料并由被评价人签字。

4.激励原则

评价结果应有较好的区分度，使优劣拉开差距，奖优罚劣，促进工作改进。

5.选择培训评价者原则

护士绩效考评一般应由护士长承担，因为其能够直接观察护士工作业绩，其他相关人员可以参与。护士长和参评人员应该接受培训，以保持可靠性和连续性。

6.沟通原则

护理管理者必须在考评结束后不久与被考评的护士进行评价面谈，面谈中需要沟通的内容包括：讨论被考评护士的工作业绩，帮助被考评者确定改进工作的目标，提出实现改进目标的措施建议。面谈应在充分准备的基础上进行，重点放在今后发展和工作改进上。

（三）基本程序和方法

基本程序包括：确定绩效标准，考评绩效，反馈绩效。主要方法有：评价表法、排序法、比例分布法、关键事件法、目标管理法等。

总之，明确绩效考评的重要性将有助于护理人员和管理者正视绩效考评，并以积极的态度参与这项工作。绩效考评应该是一个护理管理人员和每位护士之间动态沟通的过程，通过护士的积极参与和上下级之间的双向沟通达成共识，提高护士的工作绩效和组织效率。绩效考评主要服务于治理和发展两个方面，目的是提高组织的运行效率，提高护理人员的职业技能，推动护理工作的良性发展。绩效考评体系的有效性还对医院整合人力资源、协调关系具有重要意义。不准确或不符合实际的绩效考评，不会起到正面的、积极的激励效果，反而会给人力资源管理带来重重障碍。因此，不管是管理者还是普通护理人员，都应该看到绩效考评的意义所在。

第四节　护理质量管理

一、护理质量管理的概念、特点和方法

（一）护理质量的概念

护理质量（Nursing Quality）是衡量医院服务质量的重要标志之一，它直接影响着医院的服务质量、社会形象和经济效益等。护理质量是指护理工作为患者提供技术性服务和生活照顾服务的效果，以及满足服务对象需要的程度。护理质量不是以物质形态反映其效果和程度，而是通过护理服务的实施过程和结果表现出来。

传统护理质量将护理定位在简单劳动和技术操作层面，主要指临床护理质量，即医嘱执行是否准确、及时；护理文件书写是否正确、清晰；生活护理是否到位；规章制度是否落实；有无因护理不当给患者造成痛苦和损害等。随着社会发展和人们生活水平提高，对护理服务的需求和期望都在提高；医学模式转变和护理专业发展，也赋予护理质量更深层次的内涵，以人的健康为中心的护理要从生理、心理、精神、社会、文化等各个层面帮助人们提高健康水平和生命质量，护理质量在以下几方面得到扩展和体现。

1.护理模式

护士应具有整体护理观，主动、全面、系统地了解患者在生理、心理、社会、精神、文化等方面的需求；充分调动服务对象的主观能动性，帮助其最大限度地达到生理与心理、社会的平衡和适应；达到接受检查、诊断、治疗、手术和自我康复的最佳状态。

2.护理工作方法

护士应按护理程序开展护理工作。对患者的评估要及时、准确、完整；提出的护理问题准确；确立的护理目标恰当；护理计划切实可行；护理措施落实，基础护理、专科护理、健康教育到位；护理记录动态、客观、真实地反映患者的健康状况。

3.护理工作效果、效率和效益

主要包括：患者对护理服务的满意度，护理工作投入产出比例，是否存在质量缺陷等。

（二）护理质量管理及特点

护理质量管理是指按照护理质量形成的过程和规律，对构成护理质量的各要素进行计划、组织、协调和控制，建立完整的质量管理体系，一切从患者角度出发，以保证护理工作达到规定的标准和满足服务对象需要的活动过程。护理质量管理的特点主要体现在以下四个方面。

1.特殊性

护理质量管理的特殊性是由护理工作的性质决定的。护理服务对象是人，而且大多数是患者；提供护理服务的是具有不同背景、不同价值观、不同性格特点、不同能力的护理人员，他们都具有生理、心理、社会特点。在护理活动中，不同的人对护理服务的期望值、感觉和评价有较大差别。患者对护理的依赖程度较高，护理质量的好坏一定程度上关系着生命安全，任何环节的疏漏都可能带来不可挽回的损失。以上这些不同其他服务业的特点，决定了护理质量管理要更具有科学性、严谨性。

2.广泛性

护理质量管理涉及医院各个部门，如病房、门诊、急诊、手术室、供应室等；护理质量管理还涉及各部门的具体工作流程，如人员培训和管理、规章制度管理、医院感染管理、设备设施的安全管理等，这些部门的任何环节出现质量问题，均会影响整个医院的质量。护理技术发展很快，大量的复杂技术设备、仪器使用和新技术的开发、引进，使护理工作的技术性、复杂性增加，潜在风险加大，对护理技术质量管理提出了更高要求，任何小的失误均有可能对生命安全构成威胁。护理专业发展要求护理人员为患者提供满足身心健康需要的整体护理，整体护理所涉及的各方面内容都需要逐步建立质量标准，实施质量管理。

3.群体性

护士在医院中数量多、分布广，护理工作的程序性、时间性、连续性、集体性、协调性特点突出，既需要每个护理人员发挥自己的能力，又需要注意整体的协调配合，包括与医院内其他专业人员和工作的协调配合。

4.复杂性

护理质量管理涉及的人员多、工作环节多、流程多，工作内容具体，技术性和服务性均较强，构成护理质量管理的复杂性。

（三）护理质量管理的方法

护理质量管理需要创新，要求突破惯性思维，寻求一种更新、更有效的质量管理方式，达到质量管理的规范有序。借助信息化技术，全员参与护理质量管理实现其时效性、公开性和公正性。护理质量管理过程中，各个环节相互制约、相互促进、不断循环、周而复始，质量一次比一次提高，形成一套质量管理体系和技术方法，以最佳的技术、最短的时间、最低的成本，来达到最优质的护理服务效果。

为使护理管理走向规范化、标准化、法治化，提高管理者和护理人员的质量管理意识及管理水平，规范护理行为，提高医院竞争力，将ISO 9000标准引入护理质量管理，减少了护理纠纷，改进、提高了服务质量，提高了患者满意度。

二、护理质量评价体系

长期以来，在我国的医院管理质量标准中，没有独立、系统反映护理工作质量的指标体系，随着护理专业的发展和医院评审的要求，逐步形成了护理质量评价体系。这种体系应用于护理质量管理的监控，由护理质量、评价组织、评价内容、评价标准和指标、评价方法等构成，科学的护理质量评价体系，能够确保护理质量的持续改进，有利于护理学科的发展和护理人才的培养。

（一）分类

目前，我国护理质量评价标准可以从不同角度分为四类。

（1）根据应用范围，将护理质量标准分为四类：护理技术操作质量标准、护理文件书写质量标准、临床护理质量标准和护理管理质量标准。

（2）根据管理期望，将护理质量标准分为规范式标准和经验式标准。规范式标准是由卫生行政部门和专业学术团体组织专家制定，为较高水平的执业标准，具有一定的强制性，如护理技术操作规范、护理工作常规等。经验式标准主要是医院根据自身的具体情况制定。

（3）根据管理过程结构，将护理质量标准分为要素质量标准、环节质量标准和终末质量标准。要素质量标准也称结构质量标准，是以"组织、机构"为取向，针对医院管理体系中的人员、技术、设备设施、药品物资、环境、管理等内容提出要求。环节质量也称过程质量，是以"人员"为取向，针对护理过程制定的要求。终末质量也称结果质量，是以"患者"为取向，针对护理服务的结果制定的要求。在这类质量标准中，更强调结构、过程、结果三者的统一。

（4）根据使用目的，将护理质量标准分为方法性标准和衡量性标准。

（二）常用护理质量标准

根据应用范围，常用的护理质量标准有四类。

1.护理技术操作标准

该标准包括基础护理技术操作和专科护理技术操作。每项标准都包括三部分，即准备质量标准、流程质量标准、终末质量标准。

2.护理管理质量标准

该标准包括护理部、科护士长、护士长工作质量，病房管理、各部门（如手术室、供应室、产房、婴儿室、门诊、急诊等特殊科室）管理质量标准。

3.护理文件书写质量标准

该标准包括护理记录、体温单等书写质量标准。

4.临床护理质量标准

该标准包括特级、一级护理合格率，基础护理合格率，急救物品完好率，灭菌物品灭菌合格率等。

三、护理质量评价

（一）评价指标

为加强医院管理，科学、客观、准确地评价医院，提高医院管理水平，持续改进医疗质量和保障医疗安全，2005年，原卫生部制定了医院评价指南，其中包含了"护理质量管理与持续改进"的内容,更多地体现了质量、安全,以及"以患者为中心"的理念,对科学、合理地评价现阶段医院的护理质量,促进医院护理质量的不断提高具有非常重要的意义。

1.护理工作效率指标

这类指标基本上是工作量指标,可以表明负荷程度。这项指标大部分是医疗护理共同完成的,如出入院患者数、床位使用率、特一级护理人次数、抢救患者数、抢救成功率等。

2.护理工作质量指标

这类指标主要反映护理工作质量,是对护理质量标准的评价。(护理质量标准如前所述)

3.护理工作成本指标

应该建立但尚未建立。

(二)评价方法

目前国内外护理质量评价方法大致分为三种:定量评价、定性评价、定性与定量相结合评价。定量评价主要表现为量表评分法,具有标准格式化,省时省力,易于统计分析和比较,且可用于他评、自评,使评价更为全面,但也存在判断标准不易把握、结果易失真等。定性评价方法主要以理论框架为基础,通过分析综合、推理判断进行评价。另外,也可以分为院内评价、院外评价、院内评价和院外评价相结合。

1.院内评价

院内评价主要是通过建立护理质量监控网络实施。在将信息化技术引入的同时,改变以往质量评估者的单一性和质量评估内容的狭隘性,构建护理质量管理的三级网络,即护士→护士长→护理部。护士组由代表全院不同层次、不同专业的7名护士组成,每月自主选择1~2个临床护理中的难点、重点和盲点进行质量评估;护士长组由新、老、不同专业护士长组成,每月进行质量专项评估;护理部组则由主任和科护士长组成,依据"信息软件"提示的重点问题选择评估项目和护理单元。三级网络对质量的评估有交叉和重叠,可增加护理质量评估的客观性和随机性,力求反映医院护理质量的真实整体水平。

2.院外评价

院外评价主要是医院评审和社会监督评价。医院评审主要是由卫生行政部门组织的对医院的综合评价；也有的是通过国际标准化组织（ISO）质量认证。社会监督评价可以聘请监督员，应该特别重视患者及其家属的反馈。

3.院内评价和院外评价相结合

建立医院院内评价和院外评价相结合的机制，明确护理岗位职责，完善工作标准、技术规范，建立医院护理质量评价标准，开展对医院的护理质量评价工作。

2005年，原卫生部颁布了《医院护理质量评价指南》，各省级卫生行政部门要结合实际情况制定本地区医院护理质量评价标准，并开展评价工作。

护理质量管理是护理管理的核心。建立护理质量管理体系，实施有效的质量管理和持续质量改进，是护理管理现代化的标志，也是提高医院质量管理水平的重要方面。

第五节　护理业务技术管理

一、护理业务技术管理的重要性

（一）概念

护理业务技术管理是对护理工作的技术活动进行计划、组织、协调和控制，使护理技术能够准确、安全、及时、有效地为患者服务，达到以优质、高效为目标的管理工作。其研究对象包括医院基础护理工作和各不同专业护理工作的工作任务、工作特点、主要内容、技术要求和组织实施方法。

（二）重要性

（1）护理业务技术管理是护理管理的重要组成部分，是构成护理质量的重要内容，护理技术水平的高低在某种意义上对护理质量有决定性作用，提高护理技术水平必须靠技术管理。

（2）护理业务技术管理是护理工作专业化的重要标志。护理工作的服务对象是人，除了有良好的态度外，主要是通过高水平、规范的护理技术为患者解决健康问题。这就要求护理技术管理有别于对一般性服务和工作的管理，安全、及时、可靠，协调性和连续性成为重要的管理标准。

（3）护理业务技术的质量和水平，直接影响医疗效果。现代医院中，各专业技术发展水平越高，就越需要相互的协调配合，特别是医疗活动中日趋复杂的技术应用、新技术开发引进，必须有护理专业的同步发展，才能获得良好的效果。

（4）护理业务技术管理有利于推动护理专业发展，提高护理教育水平。在医院管理中，对护理工作的科学性、技术性要求越来越高，这不仅有利于推动护理专业的发展，而且可以提高护理教育的训练水平，培养具有良好科学素质的护理人员。

（三）特点

1.技术性

护理技术是在全面掌握医学护理知识的基础上，经过专门训练、反复实践获得的专业能力。未经系统学习和专门训练的人，不具有应用护理技术的资格。技术管理要尊重专业规则和技术发展规律。

2.责任性

护理工作的性质决定了护理人员对维护、促进和恢复患者的健康负有责任。技术管理应该重视护理人员的责任心教育，以及建立健全各种责任制。

3.服务性

护理技术的应用和管理应以患者利益为重、为患者提供服务。

4.社会性和集体性

技术的发展和应用受医院内外环境、人际关系等因素的影响，受经济规律的制约。现代医院中的各种技术活动不可能由一个人或一个部门完成，因此技术管理应重视建立多学科、多部门协作关系网，协调好各种联系。

二、护理业务技术的主要内容

（一）常用护理技术的范围

1.基础护理技术

基础护理技术指医院各科室通用的基本护理技术，包括一般护理技术和常用抢救技术。一般护理技术包括：患者出入院处置，患者清洁与卫生，体温、脉搏、呼吸、血压的测量，各种注射穿刺技术，无菌技术，消毒隔离技术，洗胃，灌肠，导尿，各种标本采集，口服、吸入给药法，护理文件书写等。

常用抢救技术包括：给氧，吸痰，输血，止血包扎，胸外心脏按压，心电监护，呼吸机的使用等。

基础护理技术管理主要是制定工作规程和技术规范，加强监督评价，以及加强护士的职业道德教育。

2.专科护理技术

专科护理技术是根据专科疾病特点和患者护理需要形成的，是护理工作中发展最快，专业技术要求较高的护理技术。随着医院内专业划分越来越细，专科护理的专业化程度也不断加深，需要大量具有较高专业水平的护理人员，国外最早出现的专家型护士就是在专科护理领域。

专科护理技术管理主要应通过加强业务学习和技术培训，全面提高护理人员的认识水平和实际能力；制定专科护理工作常规和技术规范；开展临床研究；重视与医生的合作；加强管理协调。

危急重症监护技术是专科护理技术的重要方面，现代医院建设中，危急重症患者的监护技术是发展最快的领域之一。在集中救治危急重症患者的重症监护部门（ICU）、心血管重症监护病房（CCU）中，护士发挥了较大作用，这类护理工作要求护士不仅有良好的职业素质、扎实的基本功，还要有较系统的专科知识和技术水平，有敏捷的分析判断和处理问题能力，有健康的身体，以适应工作的需要。重症监护护士必须接受专门培训并获得资格。

3.护理的新业务、新技术

新业务、新技术指医院开展的新的检查、诊断、治疗、护理方法和技术，以及新仪器、设备设施的应用等。对这类工作的管理，首先应经过论证，注意以患者利益为中心，有利于患者的康复；加快新业务、新技术质量标准的制定，并保证落实；加强护理人员的业务训练；做好有关信息搜集整理工作和效果评价。

4.康复期患者的护理

康复期患者的护理包括以下内容：①心理护理；②康复期患者心理健康教育；③正确指导患者进行功能锻炼。

5.整体护理质量评估

以患者为中心的护理工作模式是围绕着患者最需要的身、心、社会等多方面问题开展和实施，是整体护理的关键所在，是护理模式转变的重要标志，而护理工作模式与管理层的目标相一致，从而达到提高护理质量的目的。

（二）护理差错的预防

医院护理工作范围广，工作环节多，操作具体，可能发生护理差错的机会也较多。有的护理差错直接导致了对患者的伤害而构成医疗事故，因此，抓好护理差错的预防工作，可以防微杜渐，对预防医疗事故具有重要作用。大量事实证明，护理差错的发生也有一定的规律，并且可以通过有效的管理措施使差错发生率降低。护理差错的预防措施包括：加强对护理人员的责任心教育，培养严肃认真的工作作风；搞好业务训练，提高护理人员的专业技术水平，掌握科学的工作方法；落实各项规章制度，使各项工作规范化、操作程序化；抓好易发生差错的关键环节，设置管理或防范程序，以预防为主。正确处理护理差错，一旦发生问题，首先要采取措施防止不良后果的进一步扩大，寻找问题发生的原因并制定补救措施，将发生的问题转化为改进管理的重要经验。

护理工作是医院医疗工作的重要组成部分，因此护理安全及安全管理在整个医疗安全管理中有着举足轻重的作用。针对护理工作中常见的不安全因素，采用PDCA循环法（plan，do，check，action）进行管理，使安全管理工作真正做到科学有效。

（三）医院感染管理

在预防和控制医院感染的工作中，护理系统起着重要的作用，护理人员及护理管理者是预防和控制医院感染的主力军。在医院感染发生的诸多环节中，与护理工作关系最密切的，是护士每天都要完成的大量技术操作，以及具体实施消毒、灭菌、无菌技术和隔离技术。因此发挥护理管理系统在医院感染管理中的作用，控制护理工作中的各个环节，是预防医院感染发生的重要保证。护理管理应该加强对护理人员的教育，提高对医院感染危害的认识，掌握相关的知识技能，自觉采取防范措施，建立健全有关的规章制度；承担有关医院感染预防和控制工作。

（王建建　李　琳　潘存玲）

第二章　手术室管理

第一节　手术室污染控制

一、人员控制

（一）参加手术人员的准备

（1）参加手术人员及与手术有关的工作人员凭有效证件，方可进入手术室更衣区做术前准备。

（2）参加手术人员须更换手术室专用鞋、洗手衣、裤，洗手服上衣应系入裤装内，防止宽大的衣着破坏无菌区，衣袖应高于上臂三分之一。

（3）参加手术人员应戴好手术室专用的帽子、口罩，口罩应完全遮住口鼻，帽子完全遮住头发。剪短指甲，修平指甲边缘并去除指甲边缘下的污垢。摘除耳环、戒指、手镯等饰物，不宜化浓妆。

（4）患有急性上呼吸道传染性疾病，皮肤疖肿、皮肤渗出性损伤等处于感染期的医护人员，不得进入手术区限制区。

（5）离开手术室时应将手术衣、洗衣服、鞋帽、口罩等脱下，并置于指定位置。

（二）参加手术人员的管理

（1）洁净手术间应在满足手术基本需要的情况下严格控制人数。

（2）参加手术人员穿好无菌衣，戴好手套后应待在灭菌区内。等待手术时可站立在手术台侧方，避开其他工作人员。

（3）无菌手术衣的无菌范围仅限于前身肩平面以下，腰平面以上及袖子袖管肘上3英寸以下区域；其他部位应视为无菌区。手术人员在穿好手术衣后，前臂不应下垂，双手不应接近面部或交叉放于腋下，应肘部内收，靠近身体。

（4）手术人员应面对无菌区域。倚墙而立或靠坐在未经灭菌的区域，均是违反无菌原则的行为。如手术主刀与助手需调换位置时，应采取背对背方式进行。术者的高度需用脚凳调节，使之无菌区域靠近手术台。

（5）发现任何手术人员或物品受到污染时，必须立即重新消毒或更换。

（6）术中应尽量避免高声谈话、咳嗽、打喷嚏及人员频繁移动，刷手人员只能接触灭菌物品，非刷手人员不能跨越灭菌区。

（7）手术过程中需更换手术衣时，应先脱手术衣再脱手套。更换手套时，应先进行手部消毒再戴手套。

（三）手术无菌用物管理

（1）无菌物品应存放于手术室限制区。

（2）无菌巾铺好后的器械台、手术台上方视为无菌区。无菌操作的器械应事先进行彻底灭菌。

（3）如果无法判断某一物品是否已灭菌，应视为污染物品。

（4）手术器械、无菌持物钳及容器一人一用一灭菌。

（5）任何装灭菌物品的容器边缘均应视为有菌区。

（6）仅在需要时，才可开启灭菌物品。

（7）潮湿会破坏隔离，导致灭菌区被污染。

（8）接触过与外界相通的空腔脏器或其他污染部位的器械、物品均视为污染，应单独放置，且应注意将有菌控制在最小范围内。

（9）使用一次性无菌物品前应检查外包装质量、消毒日期，以无菌方式开启后台上洗手护士接取放入无菌区内，不得将物品倾倒或翻扣在无菌台上。

（10）无菌包应按消毒日期顺序放置在固定橱柜内，保持清洁、干燥，定期检查无菌包或容器的有效期，过期物品重新清洗消毒灭菌。夏季、冬季灭菌物品均保存1周。

（四）手术室无菌技术操作原则

（1）铺设无菌器械台应尽量接近手术开始时间，超过4h应视为污染，需重新更换。

（2）取无菌溶液时，应严格无菌操作，打开后应1次用完。

（3）术中传递器械时应避开术野，只可在无菌区内传递，禁止手术操作者自行拿取。传递锐器时，应采用间接传递法或使用中立区进行传递。

（4）在转运及储存过程中，凡不慎坠地的无菌物品均应重新灭菌。

（5）手术器械摆放时不可超过手术台、器械桌边缘，缝线不可垂于升降台、器械桌边缘。

二、手术野皮肤消毒

（一）消毒方法

（1）检查消毒区皮肤清洁情况，无破损及感染。

（2）手臂消毒后（不戴手套），用无菌海绵钳夹持小纱布（2%碘酊一块，75%酒精2块）。

（3）先用2%碘酊小纱布涂擦手术区皮肤，待干后再用75%酒精小纱布涂擦2遍，脱净碘酊。如用碘伏消毒，需用小纱布涂擦手术区皮肤3遍，小纱布干湿适宜，方法同前每遍范围逐渐缩小，最后用酒精小纱布将边缘碘酊擦净。

（4）环形或螺旋形消毒用于小手术野的消毒。

（5）平行形或叠瓦形消毒用于大手术野的消毒。

（二）消毒原则

（1）离心性消毒　清洁刀口皮肤的消毒，应从手术野中心部开始向周围涂擦。

（2）向心性消毒　感染伤口或肛门、会阴部的消毒，应从手术区外周清洁部向感染伤口或肛门、会阴部涂擦。

（三）皮肤消毒剂的选择

一般皮肤消毒采用碘伏消毒。脑外科、心外科、骨科等手术采用2%碘酒及75%酒精消毒。头面部、会阴部及黏膜，应用碘伏消毒液。

手术皮肤消毒范围：

（1）头部手术皮肤消毒范围　头及前额。

（2）口、唇部手术皮肤消毒范围　面唇、颈及上胸部。

（3）颈部手术皮肤消毒范围　上至下唇，下至乳头，两侧至斜方肌前缘。

（4）锁骨部手术皮肤消毒范围　上至颈部上缘，下至上臂1/3处和乳头上缘，两侧过腋中线。

（5）胸部手术皮肤消毒范围 （侧卧位）前后过中线，上至锁骨及上臂1/3处，下过肋缘。

（6）乳腺根治手术皮肤消毒范围 前至对侧锁骨中线，后至腋后线，上过锁骨，肩及前臂1/3，下过肚脐平行线。如大腿取皮，则大腿过膝，周圈消毒。

（7）上腹部手术皮肤消毒范围 上至乳头，下至耻骨联合，患侧至腋中线，对侧至腋前线。肝移植切口、右侧至腋后线。

（8）下腹部手术皮肤消毒范围 上至剑突，下至大腿上1/3，患侧至腋中线，对侧至腋前线。

（9）腹股沟及阴囊部手术皮肤消毒范围 上至肚脐线，下至大腿上1/3，患侧至腋中线，对侧至腋前线。

（10）颈椎手术皮肤消毒范围 上至颅顶，下至两腋窝连线。

（11）腰椎手术皮肤消毒范围 上至两腋窝连线，下过臀部，两侧至腋中线。

（12）肾脏手术皮肤消毒范围 前后过中线，上至腋窝，下至腹股沟。

（13）会阴部手术皮肤消毒范围 耻骨联合、肛门周围及臀，大腿上1/3内侧。

（14）四肢手术皮肤消毒范围 周围消毒，上下各超过一个关节。

（四）注意事项

（1）手术区皮肤消毒范围要包括手术切口周围15cm的区域。如手术有延长切口的可能，则应事先相应地扩大皮肤消毒范围。

（2）已接触污染部位的药液消毒纱布，不应再返回涂擦清洁处。

（3）当患者体位变动时，应重新消毒、铺设无菌单。

三、手臂无菌法

（1）洗手液洗手法。

（2）戴好口罩帽子，剪短指甲。

（3）洗手液清洗双手，前臂至肘上1/3，清水冲洗皂液，时间约3min。特别注意指甲缘，甲沟和指蹼等皱褶处，冲洗时，保持肘关节于最低位。

（4）取干手纸将双手及双上肢顺序擦干。

（5）取2mL液于一手掌心，另一手指尖于该掌心内擦洗，剩余的洗手液均匀涂抹于同一手掌，前臂及肘上1/3。同方法进行另一只手的消毒。

（6）最后取5~10mL百能手消毒液，依照六步洗手法进行手部消毒。

四、更换手套及手术衣方法

（一）更换手术衣

（1）更换手术衣需先脱掉手术衣，再脱掉手套。

（2）由巡回人员解开颈、背、腰带，并将背襟翻向前襟。

（3）穿衣者将手术衣由反面脱下后，再将手套由反面脱下。注意手及手臂不要触及手术衣及手套外面，否则视为污染，应重新刷手。

（4）取消毒洗手液擦手及前臂一遍（范围同刷手）。

（5）按穿手术衣、戴手套法穿戴即可。

（二）更换手套

（1）将戴手套的手退至袖管内，脱掉手套。

（2）依常规戴手套法完成更换手套。

五、铺无菌台

（一）准备工作

（1）个人准备　着装符合参加手术人员标准，操作前进行清洁洗手。

（2）环境准备　操作空间宽敞、明亮，手术间净化30min后。

（3）用物准备　检查器械车清洁、使用。无菌辅料、器械、一次性用品、无菌溶液、消毒液准备齐全，符合无菌标准（日期、名称、破损、松散、潮湿等），按节力原则及无菌操作要求放置。

（二）铺无菌台步骤

（1）检查包布外化学指示剂是否合格，巡回护士用手打开敷料包包布第一层，只接触包布的外面，顺序为外、右、左、内侧。

（2）由台上洗手护士打开内层包布，顺序为右、左、外、内侧，检查消毒指示卡是否合格。桌面上的无菌巾共厚4层，无菌单应下垂至少30cm。

（3）无菌套盆打开方法，一手托住套盆底部，与无菌台保持至少0.5m的距离，人员呈45°角的位置，依次按外、左、右、内侧顺序打开第一层包布，由台上洗手护士接取整理放在器械桌规定位置。

（4）同法打开器械包及无菌手术衣。

（5）一次性无菌物品应打开外包装，由台上洗手护士接取到无菌台上。

（6）倒无菌溶液手握瓶签位置，冲洗瓶口，匀速倒入指定容器内，勿外溅污染无菌台。手握瓶签位置，不用冲洗瓶口，匀速倒入指定容器内，勿外溅污染无菌台。

（7）检查无菌台准备齐全、整洁，用无菌单覆盖无菌台。

（三）使用无菌台注意事项

（1）铺无菌台时身体与其保持10cm的距离，未穿戴无菌手术衣及手套时，手臂不可跨越无菌区。铺设无菌器械台应尽量接近手术开始时间，超过4h应视为污染，需重新更换。

（2）无菌物品应在最接近使用的时间打开。

（3）无菌台面上方为无菌区，台缘下应视为有菌区。

（4）台面如被水或血液浸湿时，应视为被污染，应及时加盖至少4层无菌巾，以保持无菌。

（5）手术开始后，该无菌台仅对此手术患者是无菌的，不能给其他患者使用。

第二节　手术配合护理

一、手术患者护理总规

（1）严格执行手术患者核查制度。

（2）手术物品准备齐全，有效合格，处于完好备用状态。

（3）手术前检查　手术间环境符合实施手术标准（清洁状况、温度、湿度）。手术所需的各种仪器设备齐全，并处于功能状态（无影灯、手术床、吸引器、电刀、超声刀等）。

（4）评估手术患者的身体情况　遵医嘱在患者上肢建立静脉通道。配合麻醉医生实施麻醉和桡动脉、深静脉穿刺。留置导尿管，全麻患者粘贴眼睑。

（5）提前准备好体位用物、协助手术医生安置体位、确保牢固。注意患者保暖。

（6）连接开启各种仪器设备，术中确保仪器设备正常、安全使用。正确粘贴电刀负极板。

（7）术前30min遵医嘱给予静脉抗生素输入并记录，协助医生观察给药后患者的生命体征状态。

（8）术中观察患者的静脉通道、尿量、颜色及失血状态，并及时告知手术医生。

（9）手术中巡回护士履行职责，依据巡回护士职责（清点、核对、输血、用药、标本处理等）等相关手术室规章制度，实施各项操作。

（10）提供手术中所需的各种物品。

（11）手术后检查手术患者身体受压部位，保证各路管路通畅（静脉、尿管、引流管等），填写在交接单上。

（12）协助手术医生粘贴伤口、转运患者、通知患者家属手术结束，与病房护士交接患者的特殊病情、血液制品等，并在交接单上记录。

（13）评价护理工作。

（一）疝修补术的配合常规

（1）执行手术患者护理总规。

（2）手术体位正仰卧位双上肢适度外展。

（3）需用补片修补材料时应严格核对并及时打开。

（4）手术结束后，补片电脑扫描打印，医生签名后保存备查。

（二）胃肠手术配合

（1）执行手术患者护理总规。

（2）特殊器械　准备胃钳、肠钳、荷包钳、荷包线、直针、胃肠吻合器。

（3）手术特殊仪器　电刀，超声刀。

（4）准备体位用物　乙状结肠或直肠切除术，需将截石位体位架、海绵垫、约束带及细长枕准备好备用。

（5）体位　胃、肠手术取平卧位。直肠乙状结肠手术取截石位并在患者双下肢缠弹力绷带，臀部位于手术床背板的凹部。配合手术医生摆放体位。

（6）术中　①根据手术需求准备各种一次性吻合器、止血材料、引流装置，并在需要时及时开启。②为器械护士提供碘伏棉球，以备胃肠道开放时使用。③在手术断胃时协助麻醉医生重新安置胃管，及时用负压吸出胃内容物，方便手术。④胃肠吻合后，提供一次性无菌手套，确保参加手术人员更换手套。⑤左半结肠、直肠手术准备扩肛消毒。⑥截石位手术患者手术结束后及时改为平卧位。

（三）胆道手术配合

（1）执行手术患者护理总规。

（2）建立静脉通道，胆囊手术输液在左上肢。

（3）胆囊手术摆放体位时，须把患者右肋下缘抬高30°，备好细长枕。

（4）在手术开始前，要确认手术床侧轨位置便于安装肝拉钩和适用于术中造影。

（5）纱布，纱垫，0/3、0/4、0/5 Prolene血管缝线，各种型号红色导尿管及"T"型管、50 mL注射器，0.9%无菌生理盐水1 000 mL备用。

（6）腹腔镜胆囊手术需要摆放头高足低位，患者用约束带适当固定。

（7）腹腔镜胆囊手术要做好开腹准备，单独放置开腹用物，当术中转开腹时可以立即使用。

二、妇产科手术配合常规

（一）剖宫产手术配合常规

（1）执行手术患者护理总规。

（2）特殊仪器准备　婴儿辐射台，婴儿吸痰器，婴儿抢救箱。

（3）特殊药品准备　催产素。

（4）体位平卧位。

（5）手术床准备　床单下铺塑料布。

（6）麻醉开始时，注意保护患者，有防坠床措施。

（7）防止直立性低血压，可将手术床调整为患者左低右高位。

（8）产妇分娩后，遵医嘱给予催产素、卡前列甲酯栓促进宫缩。

（9）术后注意为患者保暖。

（二）子宫切除手术的配合常规

（1）执行手术患者护理总规。

（2）特殊物品　碘伏溶液30～50 mL。

（3）切除子宫时接触阴道的器械应视为污染器械，不能再使用。

三、骨科手术配合常规

（1）执行手术患者护理总则。

（2）仪器、设备准备　关节镜手术准备，电动止血及驱血带，消毒用腿架，可升高输液架、冲洗管。

（3）手术铺巾　特殊防水手术铺巾。

（4）特殊药品　生理盐水3 000 mL（关节腔冲洗液）。

（5）体位平卧位。

（6）麻醉椎管内麻醉或全身麻醉。

（7）术中准确记录止血带起始时间于手术护理记录单上。

（8）手术开始前检查负压吸引器处于工作状态。手术开始后尽量保持关节腔内的压力，以减少术中出血。

（9）及时更换冲洗盐水。

（刘晓燕）

第三章　常用急救技术

第一节　心、肺、脑复苏

呼吸、心搏骤停是临床最为紧急的情况，若抢救不及时，将导致患者重要器官缺氧、缺血而死亡。因此，必须分秒必争地进行心肺复苏术，迅速建立起有效呼吸和有效循环，防止脑损害的发生。

一、心搏骤停的抢救

（一）心脏跳停的原因

（1）各类心脏病，如急性心肌梗死、病毒性心肌炎或严重心律失常。

（2）过敏性休克、药物中毒，如青霉素过敏及洋地黄药物过量。

（3）意外事故，如电击、溺水、严重创伤、大出血及窒息。

（4）电解质紊乱与酸碱平衡失调，如高钾血症、酸中毒等。

（二）心搏骤停的判断标准

（1）突然的意识丧失。

（2）浅表大动脉搏动消失。

（3）瞳孔散大、呼吸停止。

（三）心脏复苏

胸外心脏按压，即用人工方法在胸外间接地按压心脏，使血液灌入主动脉和肺动脉，从而建立起大小循环，暂时代替心脏自然收缩，为心脏自主节律的恢复创造条件。具体方法如下。

（1）一旦发现心搏骤停，应立即就地抢救。

（2）患者仰卧于硬板床或地上，软床背部应垫木板。

（3）操作者两手交叉重叠，下面一手的掌根部放在患者胸骨下1/3处，两臂伸直，依靠身体重力和臂力有节律地垂直施加压力，使胸骨下陷3～4cm，将左心室血液挤出。然后迅速放松消除压力使胸骨复原，形成胸腔负压，以利于心室舒张，回心血量增加。为小儿行胸外心脏按压时，用一只手即可。若为新生儿则可用拇指或食、中两指进行挤压。

（4）按压次数，成人每分钟60～80次，小儿80～100次。

（5）按压时注意用力均匀，深度适当。不可用力过猛，以免发生肋骨或剑突骨折。

二、呼吸骤停的抢救

呼吸停止往往与心跳停止相继发生，因此呼吸复苏应与心脏复苏同时进行，这是保证机体重要器官供氧和减少死亡的重要措施。常采用人工呼吸的方法，有节律地使气体被动吸入肺内并排出。维持患者肺内氧和二氧化碳的交换，从而使患者机体保证了氧的需求。

（一）口对口人工呼吸

口对口人工呼吸是最简便且行之有效的方法。具体步骤如下。

（1）患者取仰卧位，头尽量后仰使气管伸直。

（2）迅速清除口腔内分泌物、异物及假牙，盖一清洁纱布或手绢。

（3）操作者左手托起患者下颌，并用拇指和食指轻按环状软骨，使其压迫食管防止空气入胃。右手捏紧患者鼻孔防止漏气，深吸一口气紧贴患者口唇吹入，使胸廓隆起。吹气后松开捏鼻孔的手让胸廓及肺部自行回缩，或用手压胸部使气体排出，这样有节律地反复进行。

（4）吹气次数，成人每分钟16～20次。吹气与心脏按压的比例为1：4或1：5。

（5）根据患者年龄、体质给予适当吹气量。吹气不可过猛，尤其是小儿，以防肺泡破裂。若患者牙关紧闭，可改为口对鼻人工呼吸，关键要能维持有效的气体交换。

（二）简易呼吸器的使用

简易呼吸器由呼吸囊、呼吸活瓣、面罩及连接管等组成，可持久地进行有效的人工呼吸，适合抢救时应用。

（1）清除患者上呼吸道分泌物或呕吐物，使患者头后仰，扣紧面罩。

（2）有节律地间歇挤压呼吸囊。挤压时空气由气囊进入肺部，放松时，肺部气体经活瓣排出，1次挤压可有500～1 000 mL空气入肺。

（3）速率每分钟16～20次，连接氧气使用效果更佳。

（三）自动呼吸器

用机械方式进行人工呼吸，效果最好。适用于各种呼吸衰竭的抢救及麻醉期间的呼吸管理。

呼吸器分压力控制型和容量控制型两类。压力控制型呼吸器以高压氧舱或压缩空气为动力，把含氧的混合空气送入肺泡。此型呼吸器的频率、潮气量和呼吸时比都不能直接调节，而是在使用中随肺弹性和气道阻力而变动，故适用同步辅助呼吸。

容量控制型呼吸器多以电为动力。吸气期呼吸器将预定潮气量压入呼吸道使肺泡扩张，呼气时呼吸道压力降至大气压，肺脏回缩，肺泡内气体排出体外。经一定间歇，呼吸器充满新鲜空气后再转入吸气期。适用于无自主呼吸、肺泡通气不足和急性呼吸窘迫综合征。

（1）使用时需先行气管插管，然后连接呼吸器。

（2）检查机器各部件并正确连接。打开电源开关，观察机器运转情况，有无漏气等。可先连接模拟肺，观察压力表指数及模拟肺胀缩情况，确定正常后方可给患者使用。

（3）调节好各项参数：呼吸时间比例为1.5～2∶1；压力为1.76～2.45 kPa；潮气量为400～600 mL；呼吸频率为16～20次/min。

（4）使用呼吸器必须有雾化装置。一般使用氧气浓度为40％。

（5）严密观察患者使用呼吸器情况，发现呼吸道阻塞或有管道扭曲时要及时处理，随时根据血气分析结果调节呼吸器各项参数。

（6）停用时，先分开呼吸器导管再关闭呼吸器及氧气。对呼吸器螺纹管及各接头配件等进行消毒后备用。

三、脑复苏

脑复苏是衡量复苏成败的重要指标。人脑重量虽只占体重的2％，却接受心排血量的15％，占全身耗氧量的20％～25％。可见脑对氧和热能需要量之大。神经细胞在丧失血氧供应10s后即可出现病理变化,因此,国内外许多专家认为,脑血流阻断4min以上,即使心肺复苏成功也有可能遗留下严重的脑功能障碍。过去对脑复苏重视不够,使有些患者出现了"去脑强直"状态,虽恢复了生命却成为没有意识的植物人。因此,必须从心肺复苏开始就同时开始脑保护,防止脑缺氧性损害的发展,否则时间拖得越长,发生后遗症的可能性越大。

(一)低温疗法

低温可降低脑代谢率,提高脑细胞对缺氧的耐受性,减慢脑细胞受损的进程,有利于脑细胞恢复。此外,低温有降低颅内压、改善脑细胞渗透性及控制脑组织损害后产生反应性高热的作用。

(1)与心脏复苏同步,力争在脑水肿未发生之前应用冰帽或冰槽为头部降温。

(2)心脏复苏后应行全身降温,可用冰毯或冰水灌肠等。

(3)低温疗法应持续3~5d,过早终止会使病情再度恶化。

(二)脱水疗法

脱水疗法可缩小脑体积,保持脑细胞的完整性,促进脑循环自动调节功能的恢复,加速脑水肿的消散。应根据医嘱给25%甘露醇、50%葡萄糖液和其他利尿脱水剂。

第二节 给氧

氧气是机体生存须臾不可缺少的物质。机体通过呼吸运动与外界进行气体交换。呼吸运动的某个环节发生障碍即可引起缺氧。缺氧是指向组织器官送氧减少或组织利用氧发生障碍时机体内发生的病理过程。严重缺氧可以导致死亡。

氧气吸入疗法是供给患者氧气,通过给氧提高肺泡内氧分压,纠正各种原因所造成的缺氧状态,促进代谢,以维持机体的生命活动。

一、缺氧的症状

(1)轻度 胸闷、心慌、乏力、精力不集中,血氧分压(PaO_2)在6.67~9.33kPa,二氧化碳分压($PaCO_2$)大于6.67kPa。

(2)中度 憋气、呼吸深而急促、发绀、烦躁不安。PaO_2为4.67~6.67kPa,

$PaCO_2$大于9.33kPa。

（3）重度　嗜睡或昏迷，呼吸困难，发绀显著，PaO_2在4.67kPa以下，而$PaCO_2$大于12kPa。极度缺氧患者很快就会休克死亡。

二、给氧的目的及适应证

给氧的目的是使患者动脉血氧张力达到正常，以维持生理需要，改善缺氧症状。

适应证为：影响患者呼吸的呼吸系统疾患，如哮喘、肺炎、气胸、呼吸道异物等；心功能不全导致的呼吸困难，如风湿性心脏病、心力衰竭；各种中毒引起的呼吸困难，使氧不能由毛细血管渗入组织而产生缺氧，如一氧化碳中毒、药物中毒等；昏迷患者，如脑血管意外、颅脑外伤患者；外科手术前后患者、大出血休克患者；分娩时产程过长致胎儿心音不良，以及贫血患者。

三、给氧方法

（一）鼻吸氧法

（1）备好、检查好氧气装置，湿化瓶内盛半瓶蒸馏水。

（2）向患者解释后为患者清洁鼻腔。

（3）打开氧流量开关，调节好流量，连接鼻导管，如为双塞塑料导管，将两塞置于鼻前庭内，固定好。

（4）记录吸氧时间，观察患者缺氧改善状况。

（5）停止吸氧时应先取下导管再关氧气装置开关，并协助患者清洗面部、鼻腔，整理好用物。

（二）面罩法

此法多用于加压给氧，可吸入较高浓度的氧。

（1）使用面罩应与患者面部贴紧，不漏气。

（2）面罩用带子固定在头颈部。

（3）氧流量以每分钟6～10L为宜。

（三）氧气帐法

（1）将患者头胸部置于透明塑料薄膜制成的帐幕内，有特别的仪器控制氧流量，保证帐内的氧浓度和湿度。

（2）此装置价格贵，耗氧量大，只限于新生儿及大面积烧伤患者抢救使用。

四、氧疗监护

观察氧疗效果，记录好给氧时间、浓度及患者缺氧状态改善情况；防止交叉感染。给氧鼻塞、导管、面罩、湿化瓶等应定期消毒更换；经常检查并保证患者呼吸道通畅，以提高氧疗效果；注意用氧安全，要随时注意防火、防热及防易燃易爆物品。

五、氧浓度和氧流量的换算

可根据下列公式推算不同氧流量相应氧浓度。为方便临床，可直接由下表氧流量的对应数据查出氧浓度（表2-1）。

表2-1 不同氧流量相应氧浓度对应数

氧流量/ （L/min）	1	2	3	4	5	6	7	8	9
氧浓度 / %	25	29	33	37	41	45	49	53	57

第三节　洗胃

对口服有毒物中毒的患者，抢救能否成功往往取决于洗胃是否及时和彻底。洗胃是将胃管由患者鼻腔或口腔插入胃内，经管灌入大量溶液后再吸引出来的方法。

一、应用范围

（1）解毒　清除胃内毒物或刺激物，避免或减轻毒物吸收。

（2）清除胃内滞留食物，减轻胃黏膜水肿，缓解患者上腹胀闷、恶心呕吐等不适。

（3）为某些手术或检查做准备。

二、常用洗胃液及用量

常用液体有生理盐水、温清水、2%碳酸氢钠液、1∶5 000高锰酸钾液等。中毒患者需根据毒物性质选择适宜溶液。每次灌洗量400～500 mL，须反复灌洗，直至洗净为止。一般灌洗总量为2 000～5 000 mL。中毒患者灌洗总量为10 000～20 000 mL。

洗胃液温度不宜过冷过热，以32～38℃为宜。

三、洗胃方法

（一）漏斗、胃管洗胃法

运用虹吸原理，将洗胃液灌入胃内之后再吸出。

（1）患者取坐位或半坐位，胸前围橡皮围裙，污水桶放患者身旁。插胃管操作同鼻饲法。

（2）确认胃管入胃后，将漏斗放置低于胃部的位置，挤压橡皮球，抽尽胃内容物。必要时留取标本送检。

（3）举漏斗过头部约30～50cm，将洗胃液倒入300～500mL。当漏斗内尚存余少量溶液时，迅速将漏斗降至低于胃部的位置，并倒置于污水桶内，利用虹吸作用引出胃内溶液。引流不畅时可挤压橡胶球。待溶液流完后再次高举漏斗重新灌注洗胃液。如此反复清洗，至流出灌洗液体澄清、无味为止。

（4）洗胃完毕，反折胃管迅速拔出。协助患者漱口，并安排休息。整理用物并记录灌洗量及洗胃过程中患者的情况。

（二）自动洗胃机洗胃法

洗胃机具有快速、彻底、效果好、副作用少等优点，已在临床广泛使用。

（1）接好电源，检查好机器正负压力。

（2）按洗胃法插入胃管与机器连接。

（3）将配好的洗胃液放入桶内与机器药管连接，放一空桶在污水管口。

（4）按"自动"键后，机器对胃自动冲洗。待冲洗干净后，按"停机"键，机器停止工作，拔出胃管。

（5）洗毕，按"清洗"键，机器自动清洗各部管腔，待机器内的水完全排净后，关机，收拾清理用物。

（三）注意事项

（1）急性中毒患者，尤其是进食后服毒者，宜先催吐后洗胃。洗胃时最好选用粗胃管，以防食物残渣堵塞胃管，使洗胃顺利，减少毒物吸收。

（2）当中毒物质不明时，要先取胃内容物标本进行实验室检查。洗胃液选用温开水或等渗盐水。待毒物查明后，再采用拮抗剂洗胃。

（3）严格掌握适应证与禁忌证。若为强腐蚀性毒物，如强酸、强碱中毒，或有消化道出血、穿孔、胃癌及肝硬化食管静脉曲张患者应谨慎洗胃或禁止洗胃，避免发生食管或胃穿孔、大出血等并发症。

（4）洗胃过程中患者如出现腹痛、虚脱现象或吸出液呈血性时，应立即停止洗胃，通知医生进行紧急处理。

（5）掌握液体灌入量和洗出量的平衡，以防进多出少引起急性胃扩张、胃撕裂及水中毒。出现流出液少的情况时应暂停灌洗，查明并去除原因，否则应停止洗胃。

（6）用电动吸引器洗胃时，压力不宜过大，以免损伤胃黏膜。一般负压维持在13.3kPa即可。

（李　琳　王建建　杜琳琳）

第四章　呼吸系统护理

第一节　肺部并发症产生的基础

肺部并发症比泌尿道、胃肠道多，是与呼吸道的解剖、组织结构及生理功能特点有关。

一、解剖基础

呼吸道解剖部位特点有：

（1）呼吸道为一由上至下的管道，当人体吸气时，气体进入肺脏是由上至下；当人体呼气时，排出气体是由下至上的。即使人体平卧时呼吸道仍与体轴构成15°角，因此外物易吸入而不易排出。

（2）呼吸道上颌有窦腔，下颌有胃肠。上呼吸道有鼻腔、鼻咽腔和许多鼻旁窦，当这些窦腔感染时，其脓性分泌物易向下引流入下呼吸道；当人体熟睡时，声门开放，尤易发生上述情况。下令胃肠，肠梗阻或胃胀气的患者，呕吐物可导致吸入性肺炎。

（3）呼吸道既长且窄又迂曲。从气管到肺泡的呼吸道共有多级分支，这样就增加了排除分泌物的难度，且上下、前后、左右的幅度较大，没有哪一个位置能使各部支气管都能引流通畅。

二、组织结构基础

呼吸道组织结构特点有：

（1）气管及支气管的黏膜有很多腺体，当受刺激后分泌增多且不能有效排出时，可能会阻塞气道。若胸部术后（尤其是食道手术后）患者易发生迷走神经兴奋，功能亢进，使气管及支气管黏膜腺体分泌物过多，导致患者咳出大量的泡沫样痰，这种现象被称之为"支气管泻肚"，对患者恢复干扰颇大。

（2）小支气管壁上的平滑肌发达形如窗格，当受刺激产生痉挛时，可将分泌物及感染物关闭在其远端，导致感染，甚至窒息。

（3）肺泡的横断面积大约70 m²，一旦发生支气管肺炎，毒素吸收面积大，易发生中毒性休克。

（4）肺泡壁薄，有利于气体交换和吸收。血流通过肺部毛细血管约1/4的路程时，气体交换已基本完成，故肺储备功能大。但小儿肺内弹力组织发育尚不完善，顺应性较低，易发生肺不张。

三、生理基础

生理功能特点有：

（1）肺主呼吸　成年人24 h内共可呼吸气体10 000~12 000 L。若是空气有污染则不知要吸入多少灰尘、化学物质和细菌。故从某种意义上说；肺是个"吸尘器"。

（2）肺循环功能　①储血功能：肺内正常含血量约为500~600 mL之间，供右心室充盈之用。风湿性心脏病二尖瓣狭窄的患者，肺内血量大增，有人把肺也称为"储血库"。②过滤功能：体循环的血量全部通过毛细血管网。因此在某种意义上肺循环是体循环的"过滤器"，进入大循环静脉内的大小异物、组织片或脂肪滴均可在肺循环中形成栓塞。

（3）呼吸道自然防御机能　①过滤与黏附作用。一般粉尘直径在10 μm以上的几乎完全在鼻腔中就被过滤掉，剩下的则主要黏附至鼻咽部及喉头。②温化与湿化作用。这是鼻最重要作用，鼻腔除有丰富的黏膜外，每侧还有3个鼻甲增加了鼻腔黏膜的面积，使流经其间的空气冷者温化、热者降温，好似"空气调节器"并使相对湿度升高。③关闭与咳嗽作用。喉部有会厌、假声带、声带三道防线关闭喉头，使异物不至于直接进入下呼吸道。呼吸道受交感神经和副交感神经双重支配，而副交感神经纤维较敏感，一旦刺激喉头或气管分叉，就会引起咳嗽反射。但患者在昏迷状态、酸中毒、胸腹部疼痛、麻醉剂及镇静剂使用等情况下，关闭及咳嗽作用这种保护性反射可能会受到抑制。

张口呼吸的患者，鼻的过滤、黏附、温化机能会部分或大部分地丧失；而在气管内插管及气管切开的患者几乎是全部消失。总之，呼吸道的自然防御机能受到抑制、破坏或消失时，肺部并发症就应势而来。

第二节 雾化吸入法

一、氧气雾化吸入法

氧气雾化吸入法是利用高速氧气气流，使药液形成雾状，再由呼吸道吸入，达到治疗的目的。

（一）原理与结构

雾化吸入器为一特制玻璃器，其1、2、3、4、5五个管口，在球形器内注入药液，3管口接上氧气，气流自3管冲向4管口出来，不起喷作用，但用中指堵住4管口时，气流即被迫从1管口冲出，2管口附近空气密度突然降低，形成负压，球内药液经4管吸出，当上升到2管口时，又被来自1管口的急速气流吹散，形成雾状微粒从管口喷出。

（二）目的

（1）治疗呼吸道感染，消除炎症和水肿。

（2）解痉。

（3）稀化痰液，帮助祛痰。

（三）用物

雾化吸入器，氧气吸入装置1套（不用温化瓶）或压缩空气机1套。

（四）常用药物及其作用

（1）抗生素，如卡那霉素，庆大霉素等。

（2）解痉药物，如氨茶碱，沙丁胺醇等。

（3）稀化痰液帮助祛痰，如 α - 糜蛋白酶、乙酰半胱氨酸（乙酰半胱氨酸）等。

（4）减轻水肿，如地塞米松等。

（五）操作方法

（1）按医嘱抽药液，用蒸馏水稀释或溶解药物在5mL以内，注入雾化器。

（2）能起床者，可在治疗室内进行。不能下床者，则将用物携至床边，核对，向患者解释，以取合作，初次作此治疗，应教给患者使用方法。

（3）嘱患者漱口以清洁口腔，取舒适体位，将喷雾器的"1"端连接在氧气筒的橡胶管上，取下湿化瓶，再调节氧流量达6~10L/min，便可使用。

（4）患者手持雾化器，把喷气管"5"放入口中，紧闭口唇，吸气时以手指按住"2"出气口，同时深吸气，可使药液充分达至支气管和肺内，吸气后再屏气1~2s，则效果更好，呼气时，手指移出气口，以防药液丢失。如患者感到疲劳，可放松手指，休息片刻再进行吸入，直到药液喷完为止，一般10~15min即可将5mL药液雾化完毕。

（5）吸毕，取下雾化器，关闭氧气筒，清理用物，将雾化器放入消毒液中浸泡30min，然后再清洁、擦干、物归原处，备用。

（6）在氧气雾化吸入过程中，注意严禁接触烟火及易燃品。

二、超声波雾化吸入法

超声波雾化器是应用超声波声能，药液变成细微的气雾，先由呼吸道吸入，达到治疗目的，其特点是雾量大小可调节，雾滴小而均匀（直径在5 μm以下），药液随着深而慢地吸气被吸入终末支气管及肺泡。又因雾化器电子部分能产热，对雾化液有加温作用，使患者吸入温暖、舒适的气雾。

（一）超声波雾化器的结构

（1）超声波发生器通电后输出高频电能。雾化器面板上操纵调节器有电源开关、雾化开关、雾量调节旋钮。

（2）水槽盛蒸馏水。水槽下方有一晶体换能器，接发生器发出的频电能，将其转化为超声波声能。

（3）雾化罐（杯）盛药液。雾化罐底部的半透明膜为透声膜。当声能透过此膜与罐内药液作用，产生雾滴喷出。

（4）螺纹管和口含嘴（或面罩）。

（二）原理

当超声波发生器输出高频电能时，使水槽底部晶体换能器将电能转换为超声波声能，声能通过震动雾化罐底部的透声膜，作用于雾化罐内的液体，破坏了药液的表面张力和惯性，使药液雾化成为微细的雾滴，通过导管随患者吸气而进入呼吸道。

（三）目的

（1）消炎、镇咳、祛痰。

（2）消除支气管痉挛，使气道通畅，改善通气功能。

（3）在胸部手术前后，预防呼吸道感染。

（4）配合人工呼吸作呼吸道湿化或间歇雾化吸入药物。

（5）应用抗癌药物治疗肺癌。

（四）用物

治疗车上置超声波雾化器1套，药液，冷蒸馏水，水温计。常用药物同氧气雾化吸入法。

（五）操作方法

（1）水槽内加冷蒸馏水250mL，液面高度约3cm要浸没雾化罐底的透声膜。

（2）雾化罐内放入药液，稀释至30~50mL，将罐盖旋紧，把雾化罐放入水槽内，将水槽盖盖紧。

（3）备齐用物携至床边，核对，向患者解释以取得合作。

（4）接通电源，先开电源开关，红色指示灯亮，预热3min，再开雾化开关，白色指示灯亮，此时药液呈雾状喷出。

（5）根据需要调节雾量（开关自左向右旋，分3档，大档雾量每分钟为3mL，中档每分钟为2mL，小档每分钟为1mL），一般用中档。

（6）患者吸气时，将面罩覆于口鼻部，呼气时开启；或将"口含嘴"放入患者口中，嘱其紧闭口唇深吸气。

（7）在使用过程中，如发现水槽内水温超过60℃，可调换冷蒸馏水，换水时要关闭机器。

（8）如发现雾化罐内液体过少，影响正常雾化时，应继续增加药量，但不必关机，只要从盖上小孔向内注入即可。一般每次使用时间为15~20min，治疗毕，先关雾化开关，再关电源开关，否则电子管易损坏。整理用物，倒掉水槽内的水，擦干水槽。

（六）注意事项

（1）使用前，先检查机器各部有无松动，脱落等异常情况。机器和雾化罐编号要一致。

（2）水槽底部的晶体换能器和雾化罐底部的透声膜薄而质脆，易破碎，应轻按，不能用力过猛。

（3）水槽和雾化罐切忌加温水或热水。

（4）特殊情况需连续使用，中间须间歇30 min。

（5）每次使用完毕，将雾化罐和"口含嘴"浸泡于消毒溶液内60 min。

第三节　氧气吸入法

氧气吸入法是通过给患者吸入高于空气中氧浓度的氧气，来提高患者肺泡内的氧分压，达到改善组织缺氧为目的的一种治疗方法。

一、缺氧的临床表现

（一）轻度缺氧

无明显的呼吸困难，仅有轻度发绀，神志清楚。PaO_2为$6.6 \sim 9.3$ kPa，$PaCO_2$大于6.6 kPa。

（二）中度缺氧

发绀明显，呼吸困难，神志正常或烦躁不安。PaO_2为$4.6 \sim 6.6$ kPa，$PaCO_2$大于9.3 kPa。

（三）重度缺氧

显著发绀，三凹征明显（胸骨上、锁骨上和肋间隙凹陷），患者失去正常活动能力呈昏迷或半昏迷状态。PaO_2在4.6 kPa以下，$PaCO_2$大于11.9 kPa以上。

二、氧气吸入的适用范围

血气分析检查是用氧的指标，当患者PaO_2低于6.6 kPa时（正常值$10.6 \sim 13.3$ kPa，6.6 kPa为最低限值），则应给予吸氧。

（1）呼吸系统疾患而影响肺活量者，如哮喘、支气管炎、肺气肿、肺不张等。

（2）心功能不全，使肺部充血而致呼吸困难者，如心力衰竭时出现的呼吸困难。

（3）各种中毒引起的呼吸困难，使氧不能由毛细血管渗入组织而产生缺氧，如巴比妥类药物中毒、一氧化碳中毒等。

（4）昏迷患者如脑血管意外或颅脑损伤患者。

（5）某些外科手术后患者，大出血休克患者，分娩产程过长胎心音异常等。

三、氧气筒和氧化表的装置

（一）氧气筒

氧气筒为柱形无缝筒，筒内可耐高达15.5 MPa的高温压力，且可容纳氧约6 000 L。

总开关：在筒的顶部，可控制氧气的放出。使用时，将总开关向逆时针方向旋转1/4周，即可释放出足够的氧气，不用时可顺时针方向将总开关旋紧。

气门：在氧气筒颈部的侧面，有一气门与氧气表相连，是氧气自筒中输出的途径。

（二）氧气压力表

（1）氧气压力表由以下几部分组成。压力表从表上的指针位置能测知筒内氧气的压力，以MPa表示。如指针指在120刻度处，表示筒内压力为12.2 MPa。压力越大，则说明氧气贮存量越多。

（2）减压器是一种弹簧自动减压装置，将来自氧气气筒内的压力减低至0.2～0.3 MPa，使流量平衡，保证安全，便于使用。

（3）流量表用于测量每分钟氧气流出量，流量表内装有浮标，当氧气通过流量表时，浮标被氧气流吹起，从浮标上端平面所指刻度，可以测知每分钟氧气的流出量。

（4）湿化瓶用于湿润氧气，以免呼吸道黏膜被干燥所刺激。瓶内装入1/3或1/2的冷开水，通气管浸入水中，出气管和鼻导管相连。

（5）安全阀由于氧气表的种类不同，安全阀有的在湿化瓶上端，有的在流量表的下端。当氧气流量过大、压力过高时，内部活塞即自行上推，使过多的氧气由四周小孔流出，以保证安全。

四、装表法

将氧气表装在氧气筒上，以备急用。

（1）将氧气筒置于架上。用扳手将总开关打开，使少量氧气从气门冲出，随即关好总开关，以达到清洁该处的目的，避免灰尘吹入氧气表内。

（2）将表的旋紧螺帽与氧气筒的螺丝接头衔接，用手初步旋紧，然后将表稍向后倾，再用扳手旋紧，使氧气表直立，检查有无漏气。

（3）旋开总开关，再开流量调节阀，检查氧气流出量是否通畅，以及全套装置是否适用，最后关上流量调节阀，推至病室待用。

五、供氧方法

（一）鼻导管法

1.单侧鼻导管法

将一细导管插入一侧鼻孔，达鼻咽部。此法节省氧气，但刺激鼻腔黏膜，长时间应用，患者感觉不适。

（1）用物　氧气装置1套，弯盘内盛纱布1块，鼻导管1～2根，胶布，棉签，小药杯内装少许冷开水，记录本，笔。

（2）操作方法　①将氧气筒推至床边，使流量表开关向着便于操作的方向。②向患者解释，以便取得合作。用湿棉签清洁选择鼻腔，取鼻导管适量长度（鼻尖至耳垂的2/3），将鼻导管蘸水，自鼻孔轻轻插至鼻咽部，胶布固定于鼻翼或鼻背及面颊部，打开小开关，先调节氧流量，后连接鼻导管，观察吸氧情况并记录吸氧时间。③停用氧气时，先分离鼻导管和玻璃接头，后关流量表小开关，取下鼻导管置于弯盘内，清洁面部并去除胶布痕迹，关闭总开关，重开小开关，放余氧关小开关，记录停氧时间。

2.双侧导管法

擦净患者鼻腔，将特制双侧鼻导管连接橡胶管，调节氧流量，同上法将双侧鼻导管插入双鼻孔内，深约1cm，用松紧带固定。适用于长期用氧的患者。

（二）鼻塞法

用塑料或有机玻璃制成带有管腔的球状物，塞于鼻孔，代替鼻导管用氧的方法。鼻塞大小以恰能塞鼻孔为宜。此法可避免鼻导管对鼻黏膜的刺激，患者较为舒适。

（三）面罩法

将面罩置于患者口部，用松紧带固定，再将氧气接于氧气进孔上，调节流量。氧流量需6～8L/min。

（四）氧气枕法

在抢救危重患者时，由于氧气筒准备不及或转移患者途中，可用氧气枕代氧气装置。氧气枕为一长方形橡胶枕，枕的一角有橡胶管，上有调节器以调节流量。使用前先将枕内灌满氧气，接上湿化瓶、导管或漏斗，调节流量即可给氧。

（五）氧气帐法

一般应用于儿科抢救时，无氧气帐时，可用塑料薄膜制成帐篷，其大小约为病床的一半，氧气经过湿化瓶，由橡皮管通入帐内。氧流量需 10～12 L/min，吸入的氧浓度才能达到 60%～70% 左右。每次打开帐幕后，应将氧流速加大至 12～14 L/min，持续 3 min，以恢复帐内原来氧浓度。

（六）氧气管道化装置

医院的氧气供应可集中由供应站供给，设置管道通至各病区、门诊和急诊室。供应站有总开关进行管理。各用氧单位配有氧气表。当停用时，先拔出鼻导管，再旋紧氧气开关。

六、氧气成分、浓度及氧浓度和氧流量的换算法

（一）氧气成分

根据条件和患者的需要，一般常用 99% 氧气或 5% 二氧化碳与纯氧混合的气体。

（二）氧气吸入浓度

氧气在空气中占 20.93%，二氧化碳 0.03%，其余 79.04% 为氮气，氢气和微量的惰性气体。掌握吸氧浓度对纠正缺氧起着重要的作用，低于 25% 的氧浓度则和空气中氧含量相似，无治疗价值；高于 70% 的浓度，持续时间超过 1～2 天，则发生氧中毒。对缺氧和二氧化碳滞留并存者，应以低流量、低浓度持续给氧为宜。慢性缺氧患者长期二氧化碳分压高，其呼吸主要依赖缺氧对颈动脉体和主动脉弓化学感受器刺激，沿神经上传至呼吸中枢，反射性地引起呼吸。若高浓度给氧，则缺氧反射性刺激呼吸的作用消失，导致呼吸抑制，二氧化碳滞留更严重，可发生二氧化碳麻醉，甚至呼吸停止。故掌握吸氧浓度至关重要。

（三）氧浓度和氧流量的换算法，可用以下公式计算：

$$吸氧浓度\% = 21 + 4 \times 氧流量（L/min）$$

氧流量和氧浓度关系可参阅表3-1（根据上述公式推算）。

表3-1　氧流量与氧浓度对照表

氧流量/（L/min）	1	2	3	4	5	6	7	8	9
氧浓度/%	25	29	33	37	41	45	49	53	57

七、氧气筒内的氧气可供应时数

计算公式为

氧气可供应的时数=氧气筒内氧气量（L）-氧气筒容积（L）/每分钟用量（L）×60 min

例如，已知氧气筒容积为40 L，压力表所指压力为9.5 MPa，应保留压力为0.5 MPa，设患者每分钟用氧量为3 L，试问筒内氧气可供应多少时间？

八、氧疗的副作用

（一）氧中毒

长时间吸高浓度氧可产生氧的毒性作用，影响肺、中枢神经系统、红细胞生成系统、内分泌系统及视网膜，其中最重要的是氧对呼吸器官的副作用。一般情况下连续吸纯氧6 h后，即可出现恶心、烦躁不安、面色苍白、咳嗽、胸痛；吸氧24 h后，肺活量可减少；吸纯氧1～4 d后可能发生进行性呼吸困难。氧中毒的程度主要取决于吸入气的氧分压及吸入时间。

（二）吸收性肺不张

呼吸空气时，肺内含有大量不被血液吸收的氮气，构成肺内气体的主要成分，当高浓度氧疗时，肺泡中氮气逐渐被氧替代，PaO_2升高，PO_2增大，肺泡内的气体易被血液吸收而发生肺泡萎缩。这种现象，在通气少、血流多的肺局部表现得更为明显。故高浓度氧疗时可产生吸收性肺不张。

九、注意事项

（1）严格遵守操作规程，注意用氧安全，切实做好"四防"，即防震、防火、防热、防油。氧气筒内的氧气是以15.15MPa灌入的，筒内压力很高。因此，在搬运时避免倾倒撞击，防止爆炸。氧气助燃，氧气筒应放置阴凉处，在筒的周围严禁烟火和易燃品，至少距明火5m，暖气1m。氧气表及螺旋口上勿涂油，也不可用带油的手拧螺旋，避免引起燃烧。

（2）供氧应先调节流量，而后连接鼻导管；停氧时，应先分离鼻导管接头，再关流量表小开关，以免一旦开关倒置，大量气体冲入呼吸道会损伤肺组织。

（3）用氧过程中观察患者的脉搏、血压、精神状态、皮肤颜色、体温与呼吸方式等有无改善来衡量氧疗效果，还可测定动脉血气分析判断疗效，选择适当的用氧浓度。

（4）氧气筒内氧气不可用尽，压力降至498kPa时，即不可再用，以防灰尘进入筒内，造成再次充气时发生爆炸的危险。

（5）对未用和已用完的氧气筒应分别注明"空"或"满"的字样，便于及时储备，以应急需。

附：高压氧疗法

高压氧疗法是指在高于一个大气压（即超过常规气压）的密闭环境下，通过让患者吸入纯氧或高浓度氧来治疗疾病的方法。这种疗法利用高压环境提高氧分压，从而纠正机体的缺氧状态，主要用于治疗一氧化碳中毒、休克、脑血管阻塞性疾病。

高压氧舱主要通过增加血液中的物理溶解氧的含量和提高血氧分压，提高血氧向组织弥散的量，改善病变组织的氧供应，促进有氧代谢而使病变组织上和功能上的恢复。同时还利用高气压的物理作用发挥治疗作用。

第四节　老年常见呼吸系统疾病护理

【概述】

人口老龄化是当今世界各个国家面临的共同问题。老年人口增加给护理专业带来的挑战与要求日趋显著。老年人是最脆弱的群体，一旦患了疾病，恢复期较长且病情复杂，其中慢性呼吸系统疾病是老年人群的最多见疾病，不但使老年人行动受限，亦是死亡的主要原因。老年人常多病共存，一病多症或一症多病，临床表现复杂且不典型，容易发生并发症或多脏器功能衰竭。不仅疾病严重威胁老年人的健康，心理和社会因素亦是影响老年人健康的重要因素。关注老年人的健康问题，解决老年人的实际需要，加强护理，已成为护理工作者研究的重要课题。

【护理】

（一）改善室内环境卫生

病室要求清洁整齐，室温保持在18～20℃，注意通风，保持床单清洁，床铺平整，避免空气污染如有害的烟雾、粉尘和刺激性气体等。

全部患者入院时均合并有感染，因此，使用抗生素前及时留取痰液送培养加药敏，非常重要，注意痰液必须由深部咳出，咳痰前可给予3%过氧化氢含漱2～3次，再用生理盐水漱口2次，以防口咽部细菌污染，并立即送检。在应用抗生素时要了解药物的性质，注意药物半衰期，不宜过早溶解。用药期间应仔细观察痰量及痰液性状的变化，以确定抗生素的效果，痰量多时应记录每日痰量。

（二）疏通气道

呼吸困难者可给低流量持续吸氧。重症患者吸氧时应严密观察，若吸氧后患者较安静，意识转清，发绀改善，心率减慢，说明有效。若呼吸减慢变浅，提示可能出现CO_2麻痹，应调节氧流量或加用呼吸兴奋剂。患者呼吸困难无改善且出现意识模糊及精神症状，应考虑肺性脑病早期，及时向医生反映，采取相应措施。痰液黏稠不易咳出患者，应鼓励多饮水，酌情补液，以利痰液排出，保持呼吸道畅通。超声雾化湿化气道是帮助排痰最有效方法，以1～5μm雾粒为宜，雾粒小能使药物均匀而缓慢到达终末支气管及肺泡，有效降低痰液黏稠度，促进痰液排出。痰液黏稠阻滞气道，阻塞明显者，可先行导管吸痰。

（三）机械通气辅助呼吸

在应用机械通气辅助呼吸时应注意几点：①注意呼吸是否合拍，若通气量足够，患者呼吸应和呼吸器一致。通气量不足，可能有痰液阻塞或肺内有严重并发症。②按时给患者翻身、吸痰、拍背、促进痰液排出，保持呼吸道通畅，如不畅常见于连接管道漏气，痰流阻塞，致气道阻力增大。③定时观察呼吸频率，送气压力及机器运转，防止漏气及脱落，以及吸氧浓度。④观察生命体征及参数、意识神志变化并记录，如患者出现恶心、烦躁不安，面色苍白，进行性呼吸困难，应考虑氧中毒的可能，以及有无呼吸性酸中毒、呼吸性碱中毒等。

（四）用药观察

由于年老体弱常服多种药物，且年老体衰肝肾功能下降，对药物耐受性差易造成药物蓄积中毒等不良反应。输液患者应控制输液速度，过多、过快可引起肺水肿导致心衰，静脉注射氨茶碱应缓慢。

（五）心理护理

对老年患者应加强心理护理，帮助患者克服年老体弱，悲观情绪，进行适当的文体活动，引导其进行循序渐进的锻炼，如气功、太极拳、户外散步等，将有助于增强老年人机体免疫能力，为患者创造有利于治疗、康复的最佳心理状态。

（六）饮食护理

高蛋白、高维生素、高热量、低盐易消化的饮食可供给热能，补偿消耗，增强机体抵抗力，因此要加强饮食护理，鼓励患者进食。

（七）卧床者的护理

对卧床患者加强护理，增加床上四肢活动，定时翻身，拍背鼓励其咳痰，鼓励患者端坐或起床，瘫痪者可借助轮椅让患者健侧的下肢在地上划行，增加全身运动量，行走困难者，要进行康复训练，尽量减少卧床时间。

（八）康复期护理

慢性阻塞性肺疾病缓解期，应采取措施增强机体免疫功能，对易患感冒者鼓励加强锻炼，增强耐寒能力，增强体质。鼓励患者加强呼吸功能锻炼，加强膈肌活动，增加有效通气量。对有烟、酒嗜好者要劝其戒烟酒，以利改善呼吸功能。

【健康教育】

（1）避免诱发因素　帮助患者及家属掌握上呼吸道感染的常见诱因，避免受凉、过度疲劳，注意保暖；保持室内空气新鲜、阳光充足；在流感高发季节少去人群密集的公共场所；戒烟；防止交叉感染。

（2）增强免疫力　注意劳逸结合，加强体育活动，提高机体抵抗力及抗寒能力。必要时，注射疫苗预防，如流感疫苗。

（3）识别并发症并及时就诊　药物治疗后症状不缓解；或出现耳鸣、耳痛、外耳道流脓等中耳炎症状；或恢复期出现胸闷、心悸，眼睑浮肿、腰酸或关节痛者，应及时就诊。

第五节　慢性呼吸系统疾病的特点及护理分析

【概述】

慢性呼吸系统疾病（Chronic Respiratory Disease）主要是指由呼吸系统发生的长期慢性疾病，主要包括慢性支气管炎、肺气肿、慢性阻塞性肺疾病、支气管哮喘等。目前，随着经济水平的不断发展，人口老龄化，空气污染指数不断上升等原因，慢性呼吸系统疾病在我国疾病负担中占的比例也在不断加大。慢性呼吸系统疾病患者大部分时间处于稳定期，但一旦发作，情况也不容乐观。因为它具有病情反复、并发症多、发病率高、死亡率高等特点，严重危害着患者的生命健康，影响患者的生活水平。实施有效的治疗必不可少，同时实施科学有效的针对性护理也是极为重要的。根据慢性呼吸系统疾病的特点进行合理的护理不仅可以降低发病率、缓解病情，还可以提高患者的生活水平。

【护理】

（一）环境护理

进行治疗的同时，也要注重环境的护理，要为患者提供良好的护理环境。一般要求病室保持干净舒适整洁，空气流通顺畅清新，定时开窗通气，保持室温在18~20℃，湿度在50%~60%，避免有害烟雾、刺激性气体的污染。

（二）气道护理

疏通气道，根据患者的需要合理进行氧疗。如鼻导管吸氧、面罩吸氧等，确保患者获得足够的氧气供应。对于Ⅱ型呼吸衰竭患者，应给予低浓度（25%~29%）、低流量（1~2 L/min）鼻导管持续吸氧，以免缺氧纠正过快引起呼吸中枢抑制。

（三）饮食与运动护理

慢性呼吸系统疾病患者长期处于疾病状态，容易出现营养不良现象，因此在护理中要注重指导患者进行合理饮食，保证机体康复的需要。适当合理给予患者高蛋白、高热量、富含维生素、易于消化吸收的食物，同时补充充足的水分，减少钠盐摄入，补充水果蔬菜，尽量做到少量多餐，丰富患者的饮食结构。此外，在合理膳食的同时，也要注重进行适当的运动调节，加强锻炼，增强体质，配合医护人员工作。

（四）呼吸肌的护理

慢性呼吸系统疾病患者长期处于疾病状态，呼吸肌也因此得不到锻炼，进行有效的呼吸肌锻炼可以提高患者的呼吸效率，帮助患者康复。根据患者的病情，可指导患者进行深而慢的腹式呼吸和缩唇式呼吸，以提高呼吸肌的肌力和耐力，防止出现呼吸肌疲劳、通气衰竭。还可以通过行走，爬楼梯，慢跑，下蹲，弯腰等运动结合进行全身性呼吸锻炼，增强体力，改善肺功能。

（五）用药护理

慢性呼吸系统疾病患者长期处于疾病状态，需要长期用药，药物对身体的副作用较大。因此药物的使用极为重要。在护理用药过程中，医务工作者要及时留意患者的病情变化，同时也要嘱咐家属注意，随时和医生护士沟通，便于医生掌握病情。

（六）心理护理

慢性呼吸系统疾病大都病程较长且容易反复，较难根治，绝大多数患者都具有4年以上的病程，长期处于治疗中，容易导致患者出现焦虑、抑郁的心理，而慢性呼吸系统疾病患者大多数为老年患者，他们的心理接受能力较差，内心较脆弱，更易产生各种心理问题。因此，心理护理必不可少。护理人员应耐心听取患者的叙述，根据患者的不同情况认真作答，鼓励患者树立战胜疾病的勇气和信心。帮助患者认识自身疾病的特点，克服排斥心理，以积极乐观的心态配合治疗。

（七）加强沟通交流

加强与患者及家属的交流，可以与患者谈天，鼓励他们，让他们谈谈人生、生活及感悟，和大家一起分享人生的乐趣，了解他们的想法和需要，尽量使他们忘记痛苦，积极配合治疗。同时也要加强与家属的沟通，让他们了解患者的病情，并告知相关注意事项，方便照顾患者。让他们积极配合医护人员对患者进行治疗护理。

【健康教育】

由于慢性呼吸系统疾病患者长期处于疾病状态，且病情易反复，所以患者有必要了解一些相关的知识，以便更好地接受治疗。所以要求护士根据患者的具体情况，进行针对性的健康教育。并且宣教内容要通俗易懂，能够让患者和家属接受。宣教过程中要求护士态度一定要真诚、友爱、和蔼可亲，说话语气要和善，能让患者接受，达到极佳的宣教结果。随着我国医疗体系的不断改革及医疗水平的不断提高，人们对医疗的要求也越来越高，这也使得医院在对患者采取治疗的同时，也加大了对患者的护理。综上所述，慢性呼吸系统疾病患者具有发病率高、病程长、病情易反复、并发症多、慢性反复咳嗽等特点。针对这些特点，为患者提供科学全面、系统规范的护理措施，加强与患者的交流，关注患者心理问题，可以有效控制病情，帮助患者早日康复。

第六节　呼吸系统疾病常见症状护理

一、呼吸困难

【概述】

呼吸困难（Dyspnea）是指患者意识到呼吸费力，是一种主观感觉，此时呼吸的频率、深度和节律皆可发生改变。

呼吸困难根据发生机制及临床表现不同，一般分为3型：吸气性呼吸困难、呼气性呼吸困难及混合性呼吸困难。

吸气性呼吸困难是由于上呼吸道狭窄或梗阻所致。特点为吸气延长，深而不快或稍快，吸气时特别吃力，往往在吸气时带有喘鸣音。高度狭窄时可出现三凹征（胸骨上窝、锁骨上窝，肋间隙）。常见于上呼吸道炎症、肿瘤等。

呼气性呼吸困难是由于肺组织弹性减弱及小支气管痉挛性狭窄所致。特点为呼气时气流呼出不通畅，呼气延长、吃力，常伴有哮鸣音。常见于支气管哮喘及阻塞性肺气肿等。

混合性呼吸困难是由于广泛性肺部病变使呼吸面积减少所致。特点为吸气和呼气均感费力，呼吸频率加快。常见于肺间质纤维化及气胸等。

【护理】

（1）评估患者呼吸频率、深浅，并重视患者的主诉　通常患者会说："透不过气来""觉得堵得慌、憋得慌""胸闷、气短"等。

（2）协助患者取舒适卧位　一般患者不能平卧，可采取半坐卧位，半卧位，头部垫高，床头摇高；或取端坐位，移置过床桌，桌上放一软枕，让患者伏案休息。

（3）正确给予氧气吸入　流量根据病情而定，可根据公式：氧浓度=21+4×氧流量，计算出吸入氧的浓度。慢性阻塞性肺疾病患者宜持续低流量吸氧，即 1～2L/min。

（4）进行呼吸的再训练　多数肺疾病患者有经口呼吸的习惯，应指导患者改为经鼻吸气、经口呼气。呼吸训练方法很多，这里仅介绍三种。①腹式呼吸：执行呼吸运动的主要肌肉是膈肌和肋间肌。学习腹式呼吸可使患者比较有效地使用膈肌，呼吸也会比较容易。吸气时，膈肌下降，胸廓扩张，腹部隆起，于是空气进入肺脏；呼气时，膈肌松弛，回弹且向上移动，腹部收缩，于是强迫气体离开肺脏。一般患者应制订一个规律运动的计划，以每分钟做10～20次为宜，有时间即练习，可以增大肺，容量，增加膈肌的运动幅度，促进肺内残余气体的排出。②噘嘴呼吸：即吸气时心中默数1、2，然后屏气3～5s，呼气再默数1、2、3、4，同时将嘴轻轻噘起缓慢吐气，一般呼气时间应是吸气的2～3倍。慢性肺疾病时，呼吸道会失去其弹性，而且在呼气中可能会塌陷。当呼吸道塌陷时，空气就被积在塌陷点之内。于是，患者无法有效地呼气，会有呼吸短促的感觉。噘嘴可使呼出的气体流速减慢，造成呼吸道内一个"回压"，使得"软弱"的呼吸道维持开放，并且可协助肺脏更完全地排空。噘嘴呼吸可与腹式呼吸结合起来一起练习。③呼吸体操：即在运动中把呼吸训练方法运用进去。如外展时吸气，内收时呼气，站立时吸气，下蹲时呼气，逐渐地使腹式呼吸成为正常呼吸中的一部分，并配合身体活动的节奏，有节律地呼吸。

二、咯血

【概述】

咯血（Hemoptysis）系指喉部以下的呼吸道血管或肺血管破裂，血液随咳嗽经口腔咯出。有的为痰中带血，有的属大量咯血，由于血自口而出，因此应与上消化道出血相鉴别。

【护理】

（1）仔细观察患者有无咯血前的先兆症状，如患者诉胸闷、嗓子发痒、口中有血腥味。并正确估计咯血量，一般1口血约为3mL，轻度咯血指24h不超过100mL，重度咯血指24h超过500mL以上。同时，认真做好护理记录，严重咯血者宜每0.5～1h测量1次生命体征（尤其是血压）。

（2）咯血患者多恐惧、紧张，应做好心理护理。防止因情绪波动而再度咯血。医护人员应耐心安慰患者，消除恐惧，安定情绪，使其沉着镇定地配合治疗。咯血污染的被服衣物、器械应及时更换、移开，血液及时倒掉，避免对患者产生不良刺激。

（3）大量咯血时暂禁食，并取平卧位，头偏向一侧，嘱患者将积血尽量咯出，避免窒息。

（4）备好抢救物品及药品，如吸引器、气管插管、气管切开包、喉镜、止血药、呼吸兴奋剂、升压药及备血等。

（5）遵医嘱应用止血药，如垂体后叶激素、卡巴克洛、巴曲酶等。输注垂体后叶激素时速度宜慢，且防止输注血管外，引起局部组织坏死。

（6）患者烦躁不安时，须加强防护措施，设专人护理，慎用镇静药，可用水合氯醛，禁用吗啡、哌替啶，以免抑制呼吸。

（7）如发现患者胸闷、气急、发绀、神色紧张、面色苍白、出冷汗、突然坐起时，应通知医生，立即用吸引器抽吸积液或迅速抱起其双腿呈倒立位，使上半身向下与地面呈45°～90°托起头部向背屈，撬开牙关，清除口内血块，轻拍背部，以利咯出。必要时行气管插管或气管切开术，消除呼吸道阻塞。

三、咳嗽

【概述】

咳嗽（Cough）系一种不自主的防御性的反射动作，呼吸道内分泌物和从外界吸入的异物，咳嗽有助于其排出体外。痰液是支气管黏膜的分泌物，一般为无色或灰白色，无味。如果出现剧烈频繁的咳嗽或痰液发生颜色、性质、气味及量的改变时，即有病理意义。

【护理】

（1）仔细观察咳嗽的性质、音色、出现的时间及节律；咳痰的量、颜色、黏稠度的情况，对协助诊断有一定帮助。如典型大叶性肺炎痰呈铁锈色，肺水肿时痰呈粉红色、泡沫样痰，较稀薄。

（2）学会有效咳嗽的方法，对排出呼吸道内的分泌物很有帮助。无效咳嗽对严重慢性肺疾病患者是有害的，它可使呼吸道塌陷，使薄壁的肺泡破裂，产生气胸。有效咳嗽的具体方法是：①缓慢地深吸气，以打开气管使肺部膨胀；②憋住气，以建立胸部和腹部的压力；③肋间肌和腹肌收缩，压迫胸腔和腹腔；④声门突然打开，胸膜腔内压达到高峰，因而打开声门，使气流快速冲出。

（3）痰液黏稠不易咳出时的措施 ①水化作用：嘱患者多饮水，每日约饮水 2 000～3 000 mL。②湿化作用：可行超声雾化或蒸气吸入，以起到湿化气道、稀释痰液的作用。③体位引流：是将患者置于适当的体位使病肺处于高位，利用重力作用进行引流，促使痰液顺体位经气管咳出。体位引流的手法有两种，即叩击和震颤法。叩击是将手心屈曲呈杯状，叩击患病区域，促进痰液松动；震颤是用双手按压在病肺部位，用手产生带能量的波动，以达到松动痰液的目的。④其他：翻身也能起到使痰液移动的作用。如果以上方法都无效，必要时可采取用吸引器抽吸痰液的方法，但清醒患者一般难以忍受。

（4）痰多的患者还应注意口腔卫生，避免口腔细菌滋生，影响呼吸道感染的控制。

（5）准确量取并记录痰量及颜色。

（6）正确留取痰标本，方法是嘱患者晨起用清水漱口后，在进食前，深呼吸用力咳出气管深处的痰1～2口，放入无菌痰盒中，并及时送检，以不超过2 h为宜。

（7）消除患者的紧张情绪，保持稳定的心态，以免引起支气管痉挛，加重呼吸困难。并向患者解释排痰对减轻局部刺激、控制感染的重要作用，取得患者的合作。

四、胸痛

【概述】

胸痛（Thoracodynia）是由于胸内脏器或胸壁组织病变所引起的胸部疼痛。

【护理】

（1）仔细观察胸痛的强度、性质、部位、持续时间，如心绞痛时，常感到胸部有压榨样痛，并向肩背部放射；呼吸系统和纵隔疾病所致的胸痛，如肺部肿瘤、肺梗死、自发性气胸等，临床上常伴有咳嗽、咳痰、咯血、呼吸困难、闷胀及压迫感等，应加以鉴别。

（2）疼痛期嘱患者少活动，安静休息，并关心询问患者的需要，协助做好生活护理。

（3）为减轻疼痛，可嘱患者取患侧卧位。

第七节　支气管哮喘护理

【概述】

支气管哮喘（Bronchial Asthma）是气道慢性可逆性炎症引起的一种支气管反应性过度增高的疾病。炎症是导致支气管哮喘的基本原因。变态反应原、环境因素、职业性因素、药物性因素和与运动有关的原因等，均与支气管哮喘的起病有联系。这些因素可引起支气管平滑肌收缩痉挛，诱发哮喘。而反复发作后使呼吸道防御能力受损，容易继发感染。感染诱因炎症反应及分泌物增多而使支气管痉挛加重，如此形成恶性循环。

【护理】

（一）一般护理

将患者安置在清洁、安静、空气新鲜及阳光充足的房间，避免摆设花草、铺地毯等；做卫生清洁时应注意用湿法打扫，避免尘土飞扬。使用某些消毒剂时要转移患者。哮喘发作时患者多取半坐卧位或端坐位，可用枕头支托，也可让其伏桌而坐，桌上放枕，增加患者舒适感。饮食上应给予营养丰富的易消化的食物。多食蔬菜、水果，多饮水，以补充由于憋喘出汗过多失去的水分。严禁食用与发病有关的食物，如蛋类及牛奶、鱼、虾、蟹等海味食品。同时注意保持大便通畅，减少因用力而导致的疲劳。另外，应协助患者寻找过敏原，并指导患者掌握发病的规律，以便提前采取预防措施。

（二）哮喘持续状态护理

（1）注意观察哮喘发作的前驱症状，如发现患者鼻、咽、眼发痒，有打喷嚏、咳嗽等黏膜过敏表现及胸部有压迫窒息感时，及时通知医师以便采取预防措施。

（2）在哮喘状态持续时，患者可能出现全身衰竭，甚至突然死亡，因此必须作为急症处理。应给予氧气吸入，流量为每分钟3~5L，迅速建立静脉通路，遵医嘱静脉滴注糖皮质激素，保持呼吸道通畅，协助排痰，必要时吸痰，行气管插管或气管切开。

（3）发作时做好生活护理，及时擦干身上的汗水，更换干燥、柔软的衣被，协助患者变换体位，按摩受压部位及骨突处，以保持皮肤的完好。

（4）加强心理护理。哮喘发作时患者极度紧张，烦躁不安，护士应安慰患者，尽量满足患者的合理要求，缓解紧张情绪。

（三）用药指导

教会患者正确使用定量气雾剂。方法分4步：①摇匀气雾剂；②轻轻呼气；③口含喷嘴慢慢吸气同时下压盛药子罐；④屏气10s。若要做另一次吸入，需要等候1 min以上才可重复上述步骤。应注意先使用β_2-受体气雾剂，15～20 min后使用激素类气雾剂。用药后漱口，以减少口腔真菌感染。

【健康教育】

（1）居室内禁放花、草、地毯等。

（2）忌食诱发患者哮喘的食物，如鱼、虾等。

（3）避免刺激气体、烟雾、灰尘和油烟等。

（4）避免精神紧张和剧烈运动。

（5）避免受凉及上呼吸道感染。

（6）寻找过敏原，避免接触过敏原。

（7）戒烟。

第八节　支气管扩张症护理

【概述】

支气管扩张症（Bronchiectasis）是指由于支气管及其周围肺组织的慢性炎症损坏管壁，导致支气管腔扩张和变形的慢性化脓性疾病。主要原因为支气管—肺组织感染和支气管阻塞，两者互为因果。多发病于儿童和青年。临床以慢性咳嗽、大量脓痰和反复咯血为主要特征。

【护理】

（1）给予精神安慰，鼓励患者将血轻轻咯出。

（2）给予温凉、易消化半流质，大咯血时禁食。

（3）密切观察止血药物的作用和副作用。

（4）密切观察咯血颜色和量，并记录。

（5）保证静脉通路通畅，并正确计算每分钟滴速。

（6）大咯血患者给予患者侧卧位，头侧向一边。

（7）准备好抢救物品及吸引器。

（8）密切观察有无窒息的先兆症状。

（9）保证病室安静，避免噪声刺激。及时清除血污物品，保持床单整洁。

【健康教育】

（1）注意保暖，预防上呼吸道感染。

（2）注意口腔清洁，勤漱口、多刷牙，定期更换牙刷。

（3）锻炼身体，增强抗病能力。

（4）保持呼吸道通畅，注意引流排痰。

（5）定期做痰细菌培养，尽早对症用药。

第九节　肺间质纤维化护理

【概述】

肺间质纤维化（Pulmonary Interstitial Fibrosis）是各种原因引起肺部分正常组织被纤维化的组织代替，失去正常的气体交换功能。活动后气促、干咳是该疾病最典型的症状。

【护理】

（1）给予舒适的卧位，依患者情况半卧位或端坐位。

（2）指导患者有氧呼吸及呼吸锻炼的方式。

（3）如患者体温过高，给予物理降温处理。

【健康教育】

（1）休养环境要舒适安静，空气新鲜，如室温高且干燥可使用超声波加湿器。

（2）根据气候的变化随时增减衣服，避免受凉，避免接触感冒或流感人员。预防上呼吸道感染。戒烟并减少被动吸烟。

（3）饮食上应多食高维生素（如绿叶蔬菜、水果）、高蛋白（如瘦肉、豆浆制品、蛋类）、粗纤维（如芹菜、韭菜）的食物，少食动物脂肪及胆固醇含量高的食物（如动物的内脏）。

（4）避免剧烈运动。可选择适合自己的运动，如散步、打太极拳等。

（5）肾上腺皮质激素是控制此病的主要药物。用药时注意：①按时按量服药，在医生的指导下减药或换药，不要自行添加或减量；②服药后会有食欲增加、肥胖、兴奋等症状，无须担忧，停药后会好转；③此类药物还会引起骨质疏松，应注意安全，防止骨折。

（6）定期到门诊复查，如有不适反应，及时到医院就诊。

（王建建　李　琳　龚政文）

第五章　免疫风湿系统护理

第一节　系统性红斑狼疮护理

【概述】

系统性红斑狼疮（Systemic Lupus Erythematosus，SLE）是累及全身多个系统的自身免疫性疾病，血清中出现多种自身抗体，并有明显的免疫紊乱。

常见并发症如下：

（1）肾脏　狼疮性肾炎。

（2）消化系统　①消化道出血；②肝损害；③急腹症。

（3）神经系统　①神经精神症状（狼疮脑病）；②脊髓损伤。

（4）心脏　①心包炎（最为常见）；②心肌炎；③心内膜炎；④心肌缺血。

（5）肺与胸膜　①胸膜炎；②狼疮性肺炎；③肺间质性病变；④弥漫性肺泡出血；⑤其他：包括肺动脉高压、肺梗死等。

（6）血液系统　①慢性贫血；②白细胞减少或淋巴细胞绝对数减少；③血小板减少；④无痛性轻、中度淋巴结肿大，以颈部和腋窝多见；⑤脾大。

（7）眼　主要包括结膜炎、葡萄膜炎、眼底病变和视神经损害等。

（8）其他　感染、骨质疏松、抗磷脂抗体综合征。

【护理】

（一）一般护理

1.病情观察

严密观察病情变化，定时巡视，做好护理记录。注意观察患者意识、面色、生命体征等情况，有肾功能损害者，注意观察血压、24 h出入量，出现病情变化及时报告医生并做好相应的处理。

2.皮肤护理

（1）光过敏者勿阳光直射，外出宜用遮阳伞或戴宽檐帽，穿长袖衣和长裤，保持皮肤清洁、干燥。

（2）对卧床休息患者应按摩骨隆突处，定时翻身。

（3）避免皮肤接触刺激性物品，避免接触某些化学制品，如厨房清洁剂、去垢剂等。

（4）指导患者避免烫发、染发等，容易脱发的患者应减少洗发的次数，建议患者剪短发。

3.饮食护理

（1）多食牛奶、鸡蛋、瘦肉等优质蛋白食物，给予低脂肪、低盐、低糖、富含维生素的饮食，补充钙质，防止糖皮质激素造成的骨质疏松。

（2）忌食无花果、芹菜、苜蓿、蘑菇、烟熏食物、海产类及辛辣刺激食物。

（3）戒烟酒。

（4）肾功能不全时给予低盐、低蛋白饮食，心力衰竭时给予低盐、少量易消化清淡饮食，有胃肠道症状者给予低脂、无渣饮食，消化道出血者暂予禁食。

4.口腔护理

（1）保持口腔清洁。

（2）有口腔溃疡者可用苏打水或利多卡因溶液含漱止痛。

（3）预防口腔霉菌感染可用苏打水漱口，制霉菌素研粉涂抹。

5.休息与环境

（1）急性活动期患者应卧床休息，慢性期或病情稳定的患者注意劳逸结合，避免精神创伤，少去公共场所。

（2）保持病室安静，空气流通，温度和湿度适宜。

6.用药护理

（1）严格遵医嘱按时、按量给药。向患者及家属介绍用药注意事项。监督患者按医嘱服药，勿自行减量或停药。

（2）观察药物疗效及副作用，定期复查血常规、肝肾功能。

（3）避免使用青霉素类、普鲁卡因胺、肼屈嗪等可能诱发或加重 SLE 的药物。

7.心理护理

（1）SLE患者长期患病，易产生悲观、消极情绪，护理人员应该帮助患者树立战胜疾病的信心。

（2）与家庭成员沟通，鼓励家庭成员多关爱患者。

（二）专科护理

1.CTX冲击治疗的观察与护理

（1）CTX水溶液仅能稳定2~3h，故应现配现用。

（2）警惕CTX副作用 胃肠道反应，血液系统（白细胞减少），泌尿系统（出血性膀胱炎），增加肿瘤的发病率，影响生育及月经不调等。

2.SLE系统损害的观察及护理

（1）狼疮肾炎的护理 观察尿的颜色、质量，观察身体水肿程度，下肢水肿者抬高患肢。

（2）心脏损害的护理 呼吸困难者半卧位，吸氧，监测生命体征，观察患者胸闷胸痛程度。

（3）狼疮肺炎的护理 呼吸困难者半卧位，吸氧，发热者按发热护理常规护理。

（4）神经系统损害的护理 观察患者意识、瞳孔、呼吸及血压，有精神分裂症躁动不安者，遵医嘱给予镇静剂，保持呼吸道通畅，防止患者自伤或他伤。

（5）血液系统损害的护理 血小板减少有出血者，积极采取止血措施，严重白细胞降低者应采取保护性隔离。

【健康教育】

（1）疾病知识 向患者及家属解释本病若能及时正确有效治疗，病情可以长期缓解，过正常的生活。疾病缓解期，患者可逐步增加活动，但注意劳逸结合，避免过度劳累。有计划地在医师指导下妊娠。避免诱发或加重病情的因素，如日晒、口服避孕药及手术等。

（2）皮肤护理 注意个人卫生及皮损处局部清洁，不滥用外用药或化妆品，切忌挤压、抓搔皮疹或皮损部位，预防皮损加重或发生感染。

（3）用药 坚持严格按医嘱治疗，不可擅自改变药物剂量或突然停药，保证治疗计划得到落实。

（4）生育　无中枢神经系统、肾脏或其他脏器严重损害，病情处于缓解期达半年以上者，一般能安全地妊娠，并分娩出正常婴儿。非缓解期的患者容易出现流产、早产和死胎，应避孕。病情活动伴有心、肺、肾功能不全者属妊娠禁忌。妊娠前三个月或妊娠期用环磷酰胺、甲氨蝶呤、霉酚酸酯者均可能影响胎儿的生长发育，故必须停用以上药物至少6个月方能妊娠。

第二节　干燥综合征护理

【概述】

干燥综合征（Sjogren'Ssyndrome，SS）是一种侵犯外分泌腺尤以唾液腺和泪腺为主的慢性自身免疫性疾病。它可同时累及其他器官造成多种多样的临床表现。可表现为口眼干燥、猖獗齲、唾液腺炎、舌病变及干燥性角膜炎等，可伴有皮肤、关节症状，累及呼吸、消化、神经系统等。

常见并发症如下。

（1）呼吸　支气管炎、肺间质病变。

（2）消化系统　萎缩性胃炎。

（3）肾　肾结石、肾钙化、肾性尿崩。

（4）皮肤　紫癜样皮疹。

（5）血液系统　贫血。

（6）骨关节　关节肌肉肿胀疼痛。

（7）耳鼻喉　耳鸣、耳聋、鼻出血、中耳炎、传导性耳聋、声音嘶哑。

【护理】

（一）一般护理

1.休息与环境

卧床休息，待病情好转后逐渐增加活动量，保持病室适宜的温度及湿度，温度保持在18～21℃，湿度保持在50％～60％，可以缓解呼吸道黏膜干燥所致干咳等症状，并可预防感染。角膜炎患者出门宜戴有色眼镜，居室环境光线宜暗。

2.饮食

宜进食富有营养的清淡软食，忌食辛辣及过热、过冷、过酸等刺激性食物。多食水果、蔬菜，多饮水，忌烟酒。

3.心理护理

本病常因病变累及多系统而影响患者的生活、学习、社交、经济等，患者易出现负面心理反应。通过与患者交谈，介绍本病相关知识，良好的情绪有利于病情的好转，使患者情绪稳定，积极配合治疗及护理。

（二）专科护理

1.口干、眼干的护理

保持口眼湿润、清洁；室内温度不宜过高，温度保持在18~21℃，湿度保持在50%~60%；做好口腔护理，多饮水及生津饮料，禁烟酒，眼部用人工泪液滴眼，睡前涂眼膏保护角膜，避免阳光直射及长时间看书报或电视。

2.猖獗龋护理

嘱咐患者避免咀嚼坚硬的食物，使用防龋牙膏，保持口腔卫生，有条件进行龋齿修补。

3.雷诺现象护理

注意保暖，外出戴手套，避免寒冷、情绪激动，忌饮咖啡等饮料，以免刺激血管收缩。

4.皮肤护理

皮肤干燥是由于皮脂腺分泌减少，散热机制受影响所致，告知患者不要在炎热的地方停留，洗浴后涂一些油脂的护肤膏，保持皮肤湿润，以防皮肤干裂。

5.用药护理

告知患者坚持正规服药的重要性，在用药过程中不要轻易换、停药。讲解用药方法及注意事项，提高患者依从性；观察药物疗效及副作用。

【健康教育】

（1）合理饮食　饮食宜清淡、营养要丰富、易消化，忌食生、冷及辛辣刺激性食物。

（2）日常生活　角膜炎患者出门宜戴有色眼镜，居室环境光线宜暗；注意保暖，防止受凉感冒；保持口眼湿润、清洁，防止皮肤干燥，用温水湿敷，涂润肤膏。

（3）药物遵医嘱 按时服药，勿随意减用或停用激素，了解药物副作用，若有异常及时停用并就医。

（4）复查 门诊随访，定期复查血象、肝功能。

第三节 类风湿关节炎护理

【概述】

类风湿关节炎（Rheumatoid Arthritis, RA）是一类主要侵犯关节，以慢性、对称性、多关节性病变为主要特征的全身性自身免疫性疾病。临床表现为受累关节疼痛、功能下降。当严重破坏软骨和骨质时，出现关节畸形和功能障碍，此外，可出现多系统损害的关节外表现。常见并发症如下。

（1）内脏血管炎 多系统损害，如头疼、发热、胸闷、心前区疼痛、咳嗽、呼吸困难、消化道出血等。

（2）淀粉样变 几乎可累及所有器官，以肾脏病变最为突出，表现为蛋白尿、肾病综合征、肾功能衰竭。

【护理】

（一）一般护理

1.病情活动期的护理

卧床休息，注意体位、姿势。可采用短时间制动法，如石膏托、支架等，使关节休息，减轻炎症。

进行主动或主动加被动的最大耐受范围内的伸展运动，每日1～2次，以防止关节废用。活动前关节局部可进行热敷或理疗，缓解肌肉痉挛，增强伸展能力。

2.病情稳定期的护理

此时期患者血液中类风湿因子的效价有所下降，免疫复合物测定趋于正常，关节及全身症状好转。因此，应以动静结合为原则，加强治疗性锻炼。基本动作为关节的伸展与屈曲运动，每日进行2～3次。活动前局部应行热敷或理疗。活动程度以患者能够忍受为标准，如活动后不适感觉持续2h以上者，应减少活动量。指导患者逐渐锻炼生活自理能力,鼓励患者参加日常活动。

3.卧床患者的护理

加强皮肤护理,按摩受压部位,定时翻身,保持床单平整、清洁,防止发生褥疮。加强口腔护理,防止口腔黏膜感染及溃疡的发生。加强胸廓及肺部的被动活动,如深呼吸、咳嗽、翻身、拍背等,以防止呼吸道及肺部感染。

4.用药护理

(1)使用非甾体抗炎药,应饭后服用或应用肠溶片剂,以防止胃肠道反应。服药期间应定期检查血白细胞计数,若白细胞低于$4 \times 10^9 / L$,应酌情暂时停药。服用布洛芬应定期检查视力,出现视力减退,应立即停用,防止中毒性失明。

(2)使用青霉胺时应注意观察有无过敏反应,如有发生,在抗过敏无效的情况下,应停药。同时,应定期检查尿常规,警惕肾脏损害,出现尿蛋白阳性需停药。

5.饮食护理

(1)RA患者饮食宜清淡、易消化,富含蛋白质、维生素、含钾钙丰富的食物。有贫血者应适当增加含铁的食物。

(2)忌辛辣刺激食物,禁酒,避免进食高热量、高脂肪饮食,避免肥胖,以免增加关节及身体的负荷。

(3)避免短期内大量摄入虾、蟹、柿子、竹笋、花生、油腻食物,以免病情加重。

(4)蔬菜、水果、鱼油、蜂蜜、蒜可以满足人体维生素的需求,香菇、黑木耳等食品可以提高人体免疫力。

6.环境与休息

(1)居住环境应干燥,安静,切勿住在阴暗潮湿的地方。

(2)生活有规律,避免劳累,多晒太阳,注意保暖。

(3)病情急性活动期患者应卧床休息,并限制受累关节活动,以保持关节功能位,防止进一步损伤。

(4)症状减轻,疼痛缓解时,可逐步下床,适当活动,逐渐加强关节功能锻炼。

(二)专科护理

1.常见症状的护理

(1)关节肿痛的护理 评估患者的关节疼痛的部位、性质、持续时间,关节肿胀和活动受限的程度；采取合适的体位，避免疼痛部位受压；教会患者放松技巧，转移注意力；根据病情给予冷热敷、温水浸泡和理疗等；休息肿痛关节；遵医嘱给予药物镇痛，并及时评价其疗效。

（2）晨僵护理　评估晨僵程度和持续时间；晨起用热水浸泡晨僵关节，睡眠时戴弹力手套保暖；疼痛时可据医嘱服用消炎止痛药。

（3）关节畸形、功能障碍护理　评估关节畸形程度和关节功能；鼓励患者完成力所能及的事；提供补偿性生活护理；注意安全，防止跌倒；卧床患者定时翻身，防止褥疮发生。

（4）关节外表现的护理　评估患者有无关节外表现如出现头痛、发热、胸闷胸痛、咳嗽、呼吸困难、消化道出血等症状。

2.功能锻炼

（1）急性期以卧床休息为主，症状减轻后进行四肢的主动或被动运动。

（2）疾病缓解期每天定时做全身和局部相结合的关节运动。

【健康教育】

（1）饮食　合理饮食，以清淡、易消化，富含蛋白质、维生素、含钾钙丰富的食物为宜，忌辛辣刺激食物，禁酒，避免肥胖。

（2）避免诱因　避免感染、寒冷、潮湿、过劳等各种因素，保持情绪乐观开朗，保证良好的睡眠。

（3）药物遵医嘱　坚持正确服药，了解药物副作用，提高依从性。

（4）保护、恢复关节功能　养成良好的生活习惯，在医务人员的指导下有计划地进行功能锻炼。

（5）自我监测　学会病情自我监测，病情加重时及时就医，避免重要脏器受损。

（6）复查　门诊随访，定期复查。

第四节　痛风护理

【概述】

痛风（Gout）是嘌呤代谢紊乱和（或）尿酸排泄减少所引起的一种晶体性关节炎，临床表现为：高尿酸血症、反复发作的急性关节炎、尿酸钠盐形成痛风石沉积、痛风石性慢性关节炎，并可发生尿酸盐肾病、尿酸性尿路结石等，严重者关节致残、肾功能不全，常见并发症如下。

关节僵硬、关节畸形、慢性肾功能衰竭、急性肾功能不全、瘘管形成、尿路感染，代谢综合征（肥胖、糖尿病、高血压、高脂血症、高凝血症、高胰岛素血症）。

【护理】

一、一般护理

1.环境与休息

保持居室干燥，阳光充足，夏天勿贪凉吹空调，避免受凉潮湿。急性期卧床休息，抬高患肢，避免受累关节过重，关节疼痛缓解后，逐渐恢复下床活动。适当运动预防痛风发作、控制体重每月减轻1kg为原则，维持理想体重。

2.饮食宜低嘌呤、低脂肪

多饮水，2 500～3 000 mL/d，使尿量达2 000 mL/d，促进尿酸排出。鼓励患者进碱性食物。禁饮酒吸烟。注意合理的食品烹调方法。

3.心理护理

对患者进行针对性的心理指导，帮助患者采取积极正确的态度积极配合治疗。

二、专科护理

（一）痛风急性期护理

1.关节肿痛护理

急性发作期卧床休息，抬高患肢，保持功能位，避免受累关节负重，关节疼痛缓解后，逐渐恢复下床活动。关节红肿、疼痛明显者，可遵医嘱局部外敷用药。痛风急性发作期，局部不宜用冷敷或热疗。

2.病情观察

急性期注意受累关节红、肿、热、痛的变化，注意有无发热、头痛等伴随症状，观察有无肾脏损害的表现。

3.用药护理

在医生指导下服用降尿酸药物及抗炎止痛药；观察药物疗效及不良反应。讲解秋水仙碱、别嘌呤醇等主要药物可能出现的副作用、服药注意事项等。

4.饮食护理

（1）坚持"四低一高"的饮食原则，即低嘌呤、低蛋白、低脂肪、低热量饮食，多饮水。

（2）严格限制含嘌呤高的食物，每日嘌呤摄入量应控制在100～150mg。可选用含微量嘌呤食物。

（3）注意食品合理的烹调方法，可减少食品中嘌呤含量，如将肉食先煮，弃汤后再行烹调。

（4）以牛奶、鸡蛋为膳食中主要的优质蛋白质来源。

（5）以精白面、米为热量的主要来源，少食蔗糖。

（6）限制脂肪摄入量（<50g/d），宜选植物油，少食动物油。

（7）增加碱性食品摄取，如蔬菜、奶类、柑橘等，碱化尿液，促进尿酸排出。

（8）鼓励多饮水，每日液体摄入总量须达2 500～3 000mL，使排尿量每日达2 000mL以上。

（9）有高血压、肥胖、高脂血症者限制钠盐摄入，合并糖尿病患者少食糖。

（10）戒烟酒，避免摄入刺激性食物及兴奋饮料。

（11）饮食控制不可过度，以免导致营养失调加重痛风。

（12）急性期避免减肥，以免尿酸增加，使病情加重。

（二）痛风缓解期护理

（1）积极的心态　减慢行为节奏，消除各种心理压力，保持豁达开朗的心境和稳定的情绪，建立战胜疾病的信心。

（2）合理饮食　同急性期。

（3）药物指导　遵医嘱规律服药，避免使用影响尿酸排泄的药物，如青霉素等。避免应用促进尿酸增高的药物如呋塞米、氢氯噻嗪等。了解药物副作用，提高依从性。

（4）适度活动　缓解期运动量以中等运动量、少量出汗为宜，锻炼应循序渐进，每日早晚各30min，每周3～5次，以散步、打网球等有氧运动为好。尽量避免剧烈运动。

【健康教育】

（1）调适情绪，劳作有度。

（2）合理饮食，坚持戒烟酒。

（3）加强体育锻炼，积极防治感冒。

（4）穿鞋应舒适，女性患者尤其不宜穿高跟鞋。

（5）门诊随访，定期复查。

第五节　系统性硬化症护理

【概述】

系统性硬化症（Systemic Sclerosis，SSc）也称硬皮病、进行性系统硬化，是一种以局限性或弥漫性皮肤增厚和纤维化为特征的全身性自身免疫病。病变特点为皮肤纤维增生及血管洋葱皮样改变，最终导致皮肤硬化、血管缺血。除皮肤受累外，它可影响内脏（心、肺和消化道等器官）。

常见并发症如下：

（1）肺动脉高压。

（2）硬皮病肾危象。

（3）肠吸收不良。

【护理】

（一）一般护理

（1）饮食护理　根据病情变化选择普食、半流质或流质饮食；给予高热量、高蛋白、高维生素易消化的低盐饮食，多食新鲜蔬菜和水果；戒酒，忌辛辣及刺激性食物，吸烟能使血管痉挛，应劝患者禁烟。

（2）环境与休息　避免阴冷潮湿的环境，注意保暖，卧床休息，保证充足的睡眠。

（3）心理护理　多与患者交流，评估其心理动态，进行针对性心理护理。日常生活协助完成，提高生活质量，保护患者自尊。

（4）药物护理　告知患者正规用药的重要性，在用药过程中不应自行换药或停药。讲解用药的方法及注意事项。观察药物的疗效及副作用。

（二）专科护理

（1）雷诺现象护理 评估患者指（趾）端皮肤温度、颜色，注意气候变化，全身保暖，避免受凉。戒烟。指端溃疡可用消毒液浸泡手指，感染的溃疡应及时治疗，必要时行外科清创术。按医嘱使用血管活化剂及结缔组织形成抑制剂。

（2）皮肤受累的护理 评估皮肤损伤的范围，皮肤弹性的变化。宜穿柔软、保暖性强的棉质衣物。避免强阳光暴晒及冷热刺激，防止外伤，避免搔抓，以免擦破皮肤。

（3）消化道症状护理 评估患者的表现及自觉症状，高枕卧位或半卧位，给予清淡可口、易消化、营养丰富饮食，少食多餐，避免夜间进食，必要时给予流质饮食、鼻饲或胃肠外营养。

（4）心肺受累的护理 卧床休息，积极预防和治疗呼吸道感染，防止劳累，关注呼吸的频率、节律、深浅度，必要时做好气管切开术准备。

（5）肾脏损害的护理 监测肾功能，控制高血压，低盐优质蛋白饮食。

（6）功能锻炼 功能锻炼的强度与幅度应循序渐进，以患者能耐受为宜，病情允许经常下床走动，注意安全。关节僵硬者予按摩或辅以物理治疗。

【健康教育】

（1）饮食合理 给予高热量、高蛋白、高维生素易消化的低盐饮食，多食新鲜蔬菜和水果；戒酒，忌辛辣及刺激性食物，少食多餐。

（2）避免诱因 避免感染、寒冷、精神创伤、药物、过劳等诱发因素。

（3）药物严格遵医嘱服药，了解药物副作用及防护措施，避免使用对病情不利或对受累脏器有损害的药物。

（4）日常生活指导 有条件可给予按摩、理疗、药浴等辅助治疗措施，保证休息，注意手足保暖，病情允许的情况下，做一些力所能及的活动，以防关节变形和肌肉萎缩。戒烟，注意个人卫生。

（5）自我监测 学会自我病情监测，病情加重，及时就医。

（6）复查 门诊随访，定期复查。

第六节　免疫风湿科常用药物护理

【概述】

在免疫风湿科领域，针对患者所使用的特定药物，进行的一系列专业、细致且个体化的护理活动。这些活动旨在确保药物能够正确、安全、有效地被患者使用，以达到治疗风湿性疾病、缓解症状、控制病情进展并提升患者生活质量的目的。

【护理】

（一）用药前须询问

询问患者有无药物过敏史，用药后注意观察有无过敏现象，症状是否加重。

（二）糖皮质激素

（1）严格按处方要求按时服药，饭后用药，减少胃肠道的反应。

（2）每天服用一次者，应在早上8点以前服用。

（3）长期使用者，避免突然减药或停药，以免病情"反跳"；停药时剂量需逐渐递减。

（4）预防感染，如呼吸道、皮肤、口腔感染。注意观察有无感染征象（发热、咽部疼痛、排尿或肌肉疼痛）。

（5）注意有无血压及血糖升高、消化道溃疡、睡眠障碍、情绪和视力改变等。

（6）注意观察有无面部浮肿、双足和踝关节水肿等。

（7）定期查血电解质，注意有无低血钾。

（8）告知患者长期大量用药可引起骨质疏松甚至骨折，注意食物或药物补充钙和维生素D。

（三）非甾体抗炎药

阿司匹林、美洛昔康（宏强）、扶他林、英太青、爱芬、西乐葆等。

（1）此类药物可饭后服用，服药后半小时内勿平躺。

（2）定期检查肝、肾功能。

（3）注意观察消化道副作用，对胃黏膜直接刺激作用表现为隐匿和无症状胃出血，引起胃黏膜糜烂溃疡，表现为胃反酸、烧灼感、恶心、呕吐、疼痛。

（4）注意有无水、钠潴留，皮疹、皮肤瘙痒及骨髓抑制等副作用的发生。

（四）慢作用抗风湿药

慢作用抗风湿药一般3～6月起效。

（1）羟氨奎、氯喹　会引起胃肠道反应、视网膜的退行性变和视神经萎缩，皮肤皮疹样改变等，应定期做眼科检查，少数患者可引起心脏受损、肌无力、粒细胞下降和再障。

（2）青霉胺　青霉胺会引起皮疹、口腔炎、味觉障碍、蛋白尿、骨髓抑制，导致严重自身免疫病。

（3）柳氮磺吡啶　对磺胺过敏者慎用。副作用主要为消化道症状、皮疹、血象及肝功能改变等，应嘱患者定期检查血尿常规、肝肾功能、血沉、类风湿因子等，育龄女性服药期间应避孕，预防感染，教会患者自我监测，出现异常及时处理。

（4）来氟米特　副作用为胃肠道不适、腹泻、皮疹、脱发、瘙痒、神经系统症状、白细胞下降、可逆转氨酶升高。

（五）免疫抑制剂

环磷酰胺、氨甲蝶呤、雷公藤多甙等，环磷酰胺可造成骨髓抑制，引起胃肠道反应，引起严重脱发、导致出血性膀胱炎等，氨甲蝶呤的常见副作用有恶心、呕吐、黏膜炎和白细胞减少，严重者致肝毒性。雷公藤多甙可引起胃肠反应、偶见血小板减少，月经紊乱及精子活力降低。应适当补充叶酸，定期复查血常规、尿常规、肝功能和肾功能，及时处理毒副作用。

（叶元元）

第六章　神经系统护理

第一节　神经内科护理

【概述】

神经系统（Nervous System）由脑、脊髓组成中枢神经系统和脑神经、脊神经组成的周围神经系统构成的神经网络。主要症状和体征：意识障碍、言语障碍、感觉障碍、运动障碍、智能障碍、晕厥及癫痫发作、遗忘综合征、脑疝等。

【护理】

（一）一般护理

（1）保持病室安静、整洁、空气流通，病情较重者应减少探视。

（2）休息与卧位　一般患者卧床休息，病危者绝对卧床休息，鼓励慢性退行性疾病患者下床活动，但避免过度劳累；意识障碍、呼吸道分泌物多不易咳出者取半卧位或侧卧位。

（3）饮食及营养　给予营养丰富饮食，多吃新鲜蔬菜和水果以利于大便通畅。轻度吞咽障碍宜吃黏稠半流质，进食要慢，以免引起呛咳、窒息；意识障碍、吞咽困难者给予鼻饲流质，进食后保持半卧位30～60min后再恢复体位。

（4）生活护理　对大面积脑梗死、脑出血、颅内压升高、昏迷等危重患者，应做好口腔护理、会阴及皮肤护理，协助翻身。

（5）皮肤护理　意识障碍或长期卧床者视病情需要，定时协助翻身，以免发生压疮。

（6）管道护理　留置管道者，注意观察管道是否通畅，引流物的量、性状等标识是否清晰。

（7）排泄护理　尿潴留者给予留置尿管，定期做膀胱功能训练。尿失禁男性患者使用男性尿道接引流袋、女性患者给予流质导尿管，保持会阴部及尿道口清洁，勤换尿垫和床单。大便失禁者及时清理排泄物，保护肛周皮肤。便秘者每三天通一次，保持大便通畅。

（8）药疗护理　掌握神经内科常用药物的剂量、方法、浓度、作用及副作用，注意观察药物的疗效，准确控制和调节药物的使用速度。

（9）病情观察　注意观察意识状态、瞳孔、生命体征、肢体活动情况。

（10）瞳孔、心率、血压变化。

（11）备齐并定期检查抢救物品及药品，必要时行胸外按压术，人工呼吸等。

（12）出院指导　按时服药，注意饮食，避免过度劳累，适量运动，门诊复查等。

（二）专科护理

（1）体位护理　瘫痪肢体保持良好的功能体位，防止关节部位过伸及过展，尤其肩关节、髋关节、踝关节的正确摆放，防止关节脱位及足下垂。

（2）康复锻炼　发病24h之后，生命体征稳定，即可开始康复锻炼，昏迷患者给予被动运动，清醒者指导参与被动及主动运动。防止肌肉萎缩及肢体挛缩、畸形。

（3）用药护理　使用抗凝药物（阿司匹林、波立维）需定期检查凝血功能，防止出血。使用扩张血管药物时，需注意低血压等并发症。

（4）给予鼻饲，做好口腔护理。

（5）安全护理　有意识障碍、偏瘫、精神障碍、帕金森、癫痫发作的患者加床栏，根据病情给予约束，防止坠床、跌倒、走失。认知障碍及情绪障碍患者应做好"三防护理"，留专人陪护。

（6）颅内压增高患者禁止灌肠和腰椎穿刺检查，避免诱发脑疝。

【健康教育】

（1）疾病知识指导　指导患者及家属掌握疾病相关知识及自我护理方法，帮助分析和消除疾病恢复的个人和家庭因素，鼓励患者保持心情愉快和情绪稳定，树立战胜疾病的信心。

（2）避免诱因　建立良好生活习惯，保持情绪稳定和心情愉快，培养多种兴趣爱好，适当分散注意力；洗脸、刷牙动作轻柔，食物宜软，忌生硬、油炸食物。

（3）运动指导　加强肢体功能锻炼和日常生活训练，以减少并发症，促进康复。

肢体被动和主动运动均应保持关节的最大活动度。

（4）预防并发症　饮食宜清淡，保持口腔清洁，预防口腔感染；定时翻身拍背，预防压疮和肺部感染；保持会阴部清洁，防止尿路感染。

（5）用药与就诊指导　讲解药物的作用与不良反应，指导患者遵医嘱正确服用药物，出现不适应及时就诊。

第二节　腰椎穿刺术护理

【概述】

腰椎穿刺术护理是指在患者进行腰椎穿刺术后，通过一系列专业措施来确保患者安全促进康复并预防并发症的过程。腰椎穿刺术是一种常用的医疗操作，主要用于诊断中枢神经系统疾病、测定颅内压、进行脑脊液检查等。术后护理对于患者的恢复至关重要，需要医护人员密切关注患者的病情变化，并采取有效的护理措施。

【护理】

（一）目的

（1）检查脑脊液的性质，以协助诊断中枢神经系统炎症性或出血性疾病。

（2）测定颅内压力，了解蛛网膜下腔有无阻塞。

（3）做造影或放射性核素等辅助检查，如气脑、脊髓空气造影、脑室脑池放射性核素扫描等。

（4）做腰椎麻醉或鞘内注射药物。

（二）术前准备

（1）用物准备　常规消毒治疗盘一个、腰椎穿刺包、手套、1%普鲁卡因、无菌试管、弯盘、酒精灯、胶布及火柴。

（2）患者准备　术前做普鲁卡因皮试。向患者说明穿刺目的及注意事项，以取得配合，并嘱患者排空大小便。

（三）操作及护理

（1）帮助患者取去枕侧卧位，背齐床沿，低头，两手抱膝，腰部尽量后凸，使椎间隙增宽，保持适当姿势，避免移动，以防断针。

（2）穿刺部位常规消毒（第三或第四腰椎间隙），严格无菌操作。

（3）打开穿刺包及无菌手套。配合穿刺。

（4）当穿刺针进入4～6cm时，协助医师安上脑压阀或侧压管。如做脑脊液细菌培养，按无菌操作原则。接取脑脊液3～5mL于无菌试管中送检。

（5）若需了解蛛网膜下腔是否存在阻塞，可在测定初压后，压迫患者一侧颈静脉10s并进行观察判断。

（6）术毕拔出穿刺针，针眼以碘酒消毒，覆盖无菌纱布，以胶布固定。

（7）穿刺过程中注意观察意识、瞳孔、脉搏、呼吸的变化。若病情突变，立即通知医师停止穿刺，并配合抢救。

（8）整理用物，嘱患者去枕平卧4～6h，防止出现低压性头痛。

第三节　短暂性脑缺血发作、脑梗死护理

【概述】

缺血性卒中（Ischemic Stroke）是脑血液供应障碍引起的缺血、缺氧导致的局限性脑组织神经功能缺失、缺血性坏死或脑软化。依据神经功能缺失的持续时间，不足24h者称为短暂性脑缺血发作，超过24h者称为缺血性脑卒中。

【护理】

（一）一般护理

（1）按神经内科疾病护理常规。

（2）饮食　进食低脂、高维生素、易消化的食物。给予营养丰富，富含新鲜蔬菜及水果的饮食，保持大便通畅。有意识障碍及吞咽困难者给予鼻饲流质。

（3）冰敷头部。

（4）生活护理　协助急性期卧床的患者生活护理，加强翻身，做好皮肤护理。

（5）心理护理　关心患者，清除思想顾虑，树立战胜疾病的信心。

（二）专科护理

（1）体位与休息　病情危重者绝对卧床休息，病情稳定者应鼓励下床做轻微活动，

意识障碍、呼吸道分泌物增多不易咳出者取侧卧位或头高脚低，头偏向一侧；鼻饲患者取半卧位。

（2）病情观察　密切观察意识、瞳孔、体温、脉搏、呼吸、血压、肢体活动变化及有无抽搐等，如有变化随时通知医师，并做好记录。

（3）用药护理　使用溶栓抗凝药物时应严格把握剂量，密切观察意识和血压变化，定期进行神经功能评估，监测出凝血时间、凝血酶原时间，观察有无皮肤及消化道出血倾向。同时还要观察有无因栓子脱落引起的小栓塞，如发现异常及时报告医生；使用扩张血管药尤其是尼莫地平等钙离子通道阻滞剂时，应监测血压变化；使用低分子葡萄糖酐时，应观察有无发热、荨麻疹等过敏反应。

（4）体位护理　瘫痪肢体保持功能体位，各个关节部位防止过伸及过展，尤其是肩关节、髋关节、踝关节应保持良肢位，以减少脱位及足下垂。禁止拖拉患侧肢体。

（5）语言训练　失语者要加强语言训练，训练内容尽可能联系日常生活。

【健康教育】

（1）介绍缺血性脑血管病的危险因素及预防方法，掌握康复治疗知识与自我护理方法，鼓励患者树立信心，坚持锻炼。

（2）合理饮食　指导进食高蛋白、低盐、低脂、低热量的清淡饮食，改变不良的饮食习惯，多吃新鲜蔬菜和水果、谷类、鱼类和豆类食品，使能量的摄入达到平衡。

（3）改变不良的生活习惯，戒烟、酒。

（4）告知患者改变姿势时动作要缓慢，防止直立性低血压。

（5）生活要有规律。

（6）预防复发　遵医嘱正确服用降压、降糖、降脂药物。定期门诊检查，动态了解血压、血糖、血脂变化和心脏功能情况，预防并发症和脑卒中复发。

第四节　出血性脑卒中护理

【概述】

高血压脑出血（Hypertensive Intracerebral Hemorrhage，HICH）又称脑出血，是由血压高而引起的脑实质内出血，是最常见的急性脑局部血液循环障碍性疾病之一，主要表现为急性或亚急性脑损害症状，以突然出现的意识障碍和肢体瘫痪为常见，死亡率高，预后大多留有不同程度的后遗症。

【护理】

（一）一般护理

（1）按神经内科疾病护理常规。

（2）休息与安全　急性期绝对卧床休息2～4周，抬高床头15°～30°，以利于颅内静脉回流，减轻脑水肿；谵妄、躁动患者加保护性床栏，必要时给予约束带适当约束；保持环境安静，安全，严格限制探视，避免各种刺激，各项护理操作应集中进行。

（3）保持呼吸道通畅　平卧头侧位或侧卧位，开放气道，取下活动义齿，及时清除口鼻腔分泌物和呕吐物；舌根后坠者可托起下颌或放置口咽通气管；防止颈部过曲、过伸或扭曲；对意识不清及排痰困难的患者，应配合医生尽早行气管切开术；定时为患者翻身拍背，预防肺部感染。

（4）变体位时动作应缓慢，发病24～48h内变换体位应尽量减少头部摆动，避免用力咳嗽、用力排便，以防加重出血；限制液体入量，以防加重脑水肿；避免使用镇静剂，以免影响意识状态的判断。

（5）饮食护理　发病24h内暂禁食；昏迷或有吞咽困难者，发病2～3d应给予胃管鼻饲。食物以清淡、易消化、无刺激、营养丰富为宜，注意少量多餐和温度适宜，防止损伤胃黏膜。每日口腔护理2～3次。当病情好转或意识恢复后，鼓励患者进食。

（6）加强皮肤护理　对有意识障碍或严重偏瘫者，定时协助翻身拍背，以防发生压疮。偏瘫者应保持肢体功能位，并于早期进行肢体的被动运动和按摩，康复期后鼓励患者主动锻炼，以预防瘫痪肢体的挛缩和畸形、关节的强直、疼痛，并可促进肢体功能的恢复。

（7）排泄护理　有尿潴留者，留置尿管并预防尿路感染的发生。便秘者应定期给予通便药，必要时低压灌肠，避免用力排便。

（二）专科护理

1.常规护理

定时测量生命体征、密切观察意识、瞳孔变化并详细记录。

2.呼吸道护理

保持呼吸道通畅，依据病情适时吸痰，每2h翻身、拍背一次（应先吸痰，后翻身，以免痰液堵塞气管引起肺不张，甚至呼吸骤停），如有舌根后坠，可置入鼻咽或口咽通气管，消除上呼吸道梗阻；如有呼吸衰竭迹象时，立即报告医生并配合抢救。

3.脑疝的监测

应严密观察有无剧烈头痛、喷射性呕吐、血压升高、脉搏减慢、呼吸不规则、一侧瞳孔散大、意识障碍等加重脑疝的先兆表现，一旦出现，应立即报告医生并配合抢救。

4.用药观察

使用脱水降颅压药物时应严密监测尿量与电解质的变化，防止出现低钾血症和肾功能损害。早期需进行高渗脱水治疗，通过观察颈动脉搏动的强弱、周围静脉的充盈度和末梢体温来判断患者是否出现脱水状态，并准确而及时地记录每日液体出入量，保持水电解质及酸碱度平衡。

5.潜在并发症

上消化道出血的监测，注意观察有无呃逆、上腹饱胀不适、上腹痛、呕血、便血、尿量减少等症状和体征；胃管鼻饲者注意回抽的胃液是否为咖啡色或血性，观察有无黑便。如患者出现呕吐或从胃管抽出咖啡色液体，解柏油样大便，同时伴有面色苍白、口唇发绀、呼吸急促、皮肤湿冷、烦躁不安、血压下降、尿少等，应考虑上消化道出血和出血性休克，要立即报告医生，给予积极止血和抗休克处理。

【健康教育】

（1）疾病知识和康复指导　了解本病的基本病因、主要危险因素和危害，告知本病的早期症状和就诊时机，掌握本病的康复治疗与自我护理，落实康复计划。

（2）避免诱因　常见诱因为高血压并发动脉粥样硬化和颅内动脉瘤，而脑出血的发病多为用力和情绪改变等外加因素使血压骤然升高所致。应指导患者保持情绪稳定和心态平和，建立健康的生活方式，保证充足的睡眠和适当运动，避免体力和脑力的过度劳累和突然用力过猛；保持大便通畅，避免用力排便，忌烟酒。

（3）控制高血压　遵医嘱正确服用降压药，保持血压稳定，减少血压波动对血管的损害。

（4）指导家属协助患者进行瘫痪肢体的功能锻炼。

第五节 痴呆护理

【概述】

痴呆（Dementin）是一种大脑高级精神机能减退的综合征，表现为认知功能、记忆能力、语言机能、视空间技能和情感或人格等心理活动障碍。主要包括两大类型：血管性痴呆和老年性痴呆。

【护理】

（一）一般护理

（1）按神经内科疾病的护理常规。

（2）专人护理 避免意外伤害、迷路或走失。

（3）饮食护理 加强蛋白质、碳水化合物、卵磷脂及维生素的摄入。中、重度痴呆患者进食时，喂食速度要慢，每次的量要少，让患者充分咀嚼，防止窒息发生。

（4）指导进行日常生活活动的训练，加强体育锻炼。对语言障碍者进行语言训练，提高生活自理能力，提高生活质量。

（5）心理护理 安排熟悉的责任护士和床位，增加患者的安全感，多交流沟通，掌握其思想动态，及时做好解释安慰，培养患者对其自身疾病的承受能力。

（6）情感支持 不能厌弃和嘲笑患者，经常宣传老年痴呆知识让家属及周围的人认识到患者的行为是由疾病所致。

（二）专科护理

（1）安全护理 依据患者病情加放床栏、防止坠床、跌倒，做好"三防护理"，对痴呆患者潜在的健康状况要有所警觉，及时发现身体或心理方面的异常，保证患者的安全。

（2）四处徘徊综合征的护理 避免独处，外出时一定要有人陪伴，外出时佩戴写有姓名、地址和联系电话的卡片、手链，有助于走失时警方或他人送回。

（3）能力训练 3R训练（往事记忆提取、记忆空间定位、记忆再激发）。

（4）精神症状的护理 患者常伴有偷东西、集物、吃异食、随地大小便等症状，要耐心诱导，不可粗暴对待。

（5）预防并发症　做好大小便护理，勤翻身、拍背，预防压疮、肺部感染、泌尿系统感染等。

【健康教育】

（1）向患者和家属介绍疾病有关知识，通过心理护理及社会干预，最大限度地提高患者的社会功能和生活质量。

（2）指导家属给予合理饮食。

（3）落实对患者家属的技能宣教：预防并发症、功能训练、视听觉刺激、自我护理能力、交流技巧、3R训练等。

（4）加强安全护理，预防意外事故的发生，根据家居环境制定安全照顾措施。避免独处，外出一定有人陪伴，外出时佩戴写有姓名、地址和联系电话的卡片、手链，有助于警方或他人送回患者。

第六节　癫痫护理

【概述】

癫痫（Epilepsy）是慢性反复发作性短暂功能失调综合征，以脑神经元异常放电引起反复癫痫发作为特征，是发作性意识丧失的常见原因。

【护理】

（一）一般护理

（1）按神经内科疾病护理常规。

（2）病情监测　严密观察生命体征及瞳孔变化，注意发作过程有无心率增快、血压升高、呼吸减慢或暂停、瞳孔散大、牙关紧闭、大小便失禁等症状；观察发作的类型、持续时间与频率；观察发作后患者的意识是否完全恢复，有无疲乏、头痛、行为异常等。

（3）保持呼吸道通畅的护理　取头低侧卧位或平卧头侧位，下颌稍向前；松开领带、衣扣和裤带；取下活动义齿，及时清除呼吸道分泌物；立即放置压舌板，必要时用舌钳将舌头拉出，以防止舌后坠阻塞呼吸道。癫痫持续状态插管鼻饲者，防止误吸；必要时备好床旁吸引器和气管切开包。

（4）安全护理　做好保护措施，防止癫痫发作时发生损伤。

（5）心理护理　癫痫的治愈需要坚持数年不间断地正确服药，仔细观察患者的心理反应，关心、理解、尊重患者，鼓励其表达自己的心理感受，指导采取积极的应对方式，配合长期药物治疗。

（6）用药护理　告诉患者抗癫痫药物治疗原则，指导其掌握药物疗效及不良反应的观察，鼓励坚持长期正确服药。

（7）饮食护理　宜进食清淡、易消化、营养丰富的食物，保持大便通畅，避免饥饿，忌烟酒、咖啡。

（8）活动与休息　发作时、发作后均应卧床休息，建立良好的生活习惯，劳逸结合，保证充足睡眠。

（二）专科护理

（1）发作期安全护理　立即就地平卧，勿用力按压患者，以免发生骨折、脱臼；将压舌板或筷子、纱布、手绢、小布卷等置于口腔一侧上下臼齿之间，防止舌、口唇、面颊部咬伤。癫痫持续状态、极度躁动或发作停止后意识恢复过程中短暂躁动的患者，应专人守护，放置床铺，必要时给予适当约束。

（2）发作间歇期安全护理　给患者创造安静、安全的环境，保持光线柔和、无刺激，安装有床栏套的床栏；床旁桌勿摆放热水瓶、玻璃瓶等危险物品，对于有发作史的患者床头挂警示牌；频繁发作期，室外活动或外出就诊时最好佩戴安全帽和随身携带安全卡（注明患者年龄、姓名、诊断、病史等）。

（3）用药指导　严格遵医嘱用药，药物宜在饭后服用，以减轻胃肠道反应。定期做血药浓度、血象和生化检查。

【健康教育】

（1）加强心理护理，帮助克服自卑恐惧心理，向患者及家属讲解有关疾病知识，增强对疾病治愈的信心，促使疾病恢复。保持心情愉快，情绪平稳。

（2）指导患者坚持长期正确服药，严格按照医嘱，定时、定量服药，不能自行减药或突然停药，生活有规律，避免过度劳累。告诉患者生活要有规律，戒烟酒，禁饮兴奋性饮料，不用辛辣调味品，饮食应富于营养；可参加适量体力和脑力活动，如打太极拳书法练习。禁止游泳，驾驶汽车，高空作业，登高等危险活动。

（3）建立良好的生活习惯，劳逸结合，保持充足的睡眠，减少精神和感觉刺激，避免诱发因素。

（4）患者随身应携带简要病情诊疗卡。

第七节　帕金森病护理

【概述】

帕金森病（Parkinson's Disease，PD）又称震颤麻痹，是中老年常见的神经系统变性疾病，以静止性震颤、运动迟缓、肌强直和体位不稳平衡障碍为临床特征，主要病理改变是黑质多巴胺能神经元变性和路易小体形成。

【护理】

（一）一般护理

（1）按神经内科护理常规。

（2）饮食护理　给予高热量、高纤维素、低盐、低脂、适量优质蛋白的易消化饮食，加强营养状况监测。

（3）安全护理　对于上肢震颤未能控制、日常活动笨拙的患者，应谨防烫伤、烧伤，对有错觉、幻觉、欣快、抑郁、精神错乱、意识模糊、智能障碍的患者应特别强调专人陪护。护士应严格交接班制度，避免自伤、坠床、坠楼、走失、伤人等意外。

（4）运动护理　与患者和家属制定切实可行的锻炼计划，目的在于防止和延迟关节强直和肢体挛缩。

（5）生活护理　对于下肢运动不便、坐起困难的患者应配备高位坐厕、高脚椅、手杖、床铺护栏、室内或走廊扶手等设施；保证床的高度适中；呼叫器置于患者床旁；生活用品固定放于伸手可及处，以方便患者取用。

（6）皮肤护理　长期卧床患者使用气垫床或按摩床，保持床单整洁干燥，定时翻身、拍背，预防压疮。

（7）排泄护理　对于顽固性便秘者，指导进食含粗纤维多的食物，多吃新鲜蔬菜和水果，多喝水，每天顺时针按摩腹部，必要时给予缓泻剂。排尿困难者应评估患者有无尿潴留和尿路感染的症状和体征，指导患者全身放松、辅以腹部按摩、热敷以刺激排尿，必要时给予留置尿管。

（二）专科护理

（1）安全护理　专人陪护，依据病情加用床栏，防止坠床。由于患者行动不便，移开环境中的障碍物，注意患者行走时的安全。有抑郁、幻觉时要注意做好"三防护理"。

（2）用药护理　注意观察抗组胺药金刚烷胺、左旋多巴等药物副作用。观察有无胃食管反流症状，及时吸出口腔内的反流物，防止窒息和吸入性肺炎。服左旋多巴期间忌服维生素B_6、氯氮、利血平、氯丙嗪、奋乃静等药物。以免降低药物疗效或导致直立性低血压。饭后服药，防止胃肠道反应。密切观察消化道、心血管系统、精神症状、语言能力及运动障碍等药物副作用的表现。

（3）并发症的护理　卧床患者应鼓励翻身，做主动、被动运动，防止发生关节僵硬、挛缩、压疮及坠积性肺炎等。

（4）指导　患者使用手势、纸笔、画板等沟通方式与他人交流；沟通过程中注意尊重患者，不可随意打断患者说话。

【健康教育】

（1）安全护理　预防意外事故的发生，根据家居环境制定安全照顾措施，避免独处，外出时一定要有人陪伴并佩戴写有姓名、地址和联系电话的卡片或手腕带，以防走失。

（2）康复训练　鼓励患者培养兴趣爱好，坚持适当的运动和体育锻炼，做力所能及的家务活动。加强日常生活的锻炼，进食、洗漱、穿脱衣服等应尽量自理。卧床患者协助其被动活动和按摩肢体，预防关节僵硬和肢体挛缩。

（3）用药护理　告知患者本病需要长期或终身服药治疗，并了解常用药的种类、方法、剂量和注意事项、疗效及不良反应的观察。

（4）告诉患者本病病程长、进展缓慢、治疗周期长，而治疗的好坏常与精神情绪有关，鼓励他们保持良好心态。

（5）照顾者指导　关心患者，加强日常生活照顾，给予良好的家庭支持。

（6）就诊指导　定期门诊复查，动态了解血压变化和肝肾功能、血常规等指标。如出现发热、外伤、骨折或运动障碍、精神智能障碍加重等及时就诊。

（李　琳　王建建　张　艳）

第七章　消化系统护理

第一节　消化系统疾病护理

【概述】

消化系统疾病（Digestive Disease）包括食管、胃、肠、肝、胆、胰等脏器的器质性和功能性疾病，病变可局限于消化系统或累及其他系统，其他系统或全身性疾病也可引起消化系统疾病或症状。

【护理】

（一）一般护理

（1）休息　进行特殊治疗的患者，如上消化道出血、肝硬化晚期、肝昏迷、肝脓肿、急性胰腺炎等，应绝对卧床休息。轻症及重症恢复期患者可适当活动。

（2）饮食护理　对溃疡病、肝硬化腹水、急性胰腺炎、溃疡性结肠炎等患者，指导食用易消化、高蛋白、低盐或无盐、低脂肪无渣的治疗膳食。

（3）当需要进行腹腔穿刺术、肝脾穿刺活检、纤维内镜、经皮肤肝穿刺介入疗法等检查时，应做好术前准备、术中配合、术后护理工作。

（4）备齐抢救物品及药品。

（5）加强心理护理，做好患者及家属的安慰工作，避免不良因素的刺激。

（6）严格执行消毒隔离制度，参照消毒无菌技术常规。

（二）专科护理

（1）及时了解有无呕吐、便血、腹痛、腹泻、便秘等。

（2）呕吐、呕血、便血、严重腹泻时，应观察血压、体温、脉搏、呼吸、神志并详细记录次数、量、性质。

（3）腹痛时，注意观察其部位、性质、持续时间及与饮食的关系，如有病情变化及时汇报医师处理。

【健康教育】

（1）强调饮食质量及饮食规律和禁烟酒。

（2）指导慢性消化系统疾病患者掌握发病的规律性，防止复发和出现并发症。

（3）向患者阐述一些与疾病有关的医疗知识。

（4）说明坚持长期服药的重要性。

（5）指导患者保持情绪稳定。

第二节　贲门失弛缓症护理

【概述】

食管—贲门失弛缓症（Esophageal Achalasia）又称贲门痉挛，巨食管，是由食管神经肌肉功能障碍所致的疾病，其主要特征是食管缺乏蠕动，食管下端括约肌高压和对吞咽动作的松弛反应减弱。临床表现为咽下困难、食物反流和下端胸骨后不适或疼痛。

【护理】

（一）一般护理

（1）指导患者少量多餐，每2~3h一餐，每餐200mL，避免食物温度过冷过热，注意细嚼慢咽，减少食物对食管的刺激。

（2）禁食酸、辣、油煎炸、生冷食物，忌烟酒。

（3）指导服药及用药方法，常用药物有硝苯地平、异山梨酯、吗丁啉、西沙必利等。颗粒药片一定碾成粉末，加凉开水冲服。

（4）介绍食管贲门失弛缓症的基本知识，让患者了解疾病的发展过程和预后。

（二）专科护理

1.疼痛护理

遵医嘱给予硝酸甘油类药物，有弛缓平滑肌作用，直接松弛LES，改善食管的排空。

2.内镜下球囊扩张治疗贲门失弛缓症的护理

（1）术前护理　应告知患者球囊扩张治疗不需开刀，痛苦少，改善症状快，费用低，并详细介绍球囊扩张术的操作过程及注意事项。尽可能让患者与治愈的患者进行咨询、交流，以消除其顾虑及紧张的情绪，能够主动配合医师操作，从而提高扩张治疗的成功率。术前1d进食流质，术前禁食12h，禁水4h。对部分病史较长、食管扩张较严重者需禁食24~48h。

（2）术后护理　术后患者应绝对卧床休息，取半卧位或坐位，平卧及睡眠时也要抬高头部15°~30°，防止胃食物反流。术后12h内宜禁食。12h后患者若无不适可进温凉流质，术后3d进固体食物。餐后1~2h内不宜平卧，进食时尽量取坐位。

（3）并发症的观察及护理　扩张术的并发症主要有出血、感染、穿孔等。术后应严密监测生命体征，密切观察患者胸痛的程度、性质、持续时间，注意观察有无呕吐及呕吐物、大便的颜色及性质。轻微胸痛及少量黑便一般不需特殊处理，1~3d会自行消失。

【健康教育】

（1）嘱患者生活要有规律，避免暴饮暴食，少进油腻食物。

（2）不穿紧身衣服，保持心情愉快，睡眠时抬高头部。

（3）有反酸、胃灼热、吞咽困难等症状随时就诊。

（4）避免感染，并定期复查。

第三节　食管反流病护理

【概述】

胃食管反流病（Gastroesophageal Reflux Disease，GERD）是由胃内容物反流入食管引起不适症状或并发症的一种疾病。其发病率呈逐渐上升趋势。GERD的典型症状是胃灼热和反酸。其他少见或不典型的相关症状包括上腹痛、胸痛、暖气、腹胀、上腹不适、咽部异物感、吞咽痛、吞咽困难等。

【护理】

（一）一般护理

（1）向患者介绍胃食管反流病的基本知识，让患者了解疾病的发展过程和预后。

（2）应避免精神刺激，少食多餐，低脂肪，清淡饮食，应避免刺激性食物。不宜过饱，特别是晚餐，睡前禁食。忌烟酒和咖啡。餐后不要立即平躺，睡眠时将床抬高，以减少胃酸反流的机会。

（二）专科护理

（1）疼痛的护理　按医嘱使用镇痛药。

（2）减少反流　应将床头抬高使床头至床尾有一个斜形坡度，这样即使反流也能较快消除。

（3）降低反流物的刺激性　按医嘱使用降低反流物刺激性的药物。

（4）改善食管下端括约肌的功能　餐前15~30min服用甲氧氯普胺或吗丁啉，可增加食管下段括约肌的压力，加速胃的排空，减少反流。

【健康教育】

（1）由于肥胖使负压增加，可诱发或加重食物反流，故肥胖者应减轻体重。

（2）改变生活方式，避免餐后立即卧床、睡前进食、弯腰和搬重物等，以免增加负压诱发反流。

（3）治疗咳嗽、便秘，减少因腹压增加而诱发反流。

（4）定时定量进食清淡饮食，忌烟、酒、咖啡、浓茶、辛辣食物。

第四节　食管贲门黏膜撕裂综合征护理

【概述】

食管贲门黏膜撕裂综合征（Esophageal and Cardia Mucosal Tear Syndrome，EMTS）是指因频繁的剧烈呕吐，或因腹内压骤然增加的其他情况（如剧烈咳嗽、举重、用力排便等），导致食管下部和/或食管胃贲门连接处或胃黏膜撕裂而引起以上消化道出血为主的综合征。以呕吐和呕血为主要表现，症状典型患者常先有剧烈干呕和呕吐，继而出现呕血或黑便，有时可伴轻微腹痛，出血量大时可有失血性休克。

【护理】

（一）一般护理

（1）危重症及进行特殊治疗的患者应绝对卧床休息，轻症及重症恢复期患者可适当活动。严密监测生命体征及每小时尿量，保持呼吸道通畅，避免呕吐时引起窒息。定期复查血常规，必要时监测中心静脉压，尤其是老年患者。

（2）饮食护理　出血时给予禁食，出血停止后24h可以进食流质食物，用易消化、高蛋白、低盐或无盐、低脂肪无渣的治疗膳食。

（3）备齐抢救物品及药品，积极补充血容量，保证充足的静脉通道，必要时输血，需保持血细胞比容在30%以上，血红蛋白浓度在70g/L以上。但应避免输血及输液量过多引起急性肺水肿或再出血。

（4）加强心理护理，做好患者及家属的安慰工作，避免不良因素的刺激。

（二）专科护理

（1）及时了解有无呕吐、便血、腹痛、腹泻、便秘等。卧床休息，严密监测生命体征，每小时尿量，保持呼吸道通畅，避免呕吐时引起窒息。定期复查血常规，必要时监测中心静脉压，尤其是老年患者。出血时给予禁食，出血停止后24h可以进食流质。必要时可以放置胃管抽出胃内容物，避免饱餐的胃加剧撕裂。

（2）严密观察病情　①注意测量体温、脉搏、血压的变化，如发热者，可给予物理降温，记录24h出入量、尿比重。②注意呕吐物及粪便的性状，质量及颜色：呕吐物及粪便的颜色，取决于出血及血在消化道内停留的时间，如出血量多，停留的时间短，颜色新鲜或有血块；出血量少，停留时间长则颜色比较暗或黑色。伴有呕吐者，一般比单纯黑便者出血量大，当患者出现口渴、烦躁、出冷汗、黑汗、晕厥等症状时，应考虑有新鲜出血。③止呕：呕吐剧烈者可以给予止呕药，如甲氧氯普胺、吗丁啉等药物。大多数食管贲门黏膜撕裂出血患者经药物治疗可以完全治愈。④内镜治疗：在内镜直视下，先用生理盐水冲洗撕裂创面渗血，从活检道插入注射针，沿撕裂黏膜的边缘逐点注射或直接在出血点处上止血夹。内镜止血术操作简便，疗效确切，费用低廉。但要注意并发症的发生，如食管穿孔、食管贲门狭窄、高血压、心律失常等。

（3）腹痛时，注意观察其部位、性质、持续时间及与饮食的关系，如有病情变化时汇报医师处理。

（4）给予精神安慰，清除患者恐惧心理。

（5）做好口腔和皮肤的护理，因出血患者口腔有腥臭味，应每日三次清洗口腔。

【健康教育】

（1）预防剧烈咳嗽、用力排便、举重、分娩、喘息状态、癫痫发作等引起腹内压力或胃内压力骤然升高是产生本病的基本原因。因此预防腹内压力或胃内压力骤然升高是关键。

（2）最常见并发症是出血（失血），如果呕血或便血应立即就诊。

（3）避免过量饮酒，尽早设法缓解呕吐和咳嗽。

（王建建　李　琳　张　艳）

第八章　肾内科护理

第一节　经皮肾穿刺活检术护理

【概述】

　　肾活检术（Renal Biopsy）是肾脏疾病检查中一项重要的辅助诊断方法，是通过光学显微镜、荧光显微镜和电子显微镜检查肾活组织标本。它主要用于了解各种原发性肾脏疾病和继发于全身性疾病的肾脏损害的形态学和免疫学的改变，建立诊断观察药物疗效，判断预后。

【护理】

（一）术前准备

　　（1）向患者说明肾穿刺的重要性、安全性，讲解手术的简要过程。

　　（2）教会患者配合医师进行吸气、呼气、屏气锻炼及卧床排尿。

　　（3）术前1日患者需沐浴，尤其是背部及肾区皮肤的清洁；如患者不便，应协助清洗。

　　（4）注意休息，控制血压。

　　（5）术前排空膀胱、测血压。

（二）术后护理

　　（1）患者绝对卧床24h，平卧位12h，如无肉眼血尿、持续性腰痛、腹痛、脐周痛，12h后可翻身。

　　（2）监测生命体征，术后每半小时检测血压、心率、呼吸一次，血压波动大或者血压降低，应给予对症处理，注意观察有无脉搏细数、大汗等出血性休克的表现。2h后如生命体征平稳可改为每小时检测一次。

　　（3）术后嘱患者适量多饮水，以利于血凝块排出，防止出血所致尿路梗阻，观察小便颜色。

（4）注意观察穿刺局部伤口敷料有无渗血。

（5）卧床期间进食易消化食物，防止腹胀及消化不良。

（6）经常巡视患者。对患者进行生活护理，满足患者的基本生活需要，减少患者的躯体活动。

（7）倾听患者主诉。如患者主诉剧烈腰痛，应及时告知医师。

（8）术后24h后如病情平稳即可下床活动。起床应排空大小便，缓慢起身，避免腰部剧烈活动。

（9）肾活检第3日复查B超，观察肾周有无血肿。

第二节 腹膜透析护理

【概述】

腹膜透析（Peritoneal Dialysis，PD）是利用腹膜作为半透膜向腹腔内注入透析液，借助膜两侧毛细血管内血浆及腹腔内透析液的溶质浓度梯度和渗透梯度，通过弥散和渗透的原理，清除机体内的代谢废物和多余的水分。代谢废物和水分随透析液排出体外，同时透析液可以补充人体所需要的物质，这个过程反复进行，则可达到清除毒素、脱水、纠正酸中毒和电解质紊乱的目的。

【护理】

（一）术前护理

（1）置管术前准备。

（2）心理护理　向患者解释透析目的、位置、手术方式、手术过程，以取得合作。

（3）皮肤准备　术前一日让患者洗澡，不能自理的患者由护士协助清洁皮肤。多毛者可备皮。

（4）术前尽量排空膀胱、肠腔，避免手术误伤。

（5）备齐用物（碘附帽、腹带、腹透液加热至37℃）。

（二）腹透置管术后护理

（1）卧床24h，置管后2周内腹带包扎，禁止做增加腹压的动作。

（2）术后第1日、第7日，1.5%，1 000 mL腹透液三组冲洗腹腔，检查管路是否通畅，冲出残留血块（或当日台上冲）。第1日冲洗后留取腹膜透析液标本。

（3）分别在术后第1日、3日、7日、14日换药，观察伤口有无渗血、渗液。

（4）术后14日拆线（糖尿病患者时间稍长）。

（5）术后第3日腹透置管处留取咽拭子培养，根据患者情况遵医嘱再留取咽拭子培养。

（6）每天检查敷料情况，伤口情况及导管固定情况。

（7）导管妥善固定，禁止提拉，防止出血。

（8）一周后做有关正规腹透的宣教，包括方式、要点、饮食等。

（9）3周后可擦洗全身，3个月后可保护性淋浴，6个月后可直接淋浴，洗浴后应及时更换敷料。

（三）常规腹透护理

（1）严格无菌操作规程，正规操作，严格记录腹透超滤量及时间。

（2）每日换药（按要求），注意管路及管道连接情况。

（3）患者房间每日紫外线消毒两次，每次40 min。

（4）按要求为患者行腹膜平衡试验（PET）、透析充分性（KT/V）测定。

（5）保持大便通畅，每日2~3次。

（6）给予易消化、高热量、高维生素、优质蛋白质饮食。对于水肿和高血压患者应限制水和钠的摄入。

（四）并发症的护理

（1）注意患者有无腹痛，腹胀等不适，注意腹透液的清亮度，排出液的性状、颜色，有无絮状沉淀。及时留取腹透标本，应用抗生素。

（2）密切观察患者有无出入液不畅等情况，透析液灌入或引流困难的原因：管路受压或扭曲、纤维条索阻塞、腹腔内导管移位等。处理办法：①检查所有夹子和旋钮是否打开，管路是否有扭曲或压折。②改变身体位置，看引流是否有改善。③如为纤维条索阻塞或腹腔内导管移位，需立即请医生、护士进行处理。

（3）注意观察导管出口是否有感染，如有红、肿、热、分泌物，及时留取分泌物培养。

【健康教育】

居家行腹透治疗期间，嘱患者定期到门诊复诊，并遵照腹透培训内容进行自我照护。

第三节　动静脉内瘘护理

【概述】

动静脉内瘘（Arteriovenous Fistula，AVF）是指医师采用显微镜外科手术将患者邻近的动静脉吻合起来，是终末期肾脏疾病患者维持性血液透析的血流通道。维持性血液透析是终末期肾脏疾病患者主要的替代疗法。慢性血液透析仍以桡动脉、静脉（A-V）内瘘为主要通路。

【护理】

（一）术前护理

（1）做好解释工作，使患者了解手术的意义，部位、并发症及术后自我护理。

（2）保护手术侧肢体的血管，不在此侧做血管穿刺、测量血压。

（3）清洁手术部位。

（二）术后护理

（1）观察手术部位有无渗血，并及时更换敷料。

（2）观察术侧肢体末端的颜色、温度、有无感觉异常。

（3）密切观察患者的生命体征，重视患者的主诉，注意有无心力衰竭的发生。

（4）观察体温，伤口局部有无红肿及脓性分泌物。术后第3日、第7日换药，两周拆线。

（5）每日观察内瘘是否通畅，听诊手术部位有无血管杂音，触摸血管有无震颤，如有异常及时处理。

（6）术后抬高内瘘侧肢体至30°，卧位，以利静脉血回流，减轻肢体肿胀，禁止局部受压或包扎过紧，禁止局部测量血压、输液、抽血等。

（7）术后48～72h后指导患者进行术侧握力锻炼，每次10min以促进A-V瘘的成熟，注意用力适度。

（8）为减少A-V瘘处血栓形成的可能，嘱患者患侧衣袖宽松，休息或日常活动中尽量避免患侧受压或受束。

（9）血透完毕，根据患者情况，在穿刺点用弹性胶带适度、适时压迫。

（10）如遇A-V瘘处已形成假性动脉瘤，嘱患者予以松紧适度的护腕保护。

第四节　永久颈内静脉置管护理

【概述】

永久颈内静脉置管（Permanent Internal Jugular Vein Catheter）是以一种带涤纶套的双腔导管作为透析通路，由硅胶或聚氨基甲酸酯等制成，质地柔软、光滑，通常置于颈内静脉或锁骨下静脉，cuff置于皮下，与皮下组织黏合牢固，使导管不易脱出，而且可以有效地防止皮下隧道感染，使导管留置时间延长。

【护理】

（一）一般护理

（1）插管及透析期间严格执行无菌操作技术。

（2）随时保持导管周围清洁、干燥，每周定时换药两次。

（3）保持无菌敷料完好覆盖于出口处及外露部分的导管，保持导管部位的敷料干燥，减少感染机会。

（4）透析导管只用于透析治疗，不可用于输液或其他治疗。

（5）加强完善卫生宣教，给患者解释保持透析导管无菌的重要性，注意管路的自我保护，指导患者保持敷料清洁和干燥，活动时或穿衣时注意保护管路防止被剐蹭或脱出；建议患者不要淋浴，洗澡时注意保护敷料，不要淋湿；禁止游泳。

（6）插管后妥善固定导管，注意有无脱出现象，防止意外拔管。

（7）观察患者体温变化，定期查血象。

（8）注意管路通畅情况，及时发现是否有血栓形成。

（二）留置导管期间并发症护理

（1）导管堵塞主要与导管内血栓形成有关，严禁强行冲管，并密切观察有无相关栓塞的并发症。

（2）导管相关性感染局部有污染时（渗血、渗液、出汗多时）及时换药。

（三）封管的护理

（1）物品准备　空针、生理盐水20mL、无菌手套、治疗巾、方纱布、肝素12 500U、肝素帽、无菌治疗巾。

（2）方法　①两端用空针抽出原有封管液，直至引出血液（2mL）。②用生理盐水冲入中心静脉，每管10mL。③肝素2mL+生理盐水2mL、动脉端1.2mL、静脉端1.3mL（精准注入）。④操作过程中注意无菌操作。⑤整个操作过程应戴无菌手套完成，并使用无菌治疗巾。

（叶元元　曹婵娟　杜琳琳）

第九章　心血管内科护理

第一节　慢性心功能不全护理

【概述】

（1）观察体重变化及活动量增加时对氧的需要量。

（2）呼吸困难的改善情况、胃肠道状态。

（3）患者对有关疾病的病因、治疗及有关护理的了解。

【护理】

（一）一般护理

（1）休息　根据心功能受损程度而定。

心功能Ⅰ级——患者应适当休息，保证睡眠，注意劳逸结合。

心功能Ⅱ级——患者应增加休息，但能起床活动。

心功能Ⅲ级——患者应限制活动，增加卧床休息时间。

心功能Ⅳ级——患者绝对卧床休息，原则上以不出现临床症状为限。

（2）饮食　以高维生素、低热量、少盐、少油、富含钾、镁及适量纤维素的食物，宜少量多餐，避免刺激性食物，对少尿患者应根据血钾水平决定食物中含钾量。

（3）皮肤及口腔　重度水肿患者，应定时翻身，保持床单整洁、干燥。呼吸困难者易发生口干、口臭，应做口腔护理。

（4）心理护理　按本章一般护理常规执行。

（二）专科护理

（1）咳嗽、咯血时了解咳嗽发生的时间、咯血的性状及量。

（2）呼吸困难的护理　①观察神志、面色、呼吸（频率、节律、深度）、心率、心律、血压、尿量等变化。②取坐位或半坐位双下肢下垂，并给予30%~50%酒精湿化，间断吸氧，每次持续20～30min。③遵医嘱及早、准确使用镇静、强心、利尿、血管扩张剂。

（3）呼吸道感染时注意保暖，保持室内空气新鲜；定时翻身拍背，鼓励和协助患者咳嗽。

（4）栓塞　鼓励患者做床上肢体活动或被动运动。当患者肢体远端出现疼痛、肿胀时，应及时检查及早诊断处理。

【健康教育】

（1）根据患者接受能力讲解本病相关知识，使患者学会自我护理的方法。

（2）根据患者心功能情况适度安排活动与休息。

（3）加强宣传避孕和节育的重要性。

第二节　心绞痛护理

【概述】

心绞痛（Angina Pectoris）是一组症状，是由于心肌缺氧和供氧之间暂时失去平衡而发生心肌缺血的临床症状群。心肌缺血可由于心肌氧的需求增加超过病变冠状动脉供血能力引起，或由于冠状动脉供血减少造成，或两者同时存在。其特点为阵发性的前胸压榨性疼痛感觉，可伴有其他症状，疼痛主要位于胸骨后部，可放射至心前区与左上肢，常发生于劳动或情绪激动时，每次发作3～5min，可数日一次，也可一日数次，休息或用硝酸酯制剂后消失。本病多见于男性，多数患者在40岁以上，劳累、情绪激动、饱食、受寒、阴雨天气、急性循环衰竭等为常见的诱因。病情观察要点如下。

（1）疼痛部位、性质、持续时间、诱发因素、缓解方式。

（2）血压、心率、心律的变化，注意患者的面色，有无大汗、胸闷、心悸、恶心及呕吐。

（3）定期监测心电图变化。

【护理】

（一）一般护理

（1）心绞痛发作时应立即就地休息、停止活动。

（2）给予高维生素、低热量、低动物脂肪、低胆固醇、适量蛋白质、易消化的清淡饮食，少量多餐，避免过饱及刺激性食物与饮料，避免寒冷刺激，禁烟酒，不饮浓茶、咖啡，多吃蔬菜、水果。

（3）保持大便通畅。

（4）针对患者存在的危险因素制订教育计划，帮助患者建立良好的生活方式。

（二）专科护理

1.急性期

（1）发作时安静坐下或半卧，协助满足生活需要，掌握给氧浓度。指导患者采用放松技术，如缓慢深呼吸，全身肌肉放松等。

（2）遵医嘱舌下含服硝酸甘油，观察用药效果。

2.恢复期

（1）遵医嘱预防性应用硝酸酯制剂、α受体阻滞剂、β受体阻滞剂、钙通道阻滞剂和中药等。

（2）心绞痛或心绞痛发作频繁、持续时间较长，含服硝酸甘油不能缓解，或出现心率减慢、血压波动、呼吸急促，同时恶心、呕吐、出冷汗，烦躁不安的患者，应立即报告医师及早处理。

【健康教育】

（1）指导患者学会控制自己的情绪，合理安排工作和生活，急性发作期间应就地休息，缓解期注意劳逸结合。

（2）消除紧张、焦虑、恐惧情绪，避免各种诱发因素，识别急性心肌梗死的先兆症状。

（3）掌握心绞痛发作的自我保健。

（4）宣传饮食保健的重要性，取得患者主动配合。

（5）去除危险因素，积极治疗高脂血症、原发性高血压病、糖尿病等。

（6）根据患者文化背景和生活习惯不同，讲解发病有关知识，嘱患者戒烟酒，定期复查。

第三节　急性心肌梗死护理

【概述】

心肌梗死（Myocardial Infarction，MI）是冠状动脉闭塞，血流中断，使部分心肌因严重的持久性缺血而发生局部坏死。临床上有剧烈而较持久的胸骨后疼痛，发热、白细胞增多、红细胞沉降率加快，血清心肌酶活力增高及进行性心电图变化，可发生心律失常、休克或心力衰竭。病情观察要点如下。

（1）患者对有关疾病知识的了解程度、心理状态、自理能力。

（2）血压、脉搏、心率、心律变化。

（3）有无潜在并发症的发生。

【护理】

（一）一般护理

（1）床边准备心电、呼吸、血压的监测，配备必要的抢救设备和用物。

（2）卧床休息，协助日常生活，避免不必要的翻动，并限制探视，防止情绪波动。病情稳定时鼓励患者床上做肢体活动，并发症者应适当延长卧床休息时间。

（3）给予半量清淡流质或半流质饮食，伴有心功能不全者应适当限制钠盐。

（4）保持大便通畅，必要时服用缓泻剂。

（5）与患者保持良好的沟通，了解患者的思想活动，尊重患者的人格，确认患者的痛苦，接受患者对疼痛的行为反应。

（6）在患者活动耐力范围内，鼓励患者从事部分生活自理活动。

（二）专科护理

（1）加强心电监护，密切观察24h心电图、血压、呼吸，必要时进行血流动力学监测，注意尿量、意识等情况。

（2）经溶栓治疗，冠状动脉再通后又再堵塞，或虽再通但仍有重度狭窄者，可紧急行经皮腔内冠状动脉成形术，放支架术扩张病变血管。

（3）疼痛发作时绝对卧床休息，注意保暖，遵医嘱给予及时有效的消除疼痛的药物。

（4）合并心源性休克的护理：按休克护理常规执行。

（5）合并心律失常与心衰的护理：按心律失常及心衰护理常规执行。

（6）密切观察生命体征变化，预防并发症，如乳头肌功能失调或断裂、心脏破裂、室壁瘤、栓塞等。

（7）行溶栓治疗时应密切观察有无出血倾向，发现异常及时报告医生。

【健康教育】

（1）积极治疗高血压、高脂血症、糖尿病等疾病，避免肥胖及缺乏运动等不良因素。

（2）合理调整饮食，适当控制进食量，禁忌刺激性食物及烟、酒，少吃动物脂肪及胆固醇、热量、糖类含量较高的食物，多吃蔬菜、水果。

（3）避免各种诱发因素，如紧张、劳累、情绪激动、便秘、感染等。

（4）注意劳逸结合，康复期适当进行康复锻炼。

（5）按医嘱服药，随身常备保健盒等，并定期门诊随访，坚持治疗。

（6）指导患者及家属当病情突然变化时应采取简易应急措施。

（王建建　龚政文）

第十章　常见肿瘤护理

第一节　颅内肿瘤护理

【概述】

颅内肿瘤又称为脑瘤（Brain Tumor），颅内肿瘤是颅内原发性和继发性新生物的总称。可发生于任何年龄，以20～50岁最常见，一般男、女比例2：1。颅内肿瘤按肿瘤的起源组织大致分为神经胶质瘤、脑膜瘤、垂体腺瘤、神经鞘瘤、转移性肿瘤、血管性及先天性七大肿瘤。病情观察要点如下。

（1）了解患者全身发育和营养状况，动态观察意识、瞳孔、生命体征等情况。

（2）判断有无颅内压增高，有无意识障碍、行为改变、肢体运动障碍，以及癫痫发作、视力减退、复视等神经系统疾病症状和体征。早期发现脑疝先兆。

【护理】

（1）执行放、化疗一般护理常规。

（2）给予患者高蛋白、高热量、维生素饮食，增强体质，调节全身状况，如纠正贫血、脱水及电解质紊乱。

（3）颅内高压并发症的护理。①密切观察病情　如意识、瞳孔、血压变化；有无恶心、呕吐、头痛、视力改变，开颅处是否隆起等，如有异常应及时通知医师处理。颅内高压时遵医嘱使用脱水剂。②卧床休息　抬高床头15°～30°，保持呼吸道通畅，防止跌伤和意外发生。避免诱发颅内压增高的因素，如咳嗽、用力大便、情绪激动等，避免头部碰撞及锐器的刺伤，慎用大剂量冬眠药物。③视力障碍和复视　生活上给予帮助，嘱咐患者单独行动时，须有陪伴，防止跌倒及撞伤，对复视者可戴单侧眼罩，两只眼睛交替使用，以免失用性萎缩。

【健康教育】

（1）告知患者注意休息，避免导致颅内压增高的因素如便秘、情绪激动等。

（2）行动不便时需要有人陪伴。

（3）避免头部碰撞及锐器的刺激；有肢体功能障碍者，应被动活动肢体，防止肌肉萎缩，定期复查，如有不适及时就诊。

第二节　鼻咽癌护理

【概述】

鼻咽癌（Nasopharyngeal Carcinoma，NPC）是指发生于鼻咽腔顶部和侧壁的恶性肿瘤。是我国高发恶性肿瘤之一，发病率为耳鼻咽喉恶性肿瘤之首。常见临床症状为鼻塞、涕中带血、耳闷堵感、听力下降、复视及头痛等。鼻咽癌大多对放射治疗具有中度敏感性，放射治疗是鼻咽癌的首选治疗方法。但是对较高分化癌，病程较晚及放疗后复发的病例，手术切除和化学药物治疗亦属于不可缺少的手段。

【护理】

（一）入院评估

（1）询问患者现有症状　比如有无鼻塞、涕血、头痛、耳鸣、耳聋、复视、面神经麻痹、张口困难、视物模糊、颈部无痛性肿块等。

（2）辅助检查　鼻咽部X线、CT检查、EB病毒、病理检查结果。

（3）心理、社会状况　评估患者有无恐惧、焦虑的表现及其程度，了解患者担忧的原因（预后、经济能力等）。评估患者对本病的认知程度和心理承受能力，是否知识缺乏。上述所有评估结果应与医生达成一致。如发现有医生未关注到的内容，应及时报告，确保患者得到及时治疗。

（二）急诊救治

（1）鼻咽部大量出血，嘱咐患者不要将血咽下，保持镇静，及时报告医生进行抢救。使患者平卧；输液、输血，备好氧气和吸痰器，鼻上部置冰袋，鼻咽腔用凡士林油纱填塞鼻后孔压迫止血，静脉滴注大量止血剂，并严密观察血压、脉搏、呼吸的变化，保持呼吸道通畅，防止窒息。

（2）根据对患者及家属心理状态的评估，针对其担忧的原因和需求做好适当护理。

（三）放疗护理

1.放疗前护理

放疗前评估患者的心理状态，根据患者认知程度讲解鼻咽癌的治疗常识，让患者对放疗有所了解，消除其对放疗的恐惧心理。告知患者如有龋齿，先到口腔科拔除龋齿残根，治疗口腔内的感染灶，保持口腔内卫生的重要性。

2.放疗中护理

（1）饮食的护理　指导患者进食高蛋白、高维生素、低脂肪饮食，避免过冷、过热及辛辣刺激饮食，禁烟酒。放疗中如出现咽喉疼痛明显，告知可进软食、流质或半流质饮食，比如：面条、稀饭。多饮水，多吃蔬菜水果。

（2）口腔的护理　告知患者饭后用软毛牙刷刷牙，保持口腔清洁。指导患者进行张口锻炼，每日做张口运动200次以上，护士要及时观察有无放射性口腔炎，及时报告医生处理，避免放疗后张口困难的发生。在放疗1~2周后，如口腔黏膜出现红肿、疼痛、破溃，出现明显的黏膜炎反应，每日用淡盐水漱口或朵贝氏液漱口，减少破溃面的感染。随着放疗的继续进行，累积剂量不断增加，口腔黏膜可发生大小不同的片状薄层白膜形成，黏膜糜烂，疼痛加重，可予雾化吸入，每日2次，并配合口腔护理，每日2次。如疼痛无法进食，可在进食前用2％利多卡因漱口。

（3）鼻腔及鼻咽腔的护理　放疗后，要每日进行鼻腔冲洗。但有鼻咽部明显出血者禁忌鼻腔冲洗。冲洗后用呋麻滴鼻剂滴鼻，使鼻腔通畅。也可让患者服用鼻咽清毒剂。

（4）放射野皮肤的护理　放疗过程中，告诉患者放射野皮肤不能用碱性的清洁剂、肥皂、沐浴乳冲洗，不要用粗毛巾热水擦洗，宜选用全棉、宽松、无领的衣服，以及外出要注意防晒，减少对放射野皮肤的摩擦。放射野皮肤避免冷热刺激，局部不可使用热水袋或热敷，可涂擦塞肤润预防放射性皮炎。放疗一段时间后，出现放射野皮肤瘙痒，色素沉着，红斑等干性皮炎，忌用手抓，并勤剪指甲，如发展为局部破溃、渗出等湿性皮炎，要保持局部清洁、干燥，生理盐水清洗后涂抹促表皮生长因子，促进表皮的生长，并充分暴露皮肤，忌用刺激性药物，合并感染时，及时通知医生处理。

（5）外耳道湿性反应及护理　指导患者保持外耳清洁，避免进入脏水脏物，勿用手挖，必要时通知医生用抗生素滴耳剂滴耳。

（四）化疗的护理

（1）化疗前给患者留置中心静脉导管，做好导管的日常护理，发现置管部位有异常及时处理。

（2）嘱患者清淡、高蛋白、高维生素饮食，化疗后要观察有无恶心、呕吐、便秘、腹泻、白细胞下降、口腔黏膜红肿、出现某种不良反应时及时给予应对护理措施，并及时与医生沟通。

（五）出院康复指导

（1）放疗后1年内继续坚持张口锻炼，进行上下排牙齿的相互咬合撞击，锻炼咀嚼肌及颞颌关节，能有效地防止张口困难。放疗后3年内禁止拔牙。防止感冒，间断鼻腔冲洗，防止鼻腔粘连的发生。

（2）定期检查　阶段治疗后，告知患者及家属定期检查不仅可以及时了解身体恢复情况，还可及时发现有无复发、转移，以便及时治疗，定期复查极为重要。

第三节　乳腺癌护理

【概述】

乳腺是由皮肤、纤维组织、乳腺腺体和脂肪组成的，乳腺癌是发生在乳腺腺上皮组织的恶性肿瘤。乳腺癌中99％发生在女性，男性仅占1％。目前乳腺癌已成为威胁女性身心健康的常见肿瘤。

【护理】

（一）一般护理

（1）患者是否出现疼痛、乳腺肿块、溢液、乳头及皮肤改变、腋窝淋巴结肿大和乳晕异常等，以及出现的时间、部位、大小、生长快慢等。

（2）评估患者的心理状态和自我形象的认识。

（3）是否已做过乳腺切除术。

（4）评估患者的伴随症状。

（二）化疗护理

（1）阿霉素是单一药物治疗乳腺癌中有效率最高的，也用于联合化疗，但对心脏有毒性。

（2）做好心理护理，多与患者交流，鼓励患者消除紧张、恐惧绝望心理，保持乐观情绪。

（3）疼痛护理　按癌症患者护理常规护理。

（4）缺乳的护理　应向患者解释身体健康不在外表，在于身体素质，指导其改变认知观念，保持一种健康心态，并指导补救身体缺陷的方法，如戴泡沫胸罩或进行乳房再造术等。

（5）鼓励患者加强功能锻炼，尽量避免从患肢静脉穿刺，鼓励患者抬高患肢，以减轻水肿发生。手术创面尚未愈合的做好皮肤保护和换药。

【健康教育】

（1）创面愈合后，可清洗局部，以柔软毛巾轻轻吸干，粗暴动作易损伤新愈合的组织；可用护肤品涂于皮肤表面，以防干燥，促进皮肤较快地恢复外观。

（2）不宜在患侧上肢测量血压、静脉穿刺，避免皮肤破损，减少感染及肢体肿胀。

（3）禁用患侧上肢搬动或提过重物品。

（4）遵医嘱坚持放疗或化疗。

（5）术后5年内避免妊娠，因妊娠易使乳癌复发。

（6）根治术后的患者为矫正胸部形体的改变，可佩戴义乳或行乳房再造术。

第四节　肺癌护理

【概述】

肺癌（Lung Cancer）是发病率和死亡率增长最快，对人群健康和生命威胁最大的恶性肿瘤之一。肺癌的病因至今尚不完全明确，大量资料表明，长期大量吸烟与肺癌的发生有非常密切的关系。已有研究证明：长期大量吸烟者患肺癌的概率是不吸烟者的10～20倍，开始吸烟的年龄越小，患肺癌的概率越高。

【护理】

（一）入院评估

（1）了解患者有无咳嗽、咳痰，痰的颜色、黏稠度，是否能有效咳出痰液及相关影响因素如疼痛或知识缺乏等。

（2）了解患者的活动能力、活动范围及活动后的面色、心率、呼吸的改变程度。

（3）了解患者疼痛的性质、程度、持续时间、睡眠质量，疼痛分级、自控方法。

（4）观察患者有无水肿及水肿的程度，包括颜面、颈部、上下肢等部位，有无端坐呼吸或鼻翼翕动，口唇、甲床颜色、三凹征，有无颈静脉、胸壁静脉及腹部静脉曲张。

（5）辅助检查结果　胸部X线或CT、心电图、B超、ECT、血常规、血生化肝功能、血气分析。

（6）心理、社会状况　评估患者及家属对疾病的认知程度及治疗护理要求。上述所有评估结果应与医生达成一致。如发现有医生未关注到的内容，应及时报告，确保患者得到及时治疗。

（二）急诊救治

（1）上腔静脉综合征　维持患者直坐姿势，解开衣领，抬高床头或用枕头支持，促进静脉回流，持续吸氧，严密监测生命体征或床边心电监护，必要时协助医生做环甲膜穿刺或气管插管、气管切开，根据医嘱及时利尿和脱水、强心等，准确记录出入量，指导患者深慢呼吸放松情绪。

（2）大咯血　使患者头偏向一侧，及时吸出口腔及气道内积血，安慰患者及家属，指导勿憋气，避免紧张及恐慌情绪，及时咳出血块。

（3）针对患者及家属心理状况安抚及稳定其情绪并做好适当解释，避免恐慌加重病情，争取最大的配合。

（三）放疗护理

1.放疗前护理

（1）向患者解释各项检查（CT、B超、心电图、ECT、抽血）的目的、作用和注意事项，督促患者尽快完成。

（2）了解患者及家属心理状态，解释放疗的目的、放疗过程及配合要点、副作用及处理措施，鼓励患者表达内心感受和想法，耐心解答患者疑问或及时向医生反映，消除患者心理顾虑和焦虑、紧张心理。

（3）了解患者身体及营养状况、血象、肝肾功能，检查手术切口及引流管口愈合情况，未愈合伤口予换药处理，除非特殊急需，一般待切口愈合及肝肾功能正常后再行放疗。

2.放疗中护理

指导患者掌握放疗中的注意事项：

（1）多饮水 2 000～3 000 mL/d 以上，选择高热量、高蛋白、高维生素、易消化饮食，并少量多餐，注意色、香、味调配，必要时可与医生商量，静脉补充营养和热量，纠正电解质及营养低下状况。

（2）保证充足的休息和睡眠，适当的锻炼及活动，如出现气促、心慌、出冷汗等不适，应立即停止活动，卧床休息，并以此作为限制活动的指征。

（3）放射标记要注意保护，不能自行涂擦，放射野皮肤可用温水和软毛巾轻轻沾洗，禁用肥皂和热水、酒精、油膏及含金属制剂（如碘酒）或贴胶布（氧化锌），重金属可产生二次射线加重皮肤放射性损伤，避免冷热刺激及日光直接照射，切忌撕剥射野皮屑和搔抓局部皮肤。

（4）内衣选宽松、柔软、透气、吸湿性强的棉制品，选择前胸有排纽扣的衣服利于放疗时保暖。

（5）外出注意防寒保暖，根据气候及时增减衣服；减少与有感染或感冒患者的接触，保持病室内空气新鲜，每日通风至少2次，每次至少1 h，但避免对流风诱发放射性肺炎，养成良好的个人卫生习惯。

3.放疗后护理

（1）观察放射性肺炎的表现，注意有无发热、呼吸困难、胸痛、气促、咳嗽、咳痰，以及痰液的性质、量，指导患者练习深呼吸及有效的咳嗽、咳痰（缓慢深呼吸数次，屏气3 s，然后张口连咳3声，咳嗽时腹肌用力，腹壁内缩，停止咳嗽，缩唇将余气尽量呼出，连续重复以上动作2～3次），必要时予雾化吸入和协助拍背（手法为背隆掌空，方向由下向上、由外向内），及时清除呼吸道内分泌物，保持呼吸道通畅。

（2）观察患者活动时的心率、脉搏、呼吸、血压的变化，早期发现呼吸困难及心力衰竭表现，指导患者避免使症状加重的活动，如突然站立、向下弯腰、平躺，根据患者情况给予半卧位或吸氧，以减轻缺氧症状。

（3）每周查血象1~2次，如血象下降明显、体温大于38℃应暂停放疗，白细胞小于2 000×10⁹/L应给予保护性隔离，限制探视人数并行紫外线空气消毒每日2次，严格无菌技术，同时遵医嘱给予升白细胞药物和抗生素控制感染。

（4）定期检查患者放射野皮肤及对宣教内容的掌握情况，评价效果及如实记录皮肤反应，必要时进行反复强化指导，及时处理放射性皮炎反应，防止湿性反应。

（5）评估患者疼痛程度：根据患者自评疼痛分值及三阶梯止痛原则，协助医生采取有效的方法控制疼痛，如教会患者练习放松和深呼吸、分散注意力、及时调整和足量应用止痛剂。对随咳嗽加重的胸痛，在患者出现咳嗽时，用手压迫疼痛部位，以减轻咳嗽对胸廓的震动。

（6）监测患者早期出血症状及血小板计数，如面色苍白、脉细速、出冷汗、痰中带血、血小板计数持续低下，及时报告医生，协助处理。

（四）化疗护理

1.化疗前护理

（1）向患者解释各项检查（CT或X线、B超、心电图、ECT、抽血）的目的、作用和注意事项，督促患者尽快完成。

（2）了解患者及家属心理状态，了解患者对化疗的认知、接受、配合程度和要求，讲解化疗目的、化疗过程及配合要点、副作用及处理措施，减轻患者心理焦虑、恐惧心理。

（3）了解患者各系统的功能状态，如造血系统功能、肝肾功能、心肺功能等等，了解患者是否同时患有其他全身疾病，如糖尿病、冠心病等；评价患者的一般健康状况（活动状态）。

2.化疗中护理

（1）预防及治疗局部毒副反应　①正确选择静脉通道，首选中心静脉导管如PICC导管、CVC导管等，其次为外周静脉留置针，避免直接头皮针穿刺；②选择直粗的静脉及最佳穿刺部位，避开关节、肌腱、韧带等部位，除上腔静脉压迫外，不宜采用下肢静脉注射，注意经常变换穿刺静脉；③根据药物性质正确调整输液速度，一般不宜太快，给药前、两种药物之间和给药之后应用NS或GS冲管；④发现药物外渗处理：马上停止输液、回抽、拔针、封闭（NS+利多卡因+地塞米松）、抬高患肢、外敷（敷硫酸镁、冰敷、涂喜疗妥）、红外线照射（48 h后）。

（2）观察胃肠道毒副反应 ①按医嘱准确给予止呕剂，根据患者口味给予清淡易消化高蛋白高维生素饮食，鼓励少量多餐及调整食物色、香、味提高患者食欲，忌进食辛辣、煎炸、刺激性食物；②指导患者采用分散注意力及松弛疗法，如与他人交谈、听音乐、看电视、适宜活动、深呼吸、选择个人喜爱的娱乐活动等；③保持环境整洁、空气新鲜无异味，及时协助处理呕吐物，更换衣物，帮助患者取舒适体位；④督促每天饮水2 000～3 000 mL，饭前、后、睡前漱口，化疗后1～10 d内定期检查口腔情况，口腔炎宜进食温凉流食或无刺激软食，霉菌感染予5%碳酸氢钠或制霉菌素液漱口，厌氧菌感染可用3%过氧化氢漱口，询问患者大便情况，指导便秘者顺时针按摩腹部及进食润肠和促进肠蠕动的食物、如蜂蜜水（早上空腹喝）燕麦、香蕉、红薯等，腹泻者忌油腻、粗纤维食物。

（3）骨髓抑制的观察 注意患者血象变化，及时遵医嘱应用升血药，白细胞低于正常值告知患者减少外出及探视，预防感冒，加强个人卫生及护理，白细胞低于2 000×10^9/L应采取保护性隔离措施或紫外线消毒病房每日2次，每次至少30 min，加强无菌操作技术；指导患者注意预防出血，少活动、慢活动，多休息，减少磕碰，选择软毛牙刷，留意大小便颜色，协助做好生活护理，必要时遵医嘱输注血小板，出现头痛、恶心等症状应考虑为颅内出血及时报告处理。

（4）监测心率、脉率、呼吸、尿量及性质 以观察心肝肾功能，注意有无皮疹、水肿，指导患者剪短头发或买假发于脱发时使用，经常搓揉手足、皮肤减轻手足麻木感及异常感觉，遵医嘱按时使用减轻毒性药物，如抗过敏药物、保护肾脏和肝脏药物，输注紫杉醇时要求心电监测血压、脉搏或用药前半小时每10 min测量一次。

（5）留取痰液标本做脱落细胞检查 ①应于清晨留取。②清洁口腔。③留取深部咯出的第一口痰。④及时送检。⑤咯血者暂不送检。

（五）护理等级

在放化疗期间，病情稳定且生活基本自理的患者可予二级护理，出现中度以上放化疗毒性反应或发生病情变化或卧床生活不能自理者按一级护理标准落实各项护理措施，合并急症或晚期患者根据医嘱予病危或病重护理，护士应对后二者患者进行口腔护理每日2次（协助刷牙或棉球清洁）床上擦浴1次，洗头每周至少2次，帮助患者完成各项日常活动，如进食、更衣、如厕等，将其所需生活物品置于方便取用之处。

【健康教育】

（1）劝阻患者戒烟酒，停止接触致癌物，如石棉、氡、砷、粉尘等。

（2）指出活动的重要性，每日进行可耐受的锻炼，如散步、打太极拳、干日常家务等。

（3）饮食指导　选择高热量、高蛋白，富含维生素的食物，注意食物的合理搭配和多样化，切勿盲目忌口导致营养不良。

（4）按医嘱定期复查或随时与经治医师联系，如出现肩背部疼痛、记忆力丧失、疲乏、体重减轻、咳嗽加重或咯血等现象，及时就诊。

第五节　食管癌护理

【概述】

食管癌（Esophageal Cancer），是发生在食管上皮组织的恶性肿瘤，占所有恶性肿瘤的2%。其发生病因与亚硝胺慢性刺激、炎症与创伤，遗传因素，以及饮水、粮食和蔬菜中的微量元素含量有关。吸烟、喝酒是引起食管癌常见病因，中国是食管癌高发区，北方病发多于南方，男性多于女性，以40岁以上居多者。

【护理】

（1）饮食护理　癌症是一种消耗性疾病，尤其在进行手术、放射治疗、化学药物治疗时，作为适当的饮食护理是保证治疗顺利进行的必要条件。应根据病情及消化吸收能力分别供给普通饭、软饭、半流汁和流汁饮食。接受放射治疗和化学治疗的患者，可能有食欲不好，味觉异常，要为他们创造一个愉快的进餐环境，做必要的营养宣传教育，同时可以适当地增加调味品。

（2）疼痛护理　疼痛其产生的原因不同，处理方法也不同，如患者过度紧张和焦虑常使疼痛加剧，因此还要通过解释等方法达到减痛的效果。也可通过讲述患者感兴趣的问题、听音乐、看电视来分散注意力，去除患者的忧虑和烦躁。冷湿敷法、热湿敷法也是可用的辅助止痛方法。

（3）心理护理　要加强心理护理，给予患者心理安慰，帮助建立积极情绪，使患者消除焦虑、恐惧、不安的情绪，避免其不必要的精神压力，以正常的心理状态配合诊断、治疗，磨炼坚强意志，对生活充满希望，这是战胜癌症的重要精神支柱。多和患者接近、多谈心交流是最好的疏导方式，因为这有助于我们更好地理解患者的心理状态。医生、护士与家属都应掌握语言交流和非语言交流，后者指态度、姿势、行为表现等。

（王振颖）

第十一章　麻醉护理

第一节　麻醉护理研究进展

麻醉服务的历史已逾一个世纪，起源于美国，并已在全球范围内广泛应用。世界卫生组织（WHO）的调查数据显示，全球已有107个国家推广了麻醉服务，而全球约70%的麻醉服务是由护士提供的。在麻醉护理领域，约三分之一的国家为护士提供专业培训，这一现象与国家的发展水平并无直接关联。

在中国，麻醉学科的发展迅速，传统的完全由麻醉医师负责的模式已不再适应现代医疗的需求。具备相关能力的护士成为行业发展的必然趋势。自1998年起，北京、广州、天津等地的医院开始尝试麻醉护理，但专业的护士培训体系尚未建立，麻醉护士的角色和职责尚未明确，公众对麻醉护士的认知也不够清晰。目前，我国在麻醉护士的供需之间存在显著差距，这可能对患者的安全造成重大影响。

尽管我国在麻醉护理领域的起步晚于发达国家，目前仍处于发展初期，但在定位和性质等关键问题上仍需进一步明确。在这一阶段，我国的麻醉专业人员相对较少。起初，我们培养了护理麻醉医师，但他们没有从业医师资格，仅是基础的麻醉操作人员。在临床医学中，麻醉科被划分为一、二级科室，这意味着无相关执照的人员无法进行麻醉操作，从而限制了护理麻醉医师的工作范畴。随着时间的推移，这些护理麻醉医师通过不断学习和深造，逐渐提升了自身的专业水平。近年来，随着麻醉学科的快速发展，麻醉工作的范围和内容不断扩展，工作性质也更加紧急和复杂，这促使麻醉医师寻求更多护士的协助。对此，中国的麻醉学界已经提出了明确的要求，推广麻醉护理已成为当务之急。

在进行麻醉护理时应采取的措施如下。

1.麻醉前准备

在对患者进行手术之前，需要先进行麻醉。麻醉之前的准备是非常必要的，麻醉护士应该按照相关的通知单来进行相关物品的准备。不同年龄的患者所选择的麻醉方法也是不一样的，所需要准备的吸痰管、导管、呼吸囊、面罩等物品也是不一样的，需要按需准备。只有麻醉前的工作都准备妥当，麻醉医师才能够更好地进行操作和管理，患者的生命安全才能得到应有的保障。

2.急救类物品与药品的管理

对于医院当中的急救，其所需要的物品和药品是需要专门保管的，通过进行及时有效的保管，确保在急需的时候能够做到保质保量。在医院的每一个手术间，我们都设立了专门的药品处，里面盛放了急救所需的物品和药品，并且在每一次的交班人员之间都要进行详细登记，确保相关物品的齐全，以方便在进行麻醉工作的时候使用，从而将麻醉的工作质量大幅提升。

3.对麻醉类药品的专项管理

在麻醉类药品当中，有一些是毒麻类的药品，如芬太尼、哌替啶等，这些都需要严格按照国家的相关规定来进行管理，在进行交接班的时候坚持名实相符。由麻醉科主任领导，一名麻醉护士专门负责监督管理，做到专药专橱并建立麻醉药品详细登记本，要求每位医生高度重视每日交接班记录。生物药品的保存有温度限制，所以我们放置在恒温箱内，现用现拿，保证了生物药物疗效。这样做不仅可以有效保证用药的及时有效，同时也不会丢失药品，使得管理力度逐渐加大。在手术结束之后，要对相关的药品进行及时核对。这类药品的管理离不开麻醉护士的责任心和细心，只有他们的及时核对才能确保药物的及时供给，从而提高麻醉工作效率。

4.对于特殊麻醉品的管理

在麻醉品当中，一些特殊的麻醉品，如动静脉穿刺包、双腔气管插管、镇痛泵等，这些物品通常是一次性消费，或者是在使用的时候是需要加收费用的。它们的价格是相对较高的，每一次手术所耗费的金钱都在千元以上。在进行手术的当天，我们都先对物品进行及时发放，不会提前也不会推后，这样可以有效保证物品不丢失。麻醉护士应该对相关的麻醉要求非常熟悉，每天都提前到岗，对于当天所需要的特殊麻醉品进行提前准备，从而保证物品能够有序发放。

5.消毒隔离

当手术进行完毕之后，麻醉护士需要对一些麻醉仪器，如心电监护仪等进行及时清洗和消毒。对于已经消毒完的物品要进行及时备份，对于消毒工作要进行及时登记减少交叉感染的发生，降低患者之间的感染，大大保护了麻醉医师。

6.麻醉恢复室的建立

在麻醉护理方面，某院还进行恢复室的建立，使全麻患者及病情严重的患者术后转送到病房前能得到充分复苏及平稳过渡，对提高患者的安全起到了重要保障。但对麻醉护士提出更高的要求，不仅要熟练掌握呼吸机、心电监护仪、除颤仪等的使用方法，熟悉气管内插管技术、中心静脉测压方法，还要能够分析血气和电解质的意义。对于患者的相关生理和护理方面的需求，要和麻醉医师一起进行工作，让患者能够尽快恢复。在手术过程中，麻醉是一个非常重要的工作。通过对麻醉工作进行质量提升，可以有效提升对患者的治疗水平。当前的麻醉工作需要越来越多的麻醉护士来配合麻醉医师的工作，这样可以大幅提升麻醉工作质量，确保手术的成功。在麻醉护理方面，应该注重对麻醉护士水平的培训，这样可以有效提高他们的工作水平，将麻醉的护理做到最好。

第二节　手术麻醉护理

【概念】

随着现代护理的不断发展，手术室护理也有了更高的要求，手术室护士不只是台上手术的配合和台下的巡回，对于麻醉工作的配合也是衡量手术室护士业务素质的重要方面，并且是手术成功的先决条件和手术顺利实施与进展的必要前提。手术室护士在麻醉过程不仅要求掌握各科室护理技术，做好麻醉前、中、后的准备及护理工作，而且要懂得麻醉基本知识，原理及各种现代化监护技术，能够协助麻醉医生处理麻醉过程出现的各种情况，主动配合麻醉医生，保障患者安全，更好地完成与麻醉医生的配合，顺利完成麻醉手术工作。

【护理】

（一）麻醉前的护理配合

（1）麻醉前患者准备及心理护理　麻醉前一日探望患者，认真阅读病历，了解病情、手术方案及步骤、术中体位和特殊要求，仔细查阅护理病案。消除或减轻患者对麻醉和手术产生的恐惧（疼痛、死亡）和紧张心理。进入病房后主动热情地向患者打招呼，先自我介绍，然后亲切交谈，逐步了解患者社会心理，心理状态，进行疏导和安抚，向患者介绍自己是手术麻醉中的护士，并使用通俗易懂的语言介绍要使用的麻醉方式以及麻醉时的感觉及麻醉所产生的效果，使患者对麻醉有初步认识，做到心中有数。麻醉前尽量改善患者的生命状态，纠正紊乱的生理功能和潜在的内科病情，使患者的各脏器功能处于较好的状态。

（2）手术环境的准备及各种设备和药品的准备　人体温度的波动和体温调节中枢对外环境的耐受是有一定限度的，并且麻醉也影响体温的调节，因此我们采用空调和暖器或换气扇等设备，使手术室的温度调控在22～25℃，湿度调控在50%～55%，对麻醉设备检测仪器和药品都应认真准备，并详细检查，按固定位置放好，并保持其功能完好，对于危重症患者所需要的特殊药品都应在麻醉前准备齐全以便在使用时得心应手，提高麻醉的安全性。

（3）麻醉前用药　常用苯巴比妥、阿托品、哌替啶、氯丙嗪、安定等，麻醉用药后密切观察患者血压、脉搏、呼吸、体温等情况。

（4）患者入手术室的复核　严格执行查对制度，再次询问患者的睡眠情况及女患者是否有月经来临，然后核对患者姓名和拟行手术部位、禁食情况、检查胃管导尿管是否通畅、麻醉前用药、化验检查结果（各种阳性的特殊准备）、输血准备、是否装有假牙、手术野皮肤准备情况及建立通畅的静脉通道，以便麻醉工作顺利进行。

（二）麻醉中的护理配合

（1）输血输液的准备　当患者进入手术室后在交谈询问的同时建立静脉通道（输液途径：大人一般用桡静脉、肘正中静脉等部位；小儿一般用颞浅静脉、前额静脉、耳后静脉等），麻醉患者由于术前禁食水加之麻醉后被阻滞部位或者器官血管扩张，相对血容量不足，全麻患者的诱导维持及苏醒和急诊患者的紧迫，术前准备得不充分都可导致血压下降，因此建立静脉通道和保持静脉通道的通畅是麻醉及手术给药补液输血及患者出现危症时极为重要的一项抢救措施。因此在麻醉医师的指导下以维持水电解质及血容量稳定对小儿或老年人及心功能不全患者按麻醉医师的指导严格核对和计算好计量严格控制液体入量。

（2）体位摆放的配合和功能的保护　正确摆放体位，麻醉开始前手术室护士应向患者解释并协助麻醉医师摆好体位以利于各种麻醉操作的顺利进行。在正常状态下改变体位可通过机体的自身调节以适应其变化，而麻醉患者由于全身或部分知觉丧失，肌肉松弛，保护性反射已消失，患者已失去自身调节能力，因此体位的变化可导致呼吸和循环等生理功能紊乱。所以护士应密切观察患者的面色、表情、呼吸及脉搏等变化及时分析判断，及早发现病情动态随时配合麻醉医生做出相应的处理，此时应严格遵守保护性医疗制度，避免喧哗以免给患者心理上造成不良刺激，根据麻醉医师的要求本着舒适、安全、充分显露术野、固定牢靠、不影响呼吸循环功能、尽量避免神经损伤或骨突出部位皮肤受压的原则下摆放好手术部位。

（3）严格监护病情变化　护士应密切配合麻醉医师严密监护患者的血压、脉搏、心率、心律、呼吸、血氧饱和度的变化，发现异常及时告诉麻醉医师，以便采取有效的抢救措施。

（4）密切配合抢救工作　手术室护士必须熟练掌握各种抢救技术，要善于观察和识别不同病情变化，及时报告麻醉医师，应迅速敏捷，分秒必争，紧张有序，采取有效的急救措施，掌握各种抢救药品的特点和使用剂量、给药方法，以便在抢救中及时准确地用药并且与麻醉医师配合默契，避免延误抢救时机。

（三）麻醉手术后的护理配合

（1）手术完毕后在患者清醒状态下配合麻醉医师拔出各种导管，并观察病情。如全麻中辅助药追加过多会导致患者延期苏醒，在意识未恢复前护士应守护在床边，为维持呼吸道通畅将患者头侧向一边，以利于鼻内分泌物排出，防止气道阻塞，必要时吸痰。等待患者清醒后随同麻醉医师一同护送患者回病房，与病房护士认真做好各种管道及生命体征的交接，并告知患者家属术后体位及注意事项。

（2）术后随访　术后加强随访，了解患者术后生命体征、术后恢复情况及用止痛泵止痛效果，是否出现麻醉护理的不良反应后果，听取患者及家属的意见，以改进麻醉护理配合。实践证明手术室护士与麻醉医师的密切配合是确保手术麻醉工作顺利完成的一个不容忽视的重要环节。作为手术室护士应具有高度的责任心和娴熟的应急能力，随时注意术中情况，和麻醉医师一起积极地预防意外和正确地处理意外，以提高手术的安全性及成功性。

第三节 全身麻醉后呼吸道并发症的预防及护理

【概述】

全身麻醉后由于麻醉药物残留容易导致误吸、呕吐、呼吸道梗阻及躁动等并发症的发生，所以在全身麻醉苏醒期间的预防、观察及护理对预防全身麻醉后呼吸道并发症的发生起到关键的作用。

全身麻醉后常见呼吸道的并发症：

（1）呕吐、反流与窒息为全身麻醉的主要危险之一，处理不及时患者会有严重的后果。呕吐是通过反射性动作迫使胃内容物排出。反流为胃内容物受重力作用或因腹内压力的影响而逆流入咽喉腔。呕吐及反流常发生于饱食后、腹内压增高、创伤、失血、休克、高颅压及昏迷患者。窒息是某些药物如乙醚、硫喷妥钠的作用，腹腔内脏及咽喉部操作的机械刺激，缺氧和二氧化碳蓄积等都有影响。

（2）呼吸道梗阻按部位分为上呼吸道梗阻和下呼吸道梗阻或两者兼而有之。按性质分成机械性梗阻如舌后坠、分泌物或异物阻塞，机能性梗阻如喉或支气管痉挛。①上呼吸道梗阻常见于气管内插管失败、极度肥胖、静脉麻醉未行气管内插管、胃内容物误吸及喉痉挛者。患者往往在自主呼吸时出现三凹征，人工呼吸时呼吸囊阻力大，无胸廓起伏，如发生短期内患者可致死，务必预防在先，观察并及时处理。②下呼吸道梗阻常因脓性痰、血液、唾液或误吸物等阻塞下呼吸道，表现为呼吸困难，三凹征，发绀，肺部能听到啰音，手压呼吸囊感觉阻力增加。如不及时消除气道阻塞，可因严重缺氧和二氧化碳蓄积而导致患者死亡。③舌后坠为全身麻醉下下颌松弛，使舌根后坠而堵塞咽喉通道，造成上呼吸道部分或完全梗阻，可听到鼾音，正常睡眠时亦可出现。喉痉挛是一种防御反射，硫喷妥钠麻醉、缺氧及二氧化碳蓄积可使咽喉部应激性增高；浅麻醉下对咽喉部的直接刺激如乙醚浓度突然增高、分泌物刺激和手术操作刺激或是远隔部位的刺激性反射，均可诱发喉痉挛。由于真声带或连同假声带关闭，造成呼吸困难，吸气时发出鸡鸣声、发绀，严重者可发生窒息，危及生命。

（3）急性支气管痉挛多发生在有哮喘史或对某些麻醉药过敏者、慢性支气管炎患者，气管内导管插入过深致反复刺激隆突或诱导期麻醉过浅也可诱发。硫喷妥钠、胃液刺激等都能诱发支气管痉挛。患者表现以呼吸阻力极大，两肺下叶或全肺布满哮鸣音，以呼气为主的呼吸困难。在保证循环稳定的情况下，快速加深麻醉，松弛支气管平滑肌，并及时给予氧气吸入，经气管或静脉使用氨茶碱、利多卡因、异丙嗪或激素、平喘气雾剂等药物进行治疗。

（4）呼吸抑制或暂停由于使用大量或快速静脉注射对呼吸有抑制作用的麻醉药或肌松药、全麻过深、体位不当、体温下降等均可引起呼吸抑制或停止，尤其使用硫喷妥钠、异丙酚或氯胺酮实施门诊手术、眼科手术、人工流产及各种内镜检查者，也见于全身麻醉苏醒拔管后，由于麻醉药、肌松药、镇痛药、镇静药的残余作用，患者在手术刺激结束后可能出现苏醒不完全的情况，从而导致呼吸暂停。治疗时应针对发生病因、同时给氧吸入并维持有效的人工通气。

【护理】

（一）预防及护理

（1）为预防呕吐和反流引起误吸的意外，全麻前应严禁饮食，使用镇静、镇吐或抗胃酸类药，必要时做胃肠减压。对饱胃患者的全麻应先行清醒气管插管或快速插管，麻醉诱导力求平稳。全麻下发生呕吐和反流时，应立即取头低位，使声门高于食管入口，头偏向一侧，便于及时清除呼吸道分泌物。

（2）舌后坠主要是由于麻醉肌松药残留所致。出现舌后坠时氧饱和度会一直下降，应及时将患者头偏向一侧或后仰，或者牵出舌头，保持呼吸道通畅。必要时进行重新插管。麻醉患者未清醒前头不宜垫枕，以免发生舌后坠。发生舌后坠的处理方法有：①托起患者下颌；②放入口咽或鼻咽通气道；③头偏一侧或肩背垫高头后仰位。

（3）防止喉痉挛及喉头水肿如果出现喉痉挛，及时给予吸氧、辅助呼吸等措施，并且给予静脉注射氨茶碱、糖皮质激素等药物。喉头水肿多因插管损伤气道引起。如果出现喉头水肿，应给予面罩加压给氧，并给予糖皮质激素等应用。必要时再次进行气管插管，选择小号气管导管，以减少对呼吸道的刺激。

（4）为预防支气管痉挛，要避免使用易诱发支气管痉挛的药物如吗啡、箭毒、阿曲库铵等，选用较细的气管导管及避免插管过深或在插管后经气管导管注入利多卡因，均有良好的预防和治疗作用。

（5）呼吸暂停发生时表现为胸腹部无呼吸动作、发绀，一旦发生，务必立即施行人工呼吸，必要时可在肌松药辅助下气管内插管行人工呼吸，为预防呼吸暂停的发生，麻醉过程中要加强监测和观察，备好各项急救物品如口、鼻咽通气道、喉罩，气管插管用具及麻醉机，氧气等，麻醉中用药尽可能使用注射泵缓慢推注。

（6）一旦发生上呼吸道梗阻则应立即置入口咽或鼻咽通气道或行人工呼吸。舌下坠所致的梗阻应托起下颌，头偏向一侧。呼吸道分泌物梗阻处理方法：及时将气道内分泌物吸出，应减浅麻醉以恢复患者咳嗽反射，或结合体位引流以排出分泌液，同时给以吸氧，坚持有效的人工通气以维持较好的氧饱和度。

（二）术后监测及护理

（1）患者术后送到麻醉恢复室，护士应全面评估麻醉后的病情，对患者进行生命体征监测，病情不稳定的患者应送入重症监护室。注意潮气量、频率及呼吸音情况，根据病情选择给氧的方式。氯胺酮麻醉后患者易出现躁动，尤其在麻醉苏醒期间的患者由于躁动可能会发生意外，病床要使用安全防护栏避免坠床等发生。保持舒适、安静、空气清新的环境，室温在22～25℃，备好听诊器、监护仪、吸痰装置及氧气装置等急救用品。

（2）体位护理　采取去枕平卧位，头偏向一侧，以防止呼吸道分泌物或呕吐的误吸。在治疗和护理中需移动患者或变换体位时，动作要轻柔，并密切观察体位变换后的呼吸变化。呼吸频率也可随体温升高而加快，有时可因胸腹手术后使用胸腹带包扎过紧而受影响，若手术后患者出现呼吸困难或呼吸急促时，应先检查胸腹带的松紧度，适当调整，但应警惕急性呼吸窘迫综合征的发生。

（3）保持呼吸道通畅　观察患者呼吸频率、节律，患者因全身麻醉后肌肉松弛，易出现舌后坠阻塞咽部而出现呼吸异常，应及时对症处理，将颈肩垫高，托起下颌使头后仰，并给以氧气吸入，必要时置入口咽或鼻咽通气道保持呼吸道通畅。一般在10～30min后可缓解，严重者用舌钳将舌拉出或用压舌板按压舌体，以保持呼吸道通畅。

（4）及时清除呼吸道分泌物，谨防气道受压后阻塞。麻醉后因咽喉反射迟钝，麻醉药物或手术刺激易引起呕吐物反流、误吸而造成呼吸道梗阻甚至窒息死亡。当患者发生呕吐误吸时，应将患者侧卧或头偏向一侧，及时吸出呼吸道的残余物，动作轻柔，负压不宜过大以防损伤口鼻黏膜，防止喉头水肿和喉头痉挛的发生。吸痰或吸呕吐物时间不宜超过15 s/次。如果患者病情严重则应进行再次插管，并用生理盐水对支气管进行反复冲洗，给予加压高浓度给氧，直到呼吸音恢复正常。

（5）术后一般护理　护士应根据患者手术中、手术后的具体情况及出现不适的原因做好患者及家属的解释工作，并给予对症处理，避免各种不良心理反应，做好针对性的心理疏导，创造安静、舒适的病区环境，保证患者有足够的休息和睡眠，以利于早日康复。

（6）加强心理护理　全麻气管插管带有一定的侵入性和创伤性，加之气管非常敏感，拔出气管插管后，密切观察患者的反应，注意有无会厌炎、喉水肿等，患者清醒后感觉咽喉部疼痛、口干，护理人员应耐心解释，给予细致入微的护理，体贴关心患者的感受，取得患者的配合和信任，使患者感到有安全感，减轻不安和紧张情绪，安全度过拔管后的过程。

第四节　骨科患儿全身麻醉后在恢复室护理

【概述】

全身麻醉患儿在术后因为全麻药和麻醉性镇痛药的残留作用，以及小儿的生理和解剖特点，加之小儿呼吸功能储备氧的能力差、变化快，患儿在苏醒过程中随时可能出现呼吸、循环、代谢等方面的异常，以及骨科患儿局部肢体受限情况，都将导致患儿在麻醉恢复期极易产生并发症。因此，骨科患儿麻醉苏醒期间的观察和护理显得尤为重要。麻醉恢复室的医护人员应全面掌握患儿的生理和解剖特点，观察其生命体征，给予正确的治疗和护理，让患儿安全度过恢复期。

【护理】

（一）呼吸道护理

恢复室环境应舒适，空气流通，尽量使患儿安静，以减少氧的消耗，患儿在恢复期应保持平卧，并将头偏向一侧，从而保证呼吸顺畅，避免误吸入呕吐物。呼吸系统疾病是患儿麻醉恢复期常见的并发症，这种症状非常凶险，易导致患儿因为缺氧形成低氧血症，严重者会出现死亡，护士应认真清理患儿呼吸道的分泌物，采取有效方式帮助患儿呼吸。呼吸道堵塞的常见原因是舌后坠和分泌物过多，如果护士发现患儿鼻翼扇动，胸骨活动受限，那么就会出现呼吸音异常，应立即处理。具体方法有：让患儿头部后仰，或侧卧，托起患儿下颚或在患儿的鼻咽放置通气道，从而消除呼吸道梗阻现象。呼吸道阻塞的常见原因还有喉痉挛和支气管痉挛，受这种情况影响，患儿会出现哮鸣音，护士可以使用简易的呼吸器和加压面罩以及静脉注射激素或解痉药等，患儿苏醒后，应鼓励患儿有效咳嗽，进行深呼吸。

（二）静脉输液和动脉置管的护理

在手术过程中，创伤导致患儿处于低血容量状态，需要及时补充液体。同时护士应关注患儿的心率等体征，避免因输液过快，或其他原因导致患儿循环超负荷。护士应保持静脉输液通畅，观察是否有液体外渗、导管堵塞及脱出等情况。液体外渗表现为局部皮肤发白、发凉、皮肤紧绷、水肿等，应加强对穿刺部位的观察及护理；导管堵塞表现为输液不滴或滴速过慢，冲管有阻力或无法冲管，不能抽吸回血；导管脱出将导致液体注入皮下组织，可见局部肿胀并有疼痛感，应注意观察输液滴速，发生以上情况应查找原因及时处理。检查输液器、留置针各连接是否紧密，有无松脱，排尽空气，预防空气栓塞。静脉输液是维持患儿生命安全有效保证患儿的水电解质及酸碱平衡，并根据患儿的心率和血压，以及各种实验室结果，计算出患儿的准确输液量，一般将滴速控制在10mL/（kg·h）；如果患儿有心肺疾病，应将滴速控制在6mL/（kg·h）；如果患儿有脱水现象，滴速可以适当加快，控制在20mL/（kg·h），加压注射一般以每次30mL/kg为标准.护士应监测有创动脉血压，进行动脉血气分析和监测，确保动脉导管通畅。拔除动脉导管时，应充分压迫止血，避免患儿的穿刺部位发生肿胀。

（三）患儿身体护理

患儿的身体体表面积较大，容易散热，并且容易受到周围环境的影响，在术后极易出现低温或高热。这些情况都会导致全麻苏醒延迟，心理失常，患者打寒战，产生肺部并发症。因此，护士应将恢复室的温度控制在22～24℃，其相对湿度为50%～60%。在这个过程中，一般采用输液恒温器对输液加温，从而保证患儿的正常体温。如果患儿高热，可以采用物理降温，在降温过程中，尽量避免患儿发生寒战，应做好降温后的相关护理工作。由于骨科患儿肢体受限，加之不配合医护人员，应注意保持受压肢体皮肤清洁、干燥，预防压疮的发生。

患儿的疼痛耐受性较差，护士应根据骨科患儿的疼痛情况进行镇痛处理，可以选择直肠给药或者持续静滴的方式。对于三岁以上的儿童，可以使用患者自控镇痛泵装置，根据患儿疼痛程度给药，在这个过程中，应重点关注患儿的呼吸变化。

（四）心理护理

患儿的年龄普遍较小，适应能力比较差，在术后进入麻醉恢复室，由于肢体的制动，苏醒期易产生恐惧和紧张心理，而一些患儿不善于表达，这就造成了患儿烦躁和哭闹的原因。当患儿即将清醒时，对有理解能力者应轻轻呼喊，采取分析性、保护性的心理护理，告知手术已经结束。同时，护士的表情对患儿的心理影响比较大，因此应亲切和善，从而减轻患儿的负担和不良心理反应。护士可以通过抚摸、搂抱等方式消除患儿的紧张感和恐惧心理，尽量避免各种不良刺激，以减轻因疼痛引起的恐惧感，同时要关心、体贴和安慰患儿，让患儿渐渐安静下来，以减轻伤口出血，使患儿充分配合医务人员。

第五节　不同麻醉方式护理

【概述】

麻醉是指应用药物或其他方法消除患者手术过程中的疼痛，保障患者安全，为手术创造良好条件的技术。理想的麻醉包括：安全、无痛、患者精神安定、适当的肌肉松弛。

麻醉的基本任务有：①消除手术所致的疼痛。②保障安全。③为外科手术创造良好条件。④意外情况的防护和治疗。

根据麻醉作用部位和所用药物的不同，临床麻醉可分为全身麻醉和局部麻醉。

一、全身麻醉

全身麻醉简称全麻，指麻醉药经呼吸道吸入或静脉注射、肌内注射，产生中枢神经系统抑制，使患者意识消失而周身不感到疼痛。它包括吸入麻醉和静脉麻醉。

【护理】

1.全麻患者的术前护理

（1）健康史、年龄、性别、饮食习惯、嗜好、既往麻醉史与手术史、药物使用情况。

（2）身体状况　心、肺、肝、肾和脑等重要脏器功能情况；水、电解质和酸碱平衡情况；牙齿有无缺损、松动、有无假牙；有无脊柱畸形或骨折，有无椎间盘突出；

穿刺部位皮肤有无感染等。

（3）辅助检查　实验室检查、心电图，胸部X线检查，针对性检查内镜、CT。

（4）心理社会状况。

（5）麻醉方法的选择　以患者身体情况、病情程度、手术部位与范围等选择麻醉方法。

（6）护理诊断及合作性问题　①焦虑、恐惧：与手术室环境陌生、担忧麻醉效果和预后等有关。②知识缺乏：缺乏有关麻醉及麻醉配合知识。③潜在并发症：局麻药物的毒性反应、血压下降、心律失常、呼吸道阻塞、呼吸抑制、腰麻后头痛、全脊髓麻醉等。

2.术前护理措施

（1）胃肠道准备　择期手术前，成人应禁食12h，禁饮4~6h，小儿术前应禁食（奶）4~8h，禁水2~3h。

（2）局麻药过敏试验　①普鲁卡因皮试液的浓度通常为2.5mg/mL。抽取适量皮试液，打进皮内形成一个皮丘。②皮肤试验的最常用部位是前臂曲侧，因此处皮肤较为光滑细腻，便于试验操作和结果观察。③试验部位应清洗干净，并严格消毒，以免皮肤的不洁物引起非特异性反应或感染。④将普鲁卡因皮试液与对照液分别注入前臂曲侧皮内，形成两个皮丘。⑤静待约15~30min后，观察皮丘的变化。注意记录是否出现红晕、硬结、皮疹、发痒等过敏症状

3.全麻患者的术后护理

（1）术后护理常规　床边备氧气、吸痰器、心电监护仪。患者回病房后即测生命体征，并听麻醉医师交班，了解术中情况，麻醉未醒前去枕平卧，头偏向一侧，保持呼吸道通畅，小儿必要时头稍后仰，并注意喉头分泌物和舌后坠，停留口通气管者，在反射未恢复前不能取出。24h内注意血压、脉搏、呼吸，每小时测一次，连测两次，稳定后可改为2h测一次，连测两次，清醒后按患者病情决定，特殊者按医嘱执行，如发绀和呼吸困难者，即行吸，报告生。

（2）术后注意事项　全麻患者须专人护理至清醒，15min测生命体征一次并记录。平卧头偏向一侧，防止呕吐误吸。保持呼吸道通畅及时吸出口腔内分泌物，观察有无喉头水肿。若发生下列情况及时通知医生:①体温高达39℃以上，脉搏细快130次/min以上者，面色苍白或青紫者，呼吸浅而快30次/min以上者。②伤口出血者。注意保暖，

可提高室温或加用盖被（禁用热水袋及其他保暖用物）清醒后患者感觉口干时，可给适量温水漱口或将口唇湿润，口腔护理3次/d。次注意观察尿量，有异常时报告医生。鼓励患者早期下床活动，促进伤口愈合，防止肠粘连等并发症的发生。

【健康教育】

介绍麻醉方法和手术方法及过程，指导患者控制情绪，保持心情愉快，讲解有关术后并发症的表现及预防方法，鼓励患者尽可能做到生活自理。

二、局部麻醉

局部麻醉简称局麻，指将局部麻药应用于身体局部，使身体某一部位的感觉神经传导功能暂时阻断，运动神经传导保持完好或有不同程度被阻滞，患者局部无痛感而神志清醒。它包括表面麻醉、局部浸润麻醉、神经阻滞麻醉、管内麻醉。

【护理】

1.局部麻醉前的护理

（1）患者信息核对　仔细核对患者的身份信息、手术部位、手术名称等，确保准确无误。

（2）病史评估　详细了解患者的既往病史、药物过敏史、家族遗传病等，为麻醉医师提供详细的病史资料。这有助于评估患者的麻醉风险，并采取相应的预防措施。

（3）术前宣教　向患者介绍麻醉过程、手术过程及可能出现的不适感，缓解患者的紧张情绪。同时，告知患者麻醉前的禁食禁饮要求，通常成人需要在麻醉前至少8h停止进食，4h停止饮水，以防止麻醉过程中胃内容物反流导致误吸。

（4）饮食管理　指导患者术前适当的饮食管理，确保手术时胃肠道排空，降低术中误吸的风险。

（5）药物准备　根据医嘱准备好患者术前所需的药物，如抗生素、镇痛药等。同时,麻醉前医生会根据患者的具体情况给予一定的药物，如镇静剂、镇痛剂等，以减轻患者的焦虑和疼痛。

（6）心理护理　给予患者情绪上的支持，解答疑虑，减轻焦虑和紧张情绪。通过与患者的沟通，了解他们的心理需求，增强他们对手术的信心。

2.局部麻醉后的护理

（1）生命体征监测　术后需要密切观察患者的生命体征，包括血压、体温、呼吸和心电图等，确保患者在麻醉苏醒过程中的安全。

（2）病情观察 密切观察患者的病情变化，如出现异常及时报告医生并采取相应的处理措施。

（3）体位调整 手术结束后，根据患者恢复情况调整体位，保持舒适且不影响伤口愈合。

（4）活动指导 遵医嘱进行适度活动，有助于身体恢复。但避免过度运动，需要循序渐进。

（5）创面护理 保持手术创面干燥、清洁，避免感染。按照医嘱定期更换敷料，注意伤口部位的变化情况，如有红肿、刺痛等症状应及时告知医生。

（6）饮食管理 术后建议患者进食清淡、易消化的食物，多吃水果、蔬菜补充维生素适量摄入高蛋白质食物。避免进食辛辣刺激性食物、海鲜和燥热的食物，以免影响伤口愈合。

（7）心理支持 继续给予患者心理支持，鼓励他们积极面对术后恢复过程。

3.麻醉中并发症的观察与护理

（1）了解麻醉过程 向患者解释局部麻醉的原理、过程和可能的不适感，帮助他们更好地理解和接受麻醉。

（2）术后恢复指导 告知患者术后恢复期间的注意事项，包括饮食、活动、创面护理等方面的指导。强调遵医嘱的重要性，避免自行处理或忽视医嘱。

（3）并发症预防 向患者介绍局部麻醉可能出现的并发症及预防措施，如恶心呕吐、低血压、心动过缓等，并告知他们如何及时报告和处理这些症状。

（4）心理调适 鼓励患者保持积极乐观的心态，面对术后恢复过程中的挑战和困难。提醒他们及时与家人、朋友或医护人员沟通，寻求支持和帮助。

（刘晓燕）

第十二章　休克护理

休克（Shock）是机体受到强烈的致病因素（如大出血、创伤、烧伤、感染、过敏、心功能衰竭等）侵袭后，因有效循环血量骤减、组织灌注不足引起的以微循环障碍、细胞代谢紊乱和功能受损为特征的综合征，是严重的全身性应激反应。休克发病急骤，发展迅速，并发症凶险，若未能及时发现及治疗，则可发展至不可逆阶段而引起死亡。本章主要阐述休克的病因与分类、病理生理、临床表现、处理原则及护理措施。

第一节　一般休克护理

【概述】

休克的分类方法很多，最常用的分类方法是根据病因将休克分为低血容量性休克、感染性休克、心源性休克、过敏性休克、神经源性休克五类，其中低血容量性休克和感染性休克在外科最为常见。按休克的始动环节分类，可分为低血容量性休克、血管源性休克、心源性休克。按休克时的血流动力学特点分类，可分为低排高阻型休克和高排低阻型休克。

有效循环血量锐减、组织灌注不足以及由此导致的微循环障碍、细胞代谢障碍及功能受损、重要内脏器官继发性损害是休克共同的病理生理基础。

（一）微循环障碍

按微循环阻碍发展过程，将休克病程分为3期。

（1）微循环缺血期　休克早期，有效循环血量锐减导致血压下降，刺激主动脉弓和颈动脉窦压力感受器引起血管舒缩中枢加压反射，交感-肾上腺轴兴奋引起儿茶酚胺大量释放，同时肾素-血管紧张素-醛固酮系统兴奋，使心跳加快、心排血量增加，并选择性地使外周（如骨骼肌、皮肤）和内脏（如肝、脾、胃肠）的小血管、微血管平滑肌收缩，尤其是毛细血管前阻力血管收缩更为明显，大量毛细血管网关闭，同时直捷通路和动–静脉短路开放，回心血量增加，血液在体内重新分布，以保证心、脑等重要脏器的血液供应。此时毛细血管后括约肌处于相对开放的状态，使得此期微循环呈现"少灌少流，灌少于流"的特点，真毛细血管网内血量减少，毛细血管静水压降低，组织间液回吸收入毛细血管网，可在一定程度上补充循环血量。此期又称为休克早期或休克代偿期，如能去除病因并采取积极措施，休克较容易纠正。

（2）微循环淤血期　若休克未能及时纠正，病情持续发展，流经毛细血管的血流量继续减少，组织因严重缺血、缺氧而处于无氧代谢状态，产生大量的酸性代谢产物，同时释放舒张血管的组胺、缓激肽等介质。受这些扩血管物质的影响，微血管前括约肌松弛，而后括约肌因敏感性较低，则仍处于相对收缩状态，使得此期微循环呈现"灌而少流，灌大于流"的特点，大量血液淤滞于毛细血管网内，致毛细血管静水压升高、通透性增加，大量血浆外渗至第三间隙，血液浓缩，且循环血量进一步下降，心、脑等重要脏器灌注不足，进入休克抑制期。

（3）微循环衰竭期　随病情进一步发展，休克进入不可逆阶段。由于血液浓缩、黏稠度增加，加之酸性环境中血液处于高凝状态，红细胞与血小板发生凝集而在血管内形成大量微血栓，甚至发生弥散性血管内凝血（DIC）。随着各种凝血因子的大量消耗，纤维蛋白溶解系统被激活，可出现全身严重的出血倾向。由于组织缺少血液灌注、细胞严重缺氧，加之酸性代谢产物和内毒素的作用，使细胞内溶酶体膜破裂，释放多种水解酶，造成细胞自溶、死亡，最终引起广泛的组织损害，甚至多器官功能受损。此期亦称为休克失代偿期。

（二）代谢改变

（1）能量代谢障碍　由于组织灌注不足和细胞缺氧，体内的葡萄糖以无氧酵解为主，产生的能量较少，造成机体能量严重不足。此外，休克引起的应激状态使儿茶酚胺和肾上腺皮质激素明显升高，引起以下反应：①促进糖异生，抑制糖降解，导致血糖水平升高；②抑制蛋白合成、促进蛋白分解，为机体提供能量和合成急性期反应蛋白的原料。当有特殊功能的酶类蛋白质被分解消耗后，则影响机体的生理过程；③脂肪分解代谢明显增强，成为机体获取能量的重要来源。

（2）代谢性酸中毒　葡萄糖无氧酵解增强，乳酸生成增多。同时由于肝功能受损，处理乳酸的能力减弱，导致高乳酸血症及代谢性酸中毒。

（三）炎症介质释放和细胞损伤

严重损伤、感染等可刺激机体释放大量炎性介质，包括白介素、肿瘤坏死因子、集落刺激因子、干扰素和一氧化氮等，形成"瀑布样"级联放大反应。活性氧代谢产物可造成脂质过氧化和细胞膜破裂。

休克时因无氧代谢使ATP产生不足，影响细胞各种膜的屏障功能。如细胞膜上的Na-K泵功能失调，可出现钾离子无法进入细胞内，而细胞外液则随钠离子进入细胞内，造成细胞外液量减少及细胞肿胀、死亡。此外，细胞膜、线粒体膜、溶酶体膜等质膜被破坏，溶酶体膜破裂后释放的水解酶引起细胞自溶和组织损伤，进一步加重休克。

（四）内脏器官继发性损害

休克过程中由于微循环功能障碍及全身炎症反应综合征（SIRS），常引起内脏器官的不可逆损害。若同时或短时间内相继出现两个或两个以上的器官系统的功能障碍，称为多器官功能障碍综合征（MODS），是造成休克死亡的主要原因。

（1）肺是休克引起MODS时最常累及的器官。低灌注和缺氧可损伤肺毛细血管内皮细胞和肺泡上皮细胞。其中毛细血管内皮细胞受损可造成血管壁通透性增加，导致肺间质水肿；肺泡上皮细胞受损可造成肺泡表面活性物质生成减少、肺泡表面张力升高，继发肺萎陷而引起局限性肺不张及氧弥散障碍，通气/血流比例失调。患者表现为进行性呼吸困难、动脉血氧分压进行性下降，称为急性呼吸窘迫综合征（ARDS）。一旦发生ARDS，后果极为严重，死亡率高达40%左右。

（2）肾是休克时易受损害的重要器官。休克时儿茶酚胺、血管升压素和醛固酮分泌增加，引起肾血管收缩、血流量减少，使肾小球滤过率降低，尿量减少。同时肾内血流重新分布并主要转向髓质，使肾皮质血流量明显减少，肾小管上皮细胞大量坏死，引起急性肾衰竭。

（3）除心源性休克外，其他类型的休克在早期一般无心功能异常。休克加重后，因心率过快使舒张期过短，舒张压下降。由于冠状动脉灌流量的80%发生于舒张期，因此冠状动脉血流量明显减少，心肌因缺氧和酸中毒而受损。一旦心肌微循环内血栓形成，可引起局灶性心肌坏死和心力衰竭。此外，休克时的酸中毒及高钾血症也可加重心肌损害。

（4）脑休克早期，由于血液重新分布和脑循环的自身调节，脑的血液供应基本能够保证。随着休克的发展，动脉血压持续下降，造成脑灌注压下降和血流量减少，导致脑缺氧。缺氧和酸中毒引起胶质细胞肿胀、血管通透性升高，可继发脑水肿并引起颅内压增高，严重者形成脑疝。

（5）肝休克时肝血流量减少，肝细胞因缺血、缺氧而明显受损。肝窦和中央静脉内可有微血栓形成，导致肝小叶中心发生坏死，肝脏的解毒和代谢能力均下降，可发生内毒素血症，严重时出现肝性脑病和肝衰竭。

（6）胃肠道休克时有效循环血量不足、血压降低，机体因代偿而进行血液重新分布，使胃肠道最早发生缺血和酸中毒。胃肠道黏膜因持续性的缺血、缺氧而发生糜烂、出血或应激性溃疡。同时胃肠道黏膜的屏障结构和功能受到破坏，肠道内的细菌及毒素发生移位，引起肠源性感染或毒血症。

【临床表现】

按照休克的发病过程，其临床表现分为休克代偿期和休克抑制期。

（1）休克代偿期亦称休克早期，因中枢神经系统兴奋性增高、交感-肾上腺轴兴奋，患者表现为精神紧张、烦躁不安、面色苍白、四肢湿冷、脉搏加快、呼吸急促。动脉血压变化不大，但脉压缩小。尿量正常或减少。若处理及时，休克可很快得到纠正。否则，病情继续发展，很快进入休克抑制期。

（2）休克抑制期亦称休克期，此期患者表情淡漠、反应迟钝，甚至出现意识模糊或昏迷。皮肤黏膜发绀、四肢冰冷、脉搏细速、呼吸浅促、血压进行性下降。严重者脉搏微弱、血压测不出、呼吸微弱或不规则、尿少或无尿。若皮肤、黏膜出现瘀点、瘀斑，或出现鼻腔、牙龈、内脏出血等，则提示并发DIC。若出现进行性呼吸困难、烦躁、发烧，给予吸氧仍不能改善时，则提示并发ARDS。患者常因继发MODS而死亡。

【辅助检查】

1.实验室检查

（1）三大常规　①血常规：红细胞计数、血红蛋白降低提示失血；血细胞比容增高提示血浆丢失；白细胞计数和中性粒细胞比值升高提示感染。②尿常规：尿比重增高提示血液浓缩或血容量不足。③大便常规：大便隐血试验阳性或黑便提示消化系统出血。

（2）血生化　检测肝肾功能、血糖、血清电解质等，了解患者是否合并MODS及酸碱平衡失调的程度。

（3）凝血功能　当血小板计数<80×10^9/L、血浆纤维蛋白原<1.5g/L或呈进行性下降、凝血酶原时间较正常延长3s以上、3P（血浆鱼精蛋白副凝固）试验阳性、血涂片中破碎红细胞超过2%时，提示DIC。

（4）动脉血气　动脉血氧分压（PaO$_2$）反映血液携氧状态，正常值为80~100mmHg。若PaO$_2$<60mmHg，吸入纯氧后仍无改善，提示ARDS。二氧化碳分压（PaCO$_2$）是反映通气和换气功能的指标，可作为呼吸性酸中毒或碱中毒的判断依据，正常值为36~44mmHg。过度通气可使PaCO$_2$降低，但也可能是代谢性酸中毒呼吸代偿的结果。

（5）动脉血乳酸盐　正常值为1~1.5mmol/L，反映细胞缺氧程度，可用于休克的早期诊断（>2mmol/L），也可用于判断预后。休克时间越长，细胞缺氧程度越严重，其数值也越高，提示预后越差。

（6）胃肠黏膜pH（pHi）　胃肠道对缺血、缺氧较为敏感，测定胃肠黏膜内pH，可反映组织缺血、缺氧的情况，有助于隐匿型代偿性休克的诊断。pHi的正常值为7.35~7.45。

2.血流动力学监测

（1）中心静脉压（CVP）　代表右心房或胸段腔静脉内的压力，可反映全身血容量及右心功能，临床常通过连续动态监测CVP准确反映右心前负荷。正常值为5~12cm H$_2$O。CVP<5cm H$_2$O，提示血容量不足；CVP>15cm H$_2$O，提示心功能不全；CVP>20cm H$_2$O时，提示存在充血性心力衰竭。

（2）肺毛细血管楔压（PCWP）　应用Swan-Ganz漂浮导管测量，反映肺静脉、左心房和左心室压力。正常值为6~15mmHg，低于正常值提示血容量不足（较CVP敏感），高于正常值提示肺循环阻力增加。如发现PCWP增高，即使CVP正常，也应限制输液量，以免发生肺水肿。此外，通过Swan-Ganz漂浮导管还可获得混合静脉血标本进行血气分析，以判断预后。

（3）心排血量（Cardiacoutput，CO）和心排血指数（Cardiacindex，C）　应用Swan-Ganz漂浮导管由热稀释法测得，CO=心率×每搏心排血量。正常成人CO值为4~6L/min。单位体表面积的CO为CI，正常值为2.5~3.5L/（min·m^2）。休克时CO及CI多降低，但某些感染性休克可增高。

3.影像学检查

X线、超声、CT、MRI等检查有助于了解脏器损伤、感染等情况，及时发现原发病。

4.诊断性穿刺

疑有腹腔内脏损伤者，可行诊断性腹腔穿刺；疑有异位妊娠破裂出血者，可行后穹窿穿刺。

【处理原则】

尽早祛除病因，迅速恢复有效循环血量，纠正微循环障碍，恢复正常代谢，防止MODS。

1.急救

（1）现场救护　包括损伤处包扎、固定、制动及控制大出血等，必要时使用抗休克裤。

（2）保持呼吸道通畅　松解领扣，消除气道压迫，清除呼吸道异物或分泌物，使头部后仰，保持气道通畅。早期经鼻导管或面罩给氧，必要时行气管插管或气管切开，予呼吸机辅助呼吸。

2.补充血容量

原则为及时、快速、足量，先晶后胶。在连续监测动脉血压、尿量和CVP的基础上，结合患者的神志、皮肤温度、末梢循环、脉率及毛细血管充盈时间等情况，估算补液量和判断补液效果。

3.处理原发疾病

尽快恢复有效循环血量后，及时针对原发疾病（如内脏大出血、消化道穿孔、急性梗阻性化脓性胆管炎等）进行手术处理。有时应在积极抗休克的同时实施手术，以免延误抢救时机。

4.纠正酸碱平衡失调

轻症酸中毒在积极扩容、微循环障碍改善后即可缓解，故不主张早期使用碱性药物。重度休克合并严重的酸中毒且经扩容治疗效果不满意时，需用碱性药物纠正，常用5%碳酸氢钠。由于酸性环境有利于氧与血红蛋白解离，增加组织供氧，有助于休克复苏，故应遵循"宁酸勿碱"的原则，一次应用碱性药物不宜过多。

5.应用血管活性药物

若经补液、纠正酸中毒等措施后仍未能有效改善休克时,可酌情采用血管活性药物。

(1)血管收缩剂 常用的有去甲肾上腺素、多巴胺、间羟胺等。该类药物通过收缩小动脉而有暂时升高血压的作用,但可加重机体缺氧。多巴胺是最常用的血管活性药物,兼具兴奋 α 、 β_1 和多巴胺受体的作用。小剂量多巴胺可增加心肌收缩力和增加心排血量,并扩张胃肠道和肾等内脏器官的血管;大剂量则使血管收缩,外周阻力升高。去甲肾上腺素也较为常用,主要兴奋 α 受体,具有兴奋心肌、收缩血管、升高血压、增加冠状动脉血流量的作用。

(2)血管扩张剂 分为2类。① α 受体阻滞药:消除去甲肾上腺素引起的小血管收缩和微循环淤滞并增强左心室收缩力,如酚妥拉明、酚苄明等。②抗胆碱能药:对抗乙酰胆碱所致的平滑肌痉挛,使血管扩张,改善微循环,如阿托品、山莨菪碱等。

(3)强心药 增强心肌收缩力、减慢心率。最常用的药物为强心苷(如毛花苷C)。

6.DIC的治疗

对诊断明确的 DIC,早期可用肝素抗凝,用量为 1.0mg/kg,每6小时1次。DIC晚期,纤维蛋白溶解系统亢进,则使用抗纤溶药物,如氨甲苯酸、氨基己酸,以及抗血小板黏附和聚集的药物,如阿司匹林、潘生丁和低分子葡萄糖酐。

7.皮质类固醇和其他药物的应用

皮质类固醇适用于严重休克及感染性休克的患者。其主要作用有:①阻断 α 受体兴奋作用,扩张血管,降低外周血管阻力,改善微循环;②保护细胞内溶酶体,防止溶酶体破裂;③增强心肌收缩力,增加心排血量;④增强线粒体功能,防止白细胞积聚;⑤促进糖异生,减轻酸中毒。一般主张短期内大剂量应用,如地塞米松1~3mg/kg,一般使用1~2次,以防过多应用引起机体抗感染能力下降、切口愈合不良或加重应激性溃疡等不良反应。严重休克者,可适当延长应用时间。其他药物如钙通道阻滞药维拉帕米、吗啡类拮抗剂纳洛酮、氧自由基清除剂超氧化物歧化酶(SOD)、前列腺素(PGI2)、三磷腺苷-氯化镁(ATP-MgCI2)等也有助于休克的治疗。

【护理】

(一)健康史

(1)一般情况 了解患者的年龄、性别、经济状况等。

（2）既往史　了解患者有无外伤、脏器破裂、烧伤等大量失血、失液史；有无感染或过敏史；发病以来是否采取补液等治疗措施。了解患者既往健康状况。

（二）身体状况

1.症状与体征

（1）意识和精神状态　意识反映脑组织血液灌流情况，是反映休克的敏感指标。休克早期患者呈兴奋状态或烦躁不安，休克加重时表情淡漠、意识模糊、反应迟钝甚至昏迷。

（2）生命体征　①血压：血压是最常用的监测指标，但并不是反映休克程度最敏感的指标。休克早期血压变化不大，休克晚期血压呈进行性下降。收缩压<90mmHg、脉压<20mmHg，提示休克存在。②脉：脉率增快且出现在血压变化之前，是休克的早期诊断指标。休克加重时脉搏细弱，甚至摸不到。常用脉率/收缩压（mmHg）计算休克指数，≥1.0提示休克，>2.0提示严重休克。③呼吸：呼吸急促、变浅、不规则，提示病情严重。呼吸增至30次/min以上或降至8次/min以下，提示病情危重。④体温：多数休克患者体温偏低，但感染休克患者有高热。若体温突升至40℃以上或骤降至36℃以下，提示病情危重。

（3）皮肤　皮肤的色泽和温度反映体表灌流的情况。除少数感染性休克患者外，大多数休克患者表现为皮肤和口唇黏膜苍白、发绀或呈花斑状，四肢湿冷。补充血容量后若四肢转暖，皮肤温暖、干燥、红润，说明休克好转。

（4）尿量　反映肾灌流的情况，也是判断血容量是否不足简单而有效的指标。休克时尿量减少，若<25mL/h、尿比重增高，提示肾血管收缩或血容量不足；若血压正常而尿量仍少且尿比重低，应考虑急性肾衰竭。

（5）局部状况　了解患者有无骨骼、肌肉、皮肤及软组织的损伤；有无局部出血及出血量；腹部损伤者腹膜刺激征和移动性浊音是否阳性。

2.辅助检查

了解各项实验室检查的结果，动态监测血流动力学指标，以助判断病情的严重程度和制定护理计划。疑有腹腔内脏损伤或异位妊娠破裂出血者行诊断性穿刺，以确定是否抽取到不凝血。

（三）心理-社会状况

了解患者及家属的情绪反应；评估患者及家属对疾病、治疗及预后的认知情况及心理承受能力。常见护理诊断/问题如下。

（1）体液不足与大量失血、失液有关。

（2）组织灌注量改变与有效循环血量减少、微循环障碍有关。

（3）气体交换受损与微循环障碍、缺氧和呼吸形态改变有关。

（4）有体温失调的危险与感染或组织灌注不良有关。

（5）有感染的危险与免疫力下降、接受侵入性治疗有关。

（6）有受伤的危险与烦躁不安、意识模糊有关。

（四）护理措施

1.迅速补充血容量

1）建立静脉通路

迅速建立2条以上静脉输液通道，大量快速补液（除心源性休克外）。周围静脉萎陷或肥胖患者穿刺困难时，应立即进行中心静脉穿刺，并同时监测CVP。

2）合理补液

（1）种类　一般先快速输入扩容作用迅速的晶体溶液，首选平衡盐溶液，也可选用3%~7.5%的高渗盐溶液以减轻组织肿胀；后输入扩容作用持久的胶体溶液，如低分子葡萄糖酐、血浆、羧甲淀粉、全血、人血清白蛋白等。低分子葡萄糖酐既可扩容，又可降低血液黏稠度，改善微循环；全血是补充血容量的最佳胶体液，急性失血量超过30%应快速输注全血；血细胞比容低于25%~30%时，给予浓缩红细胞。

（2）速度和量　根据患者的临床表现、心肺功能，特别是动脉血压及CVP等进行综合分析，合理安排及调整补液的速度和量。血压和CVP均低时，提示全身血容量明显不足，需快速大量补液；血压低而CVP高时，提示血容量相对较多或可能心功能不全，此时应减慢输液速度，适当限制补液量，以防发生急性肺水肿或心功能衰竭。

3）病情观察

定时监测患者的生命体征、意识、面色、肢端温度及色泽、CVP、尿量及尿比重等指标的变化，以判断补液效果。若患者从烦躁转为平静、淡漠迟钝转为对答如流、口唇红润、肢体温暖、血压升高、脉压变大、CVP正常、尿量>30 mL/h，提示血容量已基本补足，休克好转。

4）记录出入量

准确记录输入液体的种类、数量、时间、速度，并记录24 h出入水量以作为后续治疗的依据。

2.改善组织灌注

1）取休克体位

头和躯干抬高20°～30°、下肢抬高15°～20°，使膈肌下移，有利于呼吸；同时增加肢体回心血量，改善重要脏器血液供应。

2）使用抗休克裤

其抗休克的原理为通过腹部和腿部加压，控制腹部或下肢的出血，同时促进静脉血液回流，改善重要脏器供血。休克纠正后，应由腹部开始缓慢放气，每15 min测量血压1次，以免放气过快引起低血压。若发现血压下降超过5 mmHg，应停止放气并重新注气。

3）用药护理

（1）用药种类 临床常将血管收缩剂和扩张剂联合应用，以兼顾各重要脏器的血液灌注水平。大剂量多巴胺可使血管收缩、外周阻力升高，抗休克时不宜采用大剂量多巴胺，可将多巴胺与其他血管收缩剂合用。血管扩张剂可使血管容量扩大，造成血容量相对不足而导致血压下降，故应在血容量已基本补足而微循环未见好转时使用。在已充分补液、CVP＞15 cmH$_2$O而动脉压仍低时，可考虑使用强心药。

（2）浓度和速度 应从低浓度、慢速度开始，最好用输液泵来控制滴速。应用心电监护仪每5～10 min测血压1次，血压平稳后每15～30 min测1次，根据血压及时调整药物的浓度和速度，以防血压骤升或骤降。

（3）用药观察 强心药物用药过程中应注意观察心率、心律及药物的副作用。

（4）避免药物外渗 药物外渗可引起局部组织坏死，若发现注射部位红肿、疼痛，应立即更换注射部位，局部用0.25％普鲁卡因进行封闭。

（5）停药护理 停药时应逐渐降低药物浓度、减慢速度后撤除，以防突然停药引起血压较大波动。

3.维持有效气体交换

（1）保持呼吸道通畅 神志淡漠或昏迷者，应将头偏向一侧或置入通气导管，以防舌后坠或呕吐物、气道分泌物等引起误吸。在病情允许的情况下，鼓励患者进行深呼吸训练，协助叩背并进行有效咳嗽、排痰。气管插管或气管切开者应及时吸痰。定时观察呼吸音变化，若有肺部湿啰音或喉头痰鸣者，及时清除呼吸道分泌物。协助患者进行双上肢和胸廓运动，以促进肺扩张。

（2）改善缺氧　常规给氧，调节氧浓度为40%～50%、氧流量为6～8L/min为宜。严重呼吸困难者，协助医师进行气管插管或气管切开，尽早使用呼吸机辅助呼吸。

（3）监测呼吸功能　密切观察患者的呼吸频率、节律及深度，动态监测动脉血气分析，了解缺氧程度及呼吸功能。若患者出现进行性呼吸困难、发绀、氧分压＜60mmHg且吸氧后无改善，提示出现呼吸衰竭或ARDS，应立即报告医师并协助气管插管行机械通气。

4.维持正常体温

（1）监测体温　每4小时1次，密切观察其变化。

（2）保暖　体温过低时应注意保暖，可采取加盖被子或调高室温等方法，禁忌用热水袋或电热毯等提高体表温度，以防烫伤及因局部皮肤血管扩张、组织耗氧量增加而引起重要内脏器官血流量进一步减少。

（3）降温　感染性休克患者出现高热时，应采取物理或药物等方法进行降温。病室应定时通风并调节适宜的温度及湿度，保持床单的清洁、干燥，及时更换被汗液浸湿的衣被，做好皮肤护理。

（4）库存血的复温　失血性休克的患者需快速、大量输血时，若所输血液为库存血，应置于常温下复温后再输入，以免造成体温降低。

5.防治感染

休克时机体处于应激状态，免疫功能下降，抵抗力减弱，易继发感染。应采取下列预防措施：①严格按照无菌原则进行各项护理操作；②预防肺部感染，避免患者误吸，必要时遵医嘱给予超声雾化吸入，以稀释患者痰液便于咳出；③加强留置导尿管的护理，预防泌尿系统感染；④有创面或伤口者，应及时更换敷料，保持创面或伤口清洁干燥；⑤遵医嘱合理应用有效抗生素；⑥提供合理的营养支持，增强机体抵抗力。

6.预防压疮和意外受伤

病情允许时，协助患者每2h翻身一次，按摩受压部位皮肤以预防压疮。烦躁或神志不清的患者，应加床边护栏以防坠床，必要时可用约束带固定四肢，以防止患者自行将输液管道或其他引流管拔出。

7.监测血糖

部分患者因胰岛素抵抗可出现高血糖，从而导致严重的感染、多发性神经损伤、MODS甚至死亡。应严密监测血糖变化，遵医嘱应用胰岛素控制血糖。

8.镇静镇痛

尽量保持患者安静，避免不必要的搬动，必要时给予镇静。疼痛剧烈者适当使用镇痛药物。

【健康教育】

（1）疾病预防　加强自我防护，避免损伤和意外伤害。

（2）疾病知识　向患者及家属讲解各项治疗、护理措施的必要性及疾病的转归过程。向患者及家属宣传意外损伤后的初步处理和自救知识。

（3）疾病康复　指导患者出院后注意营养和休息，如出现高热或感染应及时就诊。

第二节　低血容量性休克护理

【概述】

低血容量性休克主要因各种原因引起短时间内大量出血、体液丢失或体液积聚在第三间隙，使有效循环血量减少所致。包括失血性休克（Hemorrhagic Shock）和创伤性休克（Traumatic Shock）。

【护理】

（一）失血性休克

多见于上消化道大出血、异位妊娠破裂出血、动脉瘤破裂出血、腹部损伤引起的实质性脏器（如肝、脾）破裂出血、大血管破裂出血等。通常快速失血量超过总血量的20％时，即可发生休克。处理原则：在补充血容量的同时积极控制出血。

（1）补充血容量　根据血压和脉率变化估计失血量，可先经静脉快速输注平衡盐溶液和人工胶体液。近来有研究发现，对未有效控制的活动性出血引起的失血性休克，采用限制性液体复苏可提高早期生存率。

（2）止血　若存在活动性出血，应迅速采取措施控制出血。临时的止血措施包括止血带止血、包扎止血、纤维内镜止血、三腔双囊管止血等，可为手术争取时间。实质性脏器破裂或大血管破裂等导致的大出血，应在快速补充血容量的同时做好术前准备，及早进行手术止血。

失血性休克的护理包括：

迅速建立两条以上静脉通路，合理安排补液的种类、量及速度，若患者血压恢复正常并能保持稳定，表明失血量较小且已不再继续出血；若患者血红蛋白浓度＞100 g/L、血细胞比容＞30％，不必输血；低于以上标准，则可根据患者血压、脉率、中心静脉压及血细胞比容等指标考虑输注血液制品；严密观察患者的生命体征；需要手术者协助医师做好术前准备。

（二）创伤性休克

创伤性休克多由严重外伤引起，如大面积撕脱伤、严重烧伤、全身多发性骨折、挤压伤或大手术等。

创伤性休克患者不仅存在大量血液或血浆的流失，同时创伤处又有炎性肿胀和体液渗出，受损组织释放的血管活性物质还可导致微血管扩张和通透性增高，使有效循环血量进一步减少。创伤还可能刺激神经系统，引起疼痛和神经-内分泌系统反应，影响心血管功能。特殊部位的损伤，如胸部损伤、颅脑外伤等还可能直接影响心血管及呼吸功能。处理原则为补充血容量及对症处理。对症处理包括：①急救处理对危及生命的情况，如胸部损伤所致的连枷胸、开放性或张力性气胸，优先紧急处理。骨折处妥善固定并制动，以免加重损伤。②补充血容量。积极快速补液仍是创伤性休克的首要措施，补液量及种类应根据患者的临床表现、血流动力学指标、创伤情况等综合考虑。③镇静镇痛创伤后剧烈的疼痛可加重应激反应，应酌情使用镇静镇痛药。④手术治疗一般在血压回升或稳定后进行。⑤预防感染应尽早使用抗生素。

创伤性休克包括：

（1）急救护理　分清轻重缓急，优先处理危及生命的问题，注意保持呼吸道通畅，迅速控制明显的外出血，妥善固定受伤肢体，采取休克体位以增加回心血量。需急诊手术者，积极做好术前准备。

（2）心理护理　由于创伤性休克发生突然，患者及家属缺乏心理准备，大多处于极度恐慌、焦虑的状态，甚至可能出现情绪休克。护士应理解并鼓励患者表达情绪，做好安慰及解释工作，使患者及家属情绪稳定，能配合各项治疗护理措施。

（3）疼痛护理　对疼痛剧烈者应及时予以镇痛。存在呼吸障碍者禁用吗啡，以免呼吸抑制。

第三节　感染性休克护理

【概述】

感染性休克（Septic Shock）是指由于病原体（如细菌、真菌或病毒等）侵入人体，向血液内释放内毒素，导致循环障碍、组织灌注不良而引起的休克。

常继发于腹腔内感染（如急性腹膜炎、急性化脓性阑尾炎、急性梗阻性化脓性胆管炎等）、烧伤脓毒症、泌尿系统感染等，也可能由污染的手术或输液等引起。主要致病菌为革兰氏阴性菌，因该类细菌可释放大量内毒素而导致休克，故又称为内毒素休克。内毒素与体内的补体、抗体或其他成分结合，可引起血管痉挛，损伤内皮细胞，同时促使体内多种炎性介质释放，引起全身炎症反应综合征（SIRS）：①体温＞38℃，或＜36℃；②心率＞90次/min；③呼吸急促＞20次/min或过度通气，$PaCO_2$＜32mmHg；④白细胞计数＞12×10^9/L或＜4×10^9/L，或未成熟白细胞比值＞10%。SIRS进一步发展，可导致休克及MODS。

按血流动力学改变分为低动力型休克（Hypodynamic Shock）和高动力型休克（Hyperdynamic Shock）。低动力型休克又称低排高阻型休克，见于革兰氏阴性菌引起的感染性休克或休克晚期，临床常见。其病理生理特点为外周血管收缩，阻力增高，微循环淤滞，毛细血管通透性增高，渗出增加，造成血容量和心排血量减少。因皮肤湿冷，故又称冷休克。高动力型休克又称高排低阻型休克，见于革兰氏阳性菌引起的休克早期，临床较为少见。其病理生理特点为外周血管扩张，阻力降低，心排血量正常或增高，血流分布异常，动-静脉短路开放增多，存在细胞代谢障碍及能量合成不足。因皮肤比较温暖、干燥，故又称暖休克。病情加重时，暖休克最终可转为冷休克。

【处理原则】

休克纠正前，着重纠正休克，同时控制感染；在休克纠正后，着重控制感染。

（1）补充血容量　首先快速输入平衡盐溶液，再补充适量的胶体液。补液期间密切监测CVP，以调节输液的种类、质量及速度。

（2）控制感染尽早处理原发病灶，凡有手术指征者，及时引流脓液或清除感染病灶和坏死组织，抗生素治疗绝不能替代手术治疗。早期、足量、联合应用有效抗生素进行治疗，未获得细菌培养和药敏试验结果前，可先根据临床规律及经验选用抗生素，以后再依据药敏试验结果进行调整。

（3）纠正酸碱平衡失调，感染性休克常伴有严重酸中毒，应予以纠正，并复查动脉血气分析结果。

（4）应用心血管活性药物经补充血容量、纠正酸中毒后，如休克仍未见好转，应考虑使用血管扩张药物。心功能受损者，可给予强心药物。注意观察用药期间的血压变化。

（5）应用糖皮质激素一般主张早期、大剂量、短程治疗，使用剂量可达正常剂量的10～20倍，但连续使用时间不宜超过48h。

（6）其他　如营养支持、重要脏器功能障碍的处理等。

【护理】

（1）正确采集标本　在抗生素使用前进行细菌学标本的采集，并及时送检。已知局部感染病灶者，可采集局部分泌物或穿刺抽取脓液进行细菌培养。全身脓毒血症者，在寒战、高热发作时采集血标本检出率更高。

（2）给氧　氧疗是治疗感染性休克患者的重要措施，可减轻酸中毒，改善组织缺氧。注意监测血氧饱和度、末梢血液循环情况等，维持血氧饱和度≥92％。

（王建建　李　琳　叶元元　曹婵娟　刘晓燕　李　静　杜琳琳）

第十三章　创伤护理

第一节　外科创伤休克的护理

【概述】

创伤性休克（Traumatic Shock）是指机体遭受严重创伤后发生的生命器官缺血、缺氧和细胞代谢障碍引起的全身性病理过程和临床综合征。创伤性休克严重威胁患者的生命，所以，高效、快速的院前和院内救治及细心、周到的护理，对于及时发现和掌握病情，提高治愈率，降低死亡率起到了重要的作用。外科在近年来接诊的创伤患者，有42名并发休克，现将在救护过程中的几点体会介绍如下。

（1）威胁生命的早期估计　在临床工作中，医务人员应把注意力首先集中在伤员有无死亡危险。因此，应注意伤员气道是否通畅、胸廓运动是否对称、脉搏是否快速或细弱，有无呼吸困难、面色有无苍白、神志是否清楚等。这是接触患者首先要解决的问题。

（2）全身伤情的估计　应注意开放伤的部位、脏器损伤情况、有无闭合性损伤，重点观察神志、瞳孔、皮肤黏膜、脉搏、血压、呼吸、颈椎疼痛及压痛，颈部皮下气肿、颈静脉充盈情况、气管有无偏歪等，观察胸部有无损伤，呼吸音是否减低，观察腹部有无腹膜刺激征，必要时做腹腔穿刺，排除腹部脏器损伤。观察有无肢体变形、指、趾能否自主活动等。

（3）意识神志与表情　在休克早期由于交感神经兴奋，患者可表现为神志清楚或烦躁，随着休克加重，脑灌流量减少，脑功能障碍，出现意识模糊或昏迷，患者表情淡漠或由于创伤疼痛而表现为痛苦面容。

（4）皮肤、黏膜　在休克早期微循环痉挛，而表现为皮肤黏膜血管收缩，使脑、心脏等器官有足够的血液灌流，此时皮肤，黏膜缺血而颜色苍白，皮肤湿冷，温度降低严重时出现四肢皮肤湿冷、口唇、末梢部位发绀，或者表现为皮肤黏膜广泛的出血、瘀斑。

（5）脉搏　在休克早期，由于交感神经兴奋，可仅表现为脉搏增快，随休克进展、回心血量进一步减少，心脏输出量下降，脉搏表现为快而弱，多大于100次/min。

（6）血压与脉压　在休克早期交感神经兴奋，心搏出量增加，心率增快，外周阻力血管收缩，使收缩压得以维持，而舒张压增高，脉压缩小，休克进展，回心血量明显减少，血压下降，收缩正常小于10.7kPa，脉压小于6.7kPa严重时测不清。

（7）呼吸变化　由于交感神经兴奋，血容量不足，组织缺氧，酸中毒的存在，而表现为呼吸加快，幅度增加。脑外伤者可因颅内血肿、脑挫伤，呼吸节律改变，胸部外伤，由于胸壁、肺的挫伤及合并血气胸等情况，呼吸浅快，在休克伴有"休克肺"时，情况严重，表现为呼吸窘迫，发绀加重。

【护理】

（1）患者存在休克征象时，外伤抢救先于一切，患者去枕平卧或中凹卧位，神志不清者头向后伸仰或转向一侧。尽快控制活动性大出血，正确进行止血，多采取压迫、填塞、包扎等方法。妥善固定骨折、正确搬运，避免进一步损伤，减少出血，保护伤者生命。

（2）凡休克患者无论程度严重与否均应及时给氧，以提高血氧含量。一般经鼻腔导管给氧，轻度休克2~4L/min，中度以上休克4~6L/min。遇有喉头水肿或舌后坠、可用舌钳夹出，必要时立即进行气管插管或气管切开，严重时给予机械通气，及时改善缺氧状态。

（3）迅速建立通畅的静脉输液通路。扩充血容量是抗休克的主要措施之一，故应迅速建立两条有效的静脉通路。一条用来快速补液，输血，另外一条用来给急救药物，对于剧痛患者，在没有抑制呼吸及掩盖病情的前提下可选用吗啡、哌替啶等止痛药。输液过程中应注意配伍禁忌，严格防止液体外溢，以免造成局部组织坏死。对急需手术患者，应在抗休克的同时做好必需的术前准备，如抽血化验、配血等。一切护理操作均要快而准确。

（4）留置导尿管准确记录尿量。休克时肾脏是血液供应变化最显著的脏器，故尿量的多少直接提示肾脏血流灌注情况，了解肾脏有无实质性损伤，故应留置导尿管并记录每小时尿量。如每小时尿量少于25mL/h，说明肾脏血液灌流量不足，提示有休克。如小于17 mL/h或无尿则可能是休克恶化或者存在肾衰竭，如抢救治疗后每小时尿量恢复至30 mL/h时，休克缓解的一个重要指标。观察尿色，保持尿管通畅，保持尿道口清洁。

（5）密切观察血压和脉率。血压可反映有效循环血量、心排血量及周围血管阻力。剧烈的血管收缩可使血压保持或接近正常，故应持续心电监护，随时测量。若收缩压低于90 mmHg、脉压低于20 mmHg，说明仍处于休克期；如血压在未使用升压药的情况下回升，脉压增大说明休克开始好转。脉率可粗略估计心排血功能，脉搏细速常出现在血压下降之前；若血压较低，但脉搏清晰有力，说明休克趋于好转。如脉搏增快、减弱或触不清提示病情加重。

（6）加强基础护理预防并发症的发生。做好口腔、皮肤护理，休克患者应给予保暖、避免受寒，以免加重休克。当患者体温过低时，应增加室温，增加被服。室温保持在18～20℃，温度太高会增加组织的代谢率而增加氧气的消耗量。保持患者舒适，减少不必要的活动，让患者充分休息，加强心理护理。总之，在创伤休克的救护过程中，医护要紧密配合，认真仔细观察病情变化，及时纠正休克，挽救患者生命，降低死亡率。

第二节　提高急诊外科创伤急救水平的探讨

急诊外科是一个特殊的科室，一方面由于社会飞速发展，交通运输业日趋发达工业逐步机械化，而自然灾害的发生则随着环境的破坏逐步增加，导致了各种各样的引起严重创伤的潜在危险因素，因此急诊外科创伤急救工作量相对较大。而另一方面，创伤一直以来便是导致人类死亡的主要因素之一，急诊外科收治的患者大多数受伤较为严重，而伤害种类各不相同，稍有不慎，则会导致患者死亡。因此，在高工作强度下保持认真仔细的工作态度是急诊外科医护人员所必须具有的职业素养。而医护人员创伤急救水平的提升可有效提高患者救治率，减少治疗失误，将死亡率维持在较低水平。本文对现阶段急诊外科创伤抢救存在的问题进行分析，并提出提高急诊外科创伤急救水平的相关措施。

（一）急诊外科创伤急救现状分析

1.急诊外科现有模式带来的问题

我国无论是基础医院还是综合性医院均采用患者分流模式，而急诊外科并未设立固定的专业医师团队进行会诊，急诊外科的存在通常仅起到患者分流作用，而医师通常由各科室轮流值班，仅能应对一般情况，而类似于多发伤，专业创伤等复杂情况往往束手无策，无法保证第一时间的救治质量，而转科往往会耽误一定的时间，虽然并不长，但严重创伤患者很可能就因此失去了最佳救治机会，造成严重后果。

2.急诊外科目前存在诸多硬件限制

对于复杂情况的处理目前太过依赖于各专科，急诊外科通常仅有进行止血、包扎、补血补液、固定、术前准备的能力，并未拥有实际治疗能力，仅起到简单处理，然后分流的作用，但急诊外科每日会面临许多需要立即处理的危重创伤患者，急诊外科时常会陷入只能诊断无法治疗的困境，例如患者伤情涉及2个及以上专科，并均病情严重时，急诊外科进行分流，某一专科接诊进行手术面临其他专科伤情时会存在很大的技术困难，因此需要随时转科，通常患者会面临反复会诊的情形，过程中耗时较长，容易错过抢救时机。若急诊科拥有一批对各种常见多发伤，复合伤情有熟练处理能力的各专科医疗团队，并拥有完善的配套医疗设施，则该类患者可在急诊科室内进行手术，节省抢救时间。

3.急诊外科科室工作能力问题

急诊外科学科发展方向不明显，因此人员配置有着相当大的不稳定性，随着现代医院科室划分越来越详细的趋势，急诊外科与其他科室相比，缺乏了专业指向性。因此人员素质良莠不齐，而仅处理简单的包扎、止血、补血补液、手术准备等操作专业性也并不强，造成了科室内成员学习热情低下，急救水平止步不前，而急诊外科工作繁重，待遇欠佳，工作积极性缺失也是一个相当大的难题。

（二）急诊外科创伤抢救水平提升策略

1.对急诊医护人员的技术水平提高

目前创伤患者在逐渐增多，尤其是严重创伤患者，对此应加强急诊医护人员的警觉性，提高自身对创伤理论及操作的技术水平，多进行学习及培训，对其进行规模化的考核，使其了解创伤后患者的临床症状，对重症血气胸、失血、重型颅脑损伤、窒息和脑疝等严重威胁患者生命安全的并发症需进行第一时间救治，提高医护人员的技术水平，可以有效提高抢救患者生命的成功率。

2.创伤专业人员的数量以及水平加强

目前我国创伤的患者越来越多，创伤患者中多数为能量损伤导致的多发伤，已严重影响患者生命安全，应及时对患者进行正确、及时的救治，才能更好地保证患者的生命安全，医院增加应对急诊科的创伤专业人员的数量，且保证创伤专业人员的技术水平，能及时对创伤患者进行正确的诊断及治疗，避免病情恶化。定期对创伤专业人员进行技术培训，评定创伤专业人员的急救技能和专业知识。同时应增加专业人员的数量，以应对各种情况。

3.提高协调和管理，改变救治方式

创伤多数为多发伤，对创伤患者的救治方式及整体意识，要求医院其他相关的临床科室做好正确且及时的配合工作，将传统的各科医生轮班制、多学科会诊的救治方式进行改变，要求各科医生同时上班，这样才可以更好地解决严重疾病的共诊和共救，但本方式对整体意识要求较高，对重症创伤的患者需先进行诊断和治疗，可有效缩短抢救时间和提高救治成功率。或者提高协调和管理，将急诊科与其他科室的联系加强，可将多发伤情患者迅速送至相应科室，强调团队意识，科间协同作战，使救治效率得到提升。

4.将检查及诊断放在第一位

急诊创伤患者多数因为病情严重、病情发展迅速，所以争分夺秒的抢救工作显得尤为重要，目前大多数医院无法实现急诊创伤独立诊断、独立检验设备、独立仪器，所以应提高医护人员技术水平并加上相关部门的积极配合，才能更好地优先完成检查和诊断工作，提高抢救成功率。同时医院整体规划应进行改进，将更多的医疗资源输出至急诊科室，使患者第一时间得到准确的诊断。

（李　琳　叶元元　曹婵娟　刘晓燕　李　静　潘存玲　王建建）

第十四章　胆道疾病护理

胆道系统具有分泌、贮存、浓缩与输送胆汁的功能。胆道某一部位一旦发生疾病，即可导致胆汁引流不畅，对人体产生较大危害。胆道系统疾病种类很多，其中以胆石症最为常见。对有严重症状和（或）并发症的胆道疾病，多以手术治疗为主。术前预防并控制感染，术中预防胆道损伤，术后保持引流管通畅、积极预防并有效处理胆道出血及胆瘘等并发症是促进患者快速康复的关键。

第一节　胆道疾病的特殊检查和护理

一、超声检查

（一）腹部超声

腹部超声检查是诊断胆道疾病的首选方法，该方法无创、简便、可重复、经济且准确率高，对诊断胆道结石、胆囊炎、胆囊及胆管肿瘤、胆道蛔虫、先天性胆道畸形等疾病准确率高。超声检查也可用到开腹手术和腹腔镜手术的术中。

1.目的

（1）了解肝内、外胆管及胆囊病变部位和大小。

（2）判断胆道梗阻部位及原因；引导肝胆管穿刺、引流、取石。

2.适应证

胆囊炎、胆道结石、胆道肿瘤、胆道蛔虫、先天性胆道畸形等胆道疾病的诊断。

3.护理

（1）检查前准备　①检查前3日禁食牛奶、豆制品、糖类等易发酵产气的食物；②检查前1日晚餐进清淡饮食，以保证胆囊内胆汁充盈；③检查当日空腹，禁食、禁饮，以减少胃肠道气体干扰，肠道气体过多或便秘者可事先口服缓泻剂或灌肠。

（2）检查中护理　①患者多取仰卧位，以减少腹腔脏器重叠效应；②左侧卧位有利于显示胆囊颈及肝外胆管病变；③坐位或站位可用于胆囊位置较高者。

（二）内镜超声

内镜超声（Endoscopic Ultrasonography，EUS）是一种直视性的腔内超声技术，可同时进行电子内镜和超声检查，提供肝外胆道和周围结构的高分辨率图像。

1.目的

（1）了解胆总管病变部位和大小。

（2）判断胆道梗阻部位及原因。

2.适应证

胆道结石、胆道肿瘤及胆汁淤积等胆道疾病的诊断。

3.护理

（1）检查前准备　检查前4～6h禁食，检查开始前松开衣领和裤带，如有活动性义齿应先取下。

（2）检查中护理　取左侧屈膝卧位，嘱患者咬紧牙关，保持头部放低稍向后仰，以增大咽喉部的间隙，利于插镜和分泌物流出。出现恶心、呕吐或呛咳时，保持呼吸道通畅，防止误吸或窒息。观察患者的呼吸和面色情况，必要时监测血氧饱和度；观察心率及节律是否整齐。

（3）检查后护理　检查后禁食2h，待咽部局麻药作用消失后方可进食；行细针穿刺活检者需禁食4～6h。密切观察生命体征、腹部体征和有无出血等情况。

二、放射学检查

用于诊断胆道疾病的放射学检查方法很多，随着放射检查技术的发展，传统的腹部平片、口服法胆道造影及静脉法胆道造影等方法，因其在胆道疾病的诊断中的局限性，已不再是临床的常规检查手段。CT及MRI具有成像无重叠、分辨率高等特点，能清楚显示肝内外胆管扩张的范围和程度、结石的分布、肿瘤的部位和大小、胆管梗阻的水平以及胆囊病变等。CT及MRI检查无损伤、安全、准确，但费用较高。PET-CT可用于诊断胆道系统肿瘤，但由于价格昂贵，多用于肿瘤患者的全身检查或术后复查。诊断胆道疾病常用的放射学检查还有内镜逆行胰胆管造影（ERCP）、经皮肝穿刺胆管造影（PTC）、磁共振胰胆管造影（MRCP）等。

（一）ERCP

ERCP是在纤维十二指肠镜直视下，通过十二指肠乳头将导管插入胆管和（或）胰管内进行造影，适用于低位胆管梗阻的诊断。ERCP可诱发急性胰腺炎和胆管炎，诊断性ERCP现已部分被MRCP替代。

1.目的

（1）直接观察十二指肠及乳头的情况和病变，并进行活检。

（2）收集十二指肠液、胆汁及胰液进行理化及细胞学检查。

（3）通过造影显示胆道系统和胰腺导管的解剖和病变。

（4）可行鼻胆管引流、内镜括约肌切开术（EST）、胆总管下端取石等。

2.适应证

胆道疾病伴黄疸、胆源性急性胰腺炎、胆胰或壶腹周围肿瘤、先天性胆胰管异常。

3.禁忌证

不可逆性休克、心律失常、重度中性粒细胞减少症、严重的凝血功能障碍及碘过敏者。

4.护理

（1）检查前准备　评估心肺功能、凝血功能和肝功能；检查前6~8h禁食；检查开始前口服咽部局麻药，通过肌内注射或静脉滴注镇静药保持患者的耐受性，并联合使用镇痛药。

（2）检查中护理　监测心电图、血压、血氧饱和度和全身情况；持续吸氧，以避免检查时发生低氧血症；插入内镜时指导患者深呼吸并放松，若造影过程中出现呼吸抑制、血压下降、呛咳、呕吐、躁动等情况，及时终止操作并做相应处理。

（3）检查后护理　观察生命体征、腹部体征及有无呕血、黑便等消化道出血症状；检查当日禁食、静脉补液，根据病情逐步恢复饮食；术后3h及次日晨检查血常规、血淀粉酶/脂肪酶；根据病情应用抗生素；鼻胆管引流者，观察引流液的颜色、性状和量。

（二）PTC

PTC是在X线电视或超声监视下，用细针经皮肤穿刺将导管送入肝内胆管，注入造影剂使肝内外胆管迅速显影的检查方法，也可通过导管行胆管引流（PTCD）或放置胆管内支架用作治疗。PTC为有创操作，可发生胆汁渗漏、出血、脓毒血症等并发症。在评估肝内外胆管时，PTC已经完全被非侵入性的影像学技术所取代。

1.目的

了解肝内外胆管病变部位、范围、程度和性质，必要时置管引流胆汁。

2.适应证

原因不明的梗阻性黄疸行ERCP失败者、术后疑有残余结石或胆管狭窄者、腹部超声检查提示肝内胆管扩张者。

3.禁忌证

心肺功能不全、凝血功能障碍、急性胆道感染及碘过敏者。

4.护理

（1）检查前准备　评估凝血酶原时间及血小板计数，有出血倾向者予维生素注射，待出血倾向纠正后再行检查。检查前1日晚口服缓泻剂或灌肠，检查前4～6h禁食。检查开始前做碘过敏试验并排空膀胱。根据病情应用抗生素。

（2）检查中护理　根据穿刺部位采取相应的体位，指导患者保持平稳呼吸，避免屏气或深呼吸。严密观察患者神志、面色、心率、血压及血氧饱和度的变化，观察腹部体征，出现异常应立即停止操作并做相应处理。

（3）检查后护理　平卧4～6h，卧床休息24h，避免增加腹内压。严密观察生命体征和腹部体征，及早发现和处理出血、胆汁性腹膜炎等并发症。指导患者进食低脂饮食，食物应富含维生素及优质蛋白，避免高脂饮食，以免引起消化不良。PTCD引流管管道较细，置管早期因胆汁黏稠、出血或血块形成等极易造成管道堵塞，仔细观察并维持管道通畅。根据病情应用抗生素及止血药。

（三）胆管造影

胆道手术中可经胆囊管插管、胆总管穿刺或置管行胆道造影。行胆总管T管引流或其他胆管置管引流者，拔管前常规经T管或经置管行胆道造影。

1.目的

评估胆道有无残余结石、异物及通畅情况，了解胆总管与肠吻合口是否通畅。

2.适应证

术中疑有胆道残余结石、狭窄或异物，胆总管切开留置T管引流者。

3.护理

（1）检查前准备　T管造影检查一般于术后2周进行，检查前嘱患者排便，必要时给予灌肠。

（2）检查中护理　协助患者取仰卧位，左侧抬高约15°。消毒T管的体外部分，将装有造影剂的注射器连接T管，使造影剂借助注射器自身重力的作用流入胆道，注入后立即摄片。

（3）检查后护理　造影完毕后将T管连接引流袋，开放T管引流24 s以上，排出造影剂。根据病情应用抗生素。

（四）MRCP

MRCP是用于评价胆道系统的影像学技术，可显示整个胆道系统的影像。对胆道阻塞、狭窄等胆道内异常具有极高的特异性和敏感性。MRCP为非侵入性检查，与ERCP联合在诊断良、恶性胆胰疾病中发挥重要作用。

1.目的

了解肝、胆、胰的形态结构及其内部的结石、肿瘤、梗阻、扩张等情况。

2.适应证

主要用于腹部超声检查诊断不清、疑有胆道肿瘤者及指导术中定位。

3.禁忌证

绝对禁忌证包括：置有心脏起搏器、植入神经刺激器、不明成分的颅内动脉夹以及眼球内装有金属部件的患者等。相对禁忌证包括：近期植入血管内支架或过滤器的患者及孕妇等。

4.护理

（1）检查前准备　嘱患者取下义齿、发夹、戒指、耳环、钥匙、手表、硬币等一切金属物品，以免造成金属伪影而影响成像质量；手机、磁卡亦不能带入检查室。指导患者完成吸气呼气闭气的呼吸方法，减少扫描中因腹部呼吸运动造成伪影。告知患者检查中梯度场启动可有噪声，以取得配合。对儿童及不能配合检查者，检查前适当应用镇静药。

（2）检查中护理 指导患者取平卧位，保持身体制动状态，采用正确的呼吸方法配合检查者完成扫描。

三、胆道镜检查

胆道镜检查已成为一种常规诊疗方法，可协助诊断和治疗胆道疾病，了解胆道有无狭窄、畸形、肿瘤和蛔虫等，亦可经胆道镜直视取活检行病理检查。目前，高分辨率的胆道镜在腹腔镜手术中已得到广泛应用，避免了开腹胆道探查和括约肌切开术的手术风险；其次，通过胆囊的胆道镜取石术避免了行胆道外引流术。

（一）术中胆道镜

采用纤维胆道镜或硬质胆道镜经胆囊管或胆总管切开处进行检查。

1.目的

处理胆道结石，评估胆管内肿瘤范围。

2.适应证

疑有胆管内结石残留、胆管内肿瘤、胆总管下段及肝内胆管主要分支开口狭窄者。

3.护理

操作过程中随时协助医师吸尽溢出的胆汁和腹腔内渗出物，防止发生胆道出血、胆道感染、胆瘘和腹膜炎等并发症。

（二）术后胆道镜

经T管窦道或皮下空肠盲肠插入纤维胆道镜进行检查和治疗，还可经胆道镜采用特制器械行EST。

1.目的

判断胆道内有无残余结石或胆管狭窄，进行取石、取虫、冲洗、止血、灌注抗生素等治疗。

2.适应证

胆道术后残余结石、狭窄、出血，胆道蛔虫，胆道冲洗或灌注药物。

3.禁忌证

严重心功能不全、胆道感染或有出血倾向者。

4.护理

注意穿点止痛、伤口换药和引流管的护理；检查后观察患者有无发热、恶心、呕吐、腹泻等；观察有无胆道出血、胆道感染、胆瘘和腹膜炎等并发症发生，一旦发生及时处理。

第二节　胆石症护理

胆石症（Cholelithiasis）包括发生在胆囊和胆管内的结石，是胆道系统的常见病和多发病。在我国，胆石症的发病率已达10%，女性与男性的比例为2.57∶1。随着生活水平提高、饮食习惯改变及卫生条件改善，胆固醇结石的比例已明显高于胆色素结石。

一、胆石症的分类

胆石症常分为三类。

（1）胆固醇类结石　胆固醇在胆固醇类结石中含量超过70%，分为胆固醇结石和混合性结石两类：①胆固醇结石，外观呈白黄、灰黄或黄色，形状和大小不一，呈多面体、圆形或椭圆形；质硬，表面多光滑，剖面呈放射状排列的条纹；X线检查多不显影。②混合性结石，由胆固醇、胆红素、钙盐等多种成分混合而成，根据所含成分比例的不同呈现不同的形状、颜色和剖面结构。

（2）胆色素类结石　胆固醇在胆色素类结石中含量应低于40%，分为胆色素钙结石和黑色素结石两类：①胆色素钙结石，为游离胆色素与钙等金属离子结合形成，并含有胆汁酸、细菌、糖蛋白等成分，质软易碎，呈棕色或褐色，故又称棕色胆色素结石。常发生在肝内外各级胆管，形状及大小不一，呈粒状或长条形，一般为多发。②黑色素结石，不含细菌，质硬，由不溶性黑色胆色素多聚体、各种钙盐和糖蛋白组成，几乎均发生在胆囊内。

（3）其他结石　碳酸钙、磷酸钙或棕榈酸钙为主要成分的结石少见。

二．胆石症的病因

胆石症的病因十分复杂，是多因素综合作用的结果。

（1）胆道感染　胆汁淤积、细菌或寄生虫入侵等引起胆道感染，细菌产生的3-

葡糖醛酸酶和磷脂酶能水解胆汁中的脂质，使可溶性的结合胆红素水解为非结合胆红素，后者与钙盐结合，成为胆色素钙结石的起源。

（2）胆道异物 蛔虫、华支睾吸虫等虫卵或成虫的尸体可成为结石的核心，促发结石形成；胆道手术后的缝线线结或 Oddi 括约肌功能紊乱时，食物残渣随肠内容物反流入胆道成为结石形成的核心。

（3）胆道梗阻 胆道梗阻引起胆汁滞留，滞留胆汁中的胆色素在细菌作用下分解为非结合胆红素，形成胆色素钙结石。

（4）代谢因素 胆汁中胆固醇浓度明显增高，胆汁酸盐和卵磷脂含量相对减少，不足以转运胆汁中的胆固醇，使胆汁中的胆固醇呈过饱和状态并析出、沉淀、结晶，从而形成结石。

（5）胆囊功能异常 胆囊收缩功能减退，胆囊内胆汁淤滞亦有利于结石形成。胃大部或全胃切除术后、迷走神经干切断术后、长期禁食或完全肠外营养治疗者，可因胆囊收缩减少，胆汁排空延迟而增加发生结石的可能。

（6）其他雌激素 可促进胆汁中胆固醇过饱和，与胆固醇类结石形成有关；遗传因素亦与胆结石形成有关。

三、胆囊结石

【概述】

胆囊结石（Cholecysto Uthiasis）指发生在胆囊内的结石，主要为胆固醇结石、混合性结石或黑色素结石，常与急性胆囊炎并存，为常见病和多发病。主要见于成年人，40岁以后发病率随年龄增长而增加，女性多于男性。

（一）病因与发病机制

胆囊结石是综合性因素作用的结果，主要与胆汁中胆固醇过饱和、胆固醇成核过程异常以及胆囊功能异常有关。这些因素引起胆汁的成分和理化性质发生变化，使胆汁中的胆固醇呈过饱和状态，沉淀析出、结晶而形成结石。

饱餐、进食油腻食物后胆囊收缩，或睡眠时体位改变致结石移位并嵌顿于胆囊颈部，导致胆汁排出受阻，胆囊强烈收缩引发胆绞痛。结石长时间持续嵌顿和压迫胆囊颈部，或排入并嵌顿于胆总管，临床可出现胆囊炎、胆管炎或梗阻性黄疸。小结石可经胆囊管排入胆总管，通过胆总管下端时可损伤Oddi括约肌或嵌顿于壶腹部引起胆源性胰腺炎。结石压迫引起胆囊慢性炎症导致穿孔，可造成胆囊十二指肠瘘或胆囊结肠瘘，大的结石通过瘘管进入肠道偶尔可引起肠梗阻称为胆石性肠梗阻。此外，结石及炎症的长期刺激可诱发胆囊癌。

（二）临床表现

大多数患者可无症状，称为无症状胆囊结石。典型症状为胆绞痛，只有少数患者出现，其他常表现为急性或慢性胆囊炎。

（三）症状与体征

1.症状

（1）胆绞痛　右上腹或上腹部阵发性疼痛，或持续性疼痛阵发性加剧，可向右肩胛部或背部放置，可伴有恶心、呕吐。常发生于饱餐、进食油腻食物后或睡眠中体位改变时。

（2）上腹隐痛　多数患者仅在进食油腻食物、工作紧张或疲劳时感觉上腹部或右上腹隐痛，或有饱胀不适、嗳气、呃逆等，常被误诊为"胃病"。

（3）胆囊积液　胆囊结石长期嵌顿或阻塞胆囊管但未合并感染时，胆囊黏膜吸收胆汁中的胆色素并分泌黏液性物质导致胆囊积液。积液呈透明无色，称为白胆汁。

（4）Mirizzi综合征　是一种特殊类型的胆囊结石，由于胆囊管与肝总管伴行过长或胆囊管与肝总管汇合位置过低，持续嵌顿于胆囊颈部的结石或较大的胆囊管结石压迫肝总管，引起肝总管狭窄；炎症反复发作导致胆囊肝总管瘘，胆囊管消失、结石部分或全部堵塞肝总管，引起反复发作的胆囊炎、胆管炎及明显的梗阻性黄疸。

2.体征

右上腹有时可触及肿大的胆囊。若合并感染，右上腹可有明显压痛、反跳痛或肌紧张。

首选腹部超声检查，诊断胆囊结石的准确率接近100%。CT、MRI也可显示胆囊结石，但不作为常规检查。

【护理】

（一）术前评估

1.健康史

（1）一般情况　包括年龄、性别、婚姻、职业、饮食习惯、劳动强度、有无吸烟史及妊娠史等。

（2）既往史　了解是否发生过胆绞痛，有无上腹隐痛不适；有无反酸、嗳气、餐后饱胀等消化道症状；有无胆囊炎和黄疸病史；有无过敏史及其他腹部手术史。

（3）家族史　了解家庭中有无胆囊结石、胆囊炎等患者。

2.症状与体征

评估腹痛的诱因、部位、性质及有无肩背部放射痛等；有无肝大、肝区压痛和叩痛等；是否触及肿大的胆囊，有无腹膜刺激征等；有无食欲减退、恶心、呕吐、黄疸、寒战高热等症状。

3.辅助检查

了解白细胞计数、中性粒细胞比值、肝功能、腹部超声检查、其他影像学检查结果等有无异常发现。

4.心理-社会状况

了解患者对疾病的认知程度，对手术有何顾虑和思想负担；了解朋友及家属对患者的关心、支持程度，家庭对手术的经济承受能力。

（二）术后评估

（1）术中情况　了解患者手术、麻醉方式与效果、病变组织切除情况、术中出血及引流情况、引流管放置的位置及目的、补液情况、术后诊断等。

（2）身体状况　评估生命体征是否平稳，患者是否清醒，末梢循环、呼吸状态如何，体温是否正常等；伤口是否干燥，有无渗液、渗血；引流管是否通畅，引流液的颜色、性状及量等。

（3）心理-社会状况　了解患者有无焦虑；康复训练和早期活动是否配合；对出院后的继续治疗是否清楚。

（三）常见护理诊断

（1）急性疼痛　与胆囊结石突然嵌顿、胆汁排空受阻致胆囊强烈收缩有关。

（2）知识缺乏　缺乏胆囊结石和腹腔镜手术的相关知识。

（3）潜在并发症　出血、胆瘘、皮下气肿、高碳酸血症。

（四）术前护理

（1）控制疼痛 评估疼痛的程度，观察疼痛的部位、性质、程度、发作时间、诱因及缓解的相关因素；评估疼痛与饮食、体位、睡眠的关系，为进一步治疗和护理提供依据。对诊断明确且剧烈疼痛者，遵医嘱予消炎利胆、解痉镇痛药物，以缓解疼痛。

（2）合理饮食 进食低脂饮食，以防诱发急性胆囊炎影响手术治疗。

（3）皮肤准备 腹腔镜手术入路多在脐周，指导患者用肥皂水清洗脐部，脐部污垢可用松节油或液状石蜡清洁。

（4）呼吸道准备 LC术中需将 CO_2 注入腹腔形成气腹，达到术野清晰并保证腹腔镜手术操作所需空间的目的。CO_2 弥散入血可致高碳酸血症及呼吸抑制，故患者术前应进行呼吸功能锻炼；避免感冒，戒烟，以减少呼吸道分泌物，利于术后早日康复。

（五）术后护理

1.病情观察

病情观察并记录生命体征；观察腹部体征，了解有无腹痛、腹胀及腹膜刺激征等；有引流管者，观察并记录引流液的颜色、性状和量。

2.减轻疼痛

体位清醒且血压稳定者，改为半卧位，指导患者有节律地深呼吸，达到放松和减轻疼痛的效果。

3.饮食护理

腹腔镜术后禁食6h，术后24h内饮食以无脂流质、半流质为主，逐渐过渡至低脂饮食。

4.并发症的护理

（1）出血 观察生命体征、腹部体征和伤口渗血情况；有腹腔引流管者，观察引流液的颜色、性状及量。如出现面色苍白、冷汗、脉搏细弱、血压下降，腹腔引流管引流出大量血性液体等情况，及时报告医师并做好抢救准备。

（2）胆瘘 术中胆道损伤、胆囊管残端破漏是胆囊切除术后发生胆瘘的主要原因。患者出现发热、腹胀、腹痛、腹膜刺激征等表现，或腹腔引流液呈黄绿色胆汁样，常提示发生胆汁渗漏。观察腹部体征及引流液情况，一旦发现异常，及时报告医师并协助处理。①充分引流胆汁：取半卧位，安置腹腔引流管，保持引流通畅，将漏出的胆汁充分引流至体外是治疗胆瘘最重要的措施。②维持水、电解质平衡：长期大量胆瘘者应补液并维持水、电解质平衡。③防止胆汁刺激和损伤皮肤：及时更换引流管周围被胆汁浸湿的敷料，予氧化锌软膏或皮肤保护膜涂敷局部皮肤。

【健康教育】

（1）合理饮食　少量多餐，进食低脂、高维生素、富含膳食纤维的饮食，忌辛辣刺激性食物，多食新鲜蔬菜和水果。

（2）疾病指导　告知患者胆囊切除后出现消化不良、脂肪性腹泻等情况的原因；出院后如出现腹痛、黄疸、陶土样大便等情况应及时就诊。

（3）复查指导　中年以上未行手术治疗的胆囊结石患者应定期复查或尽早手术治疗，以防结石及炎症的长期刺激诱发胆囊癌。

四、胆管结石

【概述】

胆管结石为发生在肝内、外胆管的结石。左右肝管汇合部以下的肝总管和胆总管结石为肝外胆管结石，汇合部以上的结石为肝内胆管结石。

（1）肝外胆管结石　多为胆固醇类结石或黑色素结石，按照病因分为原发性和继发性结石。原发性结石的成因与胆汁淤积、胆道感染、胆道异物（包括蛔虫残体、虫卵、华支睾吸虫、缝线结等）、胆管解剖变异等因素有关。继发性结石主要是胆囊结石排入胆总管内引起，也可因肝内胆管结石排入胆总管引起。

（2）肝内胆管结石　绝大多数为胆色素钙结石，病因复杂，主要与胆道感染、胆道寄生虫（蛔虫、华支睾吸虫）、胆汁淤积、胆道解剖变异、营养不良等有关。肝内胆管结石常呈肝段、肝叶分布，由于胆管解剖位置的原因，左侧结石比右侧多见，左侧最常见的部位为肝左外叶，右侧则为肝右后叶。肝内胆管结石可双侧同时存在，也可多肝段、肝叶分布。

（一）病因及发病机制

胆管结石所致的病理生理改变与结石的部位、大小及病史长短有关。

（1）肝胆管梗阻结石　可引起胆道不同程度的梗阻，阻塞近段的胆管扩张、胆汁淤积、结石积聚。长时间的梗阻导致梗阻以上的肝段或肝叶纤维化和萎缩，最终引起胆汁性肝硬化及门静脉高压症。

（2）胆管炎结石　导致胆汁引流不畅，容易引起胆管内感染，反复感染加重胆管的炎性狭窄；急性感染可引起化脓性胆管炎、肝脓肿、胆道出血及全身脓毒症。

（3）胆源性胰腺炎结石　通过胆总管下端时可损伤 Oddi 括约肌或嵌顿于壶腹部，可引起胰腺的急性和（或）慢性炎症。

（4）肝胆管癌　肝胆管长期受结石、炎症及胆汁中致癌物质的刺激，可发生癌变。

（二）临床表现

1.肝外胆管结石

平时无症状或仅有上腹不适，当结石造成胆管梗阻时可出现腹痛或黄疸，如继发感染，则可能出现典型的 Charcot 三联征，即腹痛、寒战高热及黄疸。

（1）腹痛　发生在剑突下或右上腹，呈阵发性绞痛或持续性疼痛阵发性加剧，疼痛可向右肩背部放射，常伴恶心、呕吐。系结石嵌顿于胆总管下端或壶腹部刺激胆总管平滑肌或 Oddi 括约肌痉挛所致。

（2）寒战、高热　胆管梗阻并继发感染后导致胆管炎，细菌和毒素可逆行经毛细胆管入肝窦至肝静脉，再进入体循环引起全身中毒症状。多发生于剧烈腹痛后，体温可高达39～40℃，呈弛张热。

（3）黄疸　胆管梗阻后胆红素逆流入血所致。黄疸的程度取决于梗阻的程度、部位和是否继发感染。部分梗阻时黄疸较轻，完全性梗阻时黄疸较重；合并胆管炎时，胆管黏膜与结石的间隙随炎症的发作及控制发生变化，因而黄疸呈间歇性和波动性。

出现黄疸时，可有尿色变黄、大便颜色变浅和皮肤瘙痒等症状，胆管完全梗阻时大便呈陶土样。

2.肝内胆管结石

可多年无症状或仅有上腹部和胸背部胀痛不适。多数患者因体检或其他疾病做影像学检查而偶然发现。常见的临床表现为伴发急性胆管炎时引起的寒战、高热和腹痛。梗阻和感染仅发生在某肝段、肝叶胆管时，患者可无黄疸；双侧肝内胆管结石或合并肝外胆管结石时可出现黄疸。体格检查可有肝大、肝区压痛和叩击痛等体征。并发胆管炎、肝脓肿、肝硬化、肝胆管癌时则出现相应的症状和体征。

（1）实验室检查　合并胆管炎时，白细胞计数及中性粒细胞比值明显升高；血清总胆红素及结合胆红素升高；血清转氨酶、碱性磷酸酶升高；尿胆红素升高，尿胆原降低或消失。糖链抗原（CA 19-9）明显升高时需进一步检查排除胆管癌的可能。

（2）影像学检查　腹部超声检查可发现结石并明确大小和部位，是首选检查方法。CT、MRI或MRCP等可显示梗阻部位、程度及结石大小、数量等，并能发现胆管癌。ERCP、PTC为有创性检查，能清楚显示结石及部位，但可诱发胆管炎及急性胰腺炎，并导致出血、胆汁渗漏等并发症。

（三）手术治疗

胆管结石以手术治疗为主。原则为尽量取尽结石，消除胆道梗阻，去除感染病灶，通畅引流胆汁，预防结石复发。

1.肝外胆管结石

以手术治疗为主，对单发或少发（2～3枚）且直径小于20mm的肝外胆管结石可采用经十二指肠内镜取石，但需要严格掌握治疗的适应证。合并胆管炎者，可应用抗生素、解痉、利胆、纠正水电解质紊乱、营养支持、保肝及纠正凝血功能障碍等措施，争取在胆道感染控制后再行择期手术治疗。

（1）胆总管切开取石、T管引流术　该术式可保留正常的Oddi括约肌功能，为首选方法。适用于单纯胆总管结石，胆管上、下端通畅，无狭窄或其他病变者。若伴有胆囊结石和胆囊炎，可同时行胆囊切除术。术中可采用胆道造影、超声或纤维胆道镜检查，防止或减少结石遗留。术中应尽量取尽结石，如条件不允许，可在胆总管内留置T管，术后行造影或胆道镜检查、取石。安置T管的目的：①引流胆汁和减压，防止因胆汁排出受阻导致的胆总管内压力增高、胆汁外漏引起腹膜炎。②引流残余结石，使胆道内残余结石，尤其是泥沙样结石通过T管排出体外；亦可经T管行造影或胆道镜检查、取石。③支撑胆道，防止胆总管切开处粘连、瘢痕狭窄等导致管腔变小。

（2）胆肠吻合术　该术式废弃了Oddi括约肌的功能，使用逐渐减少。适用于：①胆总管下端炎性狭窄且梗阻无法消除，胆总管扩张；②胆胰汇合部异常，胰液直接流入胆管；③胆管因病变已部分切除无法再吻合者。常用吻合方式为胆管空肠Roux-en-Y吻合，胆肠吻合术后，胆囊的功能已消失，故应同时切除胆囊。对于嵌顿在胆总管开口的结石不能取出时可在内镜下或手术进行Oddi括约肌切开，这是一种低位的胆总管十二指肠吻合术，须严格掌握手术适应证。

2.肝内胆管结石

无症状的肝内胆管结石可不治疗，定期观察、随访即可。临床症状反复发作者应手术治疗。

（1）胆管切开取石术　是最基本的方法，应争取切开狭窄部位，直视下或通过术中胆道镜取出结石，直至取尽。难以取尽的局限性结石需行肝切除。高位胆管切开后，常需同时行胆肠吻合术。

（2）胆肠吻合术　多采用肝管空肠Roux-en-Y吻合。Oddi括约肌有功能时，尽量避免行胆肠吻合术。

（3）肝切除术　是治疗肝内胆管结石积极的方法，切除病变部分的肝，包括结石和感染的病灶、不能切开的狭窄胆管。肝切除去除了结石的再发源地，且可防止病变肝段、肝叶的癌变。

（4）残留结石的处理　肝内胆管结石手术后结石残留较常见，约有20%~40%，后续治疗包括经引流管窦道胆道镜取石，激光、超声、体外震波碎石，以及中西医结合治疗等。

【护理】

（一）术前护理

（1）病情观察　术前患者出现寒战、高热、腹痛、黄疸等情况，应考虑发生急性胆管炎，及时报告医师，积极处理。有黄疸者，观察和记录大便颜色并监测血清胆红素变化。

（2）缓解疼痛　对诊断明确且疼痛剧烈者，给予消炎利胆、解痉镇痛药物。禁用吗啡，以免引起Oddi括约肌痉挛。

（3）降低体温　根据患者的体温情况，采取物理降温和（或）药物降温；遵医嘱应用抗生素控制感染。

（4）营养支持　给予低脂、高蛋白、高碳水化合物、高维生素的普通饮食或半流质饮食。禁食、不能经口进食或进食不足者，给予肠外营养支持。

（5）保持皮肤完整性　应指导患者修剪指甲，勿搔抓皮肤，防止破损；穿宽松纯棉质衣裤；保持皮肤清洁，用温水擦浴，勿使用碱性清洁剂，以免加重皮肤瘙痒。瘙痒剧烈者，遵医嘱使用炉甘石洗剂、抗组胺药或镇静药等。

（二）术后护理

1.病情观察

观察生命体征、腹部体征及引流情况，评估有无出血及胆汁渗漏。术前有黄疸者，观察和记录大便颜色并监测血清胆红素变化。

2.营养支持

禁食期间通过肠外营养途径补充足够的热量、氨基酸、维生素、水、电解质等，维持患者良好的营养状态。胃管拔除后根据患者胃肠功能恢复情况，由无脂流质逐渐过渡至低脂饮食。

3.T管引流的护理

（1）妥善固定　将T管妥善固定于腹壁，防止翻身、活动时牵拉造成管道脱出。

（2）加强观察　观察并记录T管引流出胆汁的量、颜色和性状。正常成人每日分泌胆汁800～1 200 mL，呈黄绿色、清亮、无沉渣，且有一定黏性。术后24 h内引流量约300～500 mL，恢复饮食后可增至每日600～700 mL，以后逐渐减少至每小时200 mL左右。如胆汁过多，提示胆总管下端有梗阻的可能；如胆汁混浊，应考虑结石残留或胆管炎症未完全控制。

（3）保持通畅　防止T管扭曲、折叠、受压。引流液中有血凝块、絮状物、泥沙样结石时要定时挤捏，防止管道阻塞。必要时用生理盐水低压冲洗或用50 mL注射器负压抽吸，操作时需注意避免诱发胆管出血。

（4）预防感染　长期带管者，定期更换引流袋，更换时严格无菌操作。平卧时引流管的远端不可高于腋中线，座位、站立或行走时不可高于引流管口平面，以防胆汁逆流引起感染。引流管口周围皮肤覆盖无菌纱布，保持局部干燥，防止胆汁浸润皮肤引起炎症反应。

（5）拔管护理　若T管引流出的胆汁色泽正常，且引流量逐渐减少，可在术后10～14 d，试行夹管1～2 d；夹管期间注意观察病情，若无发热、腹痛、黄疸等症状，可经T管做胆道造影，造影后持续引流24 h以上；如胆道通畅，无结石或其他病变，再次夹闭T管24～48 h，患者无不适可予拔管。年老体弱、低蛋白血症、长期使用激素者可适当延长T管留置时间，待窦道成熟后再拔除，避免胆汁渗漏至腹腔引起胆汁性腹膜炎。拔管后，残留窦道用凡士林纱布填塞，1～2 d内可自行闭合。若胆道造影发现有结石残留，则需保留T管6周以上，再做取石或其他处理。

4.并发症的护理

（1）出血　可能发生在腹腔、胆管内或胆肠吻合口。

原因：①腹腔内出血可能与术中血管结扎线脱落、肝断面渗血及凝血功能障碍有关；②胆管内或胆肠吻合口出血多因结石、炎症引起血管壁糜烂、溃疡或术中操作不慎引起。

表现：①腹腔内出血多发生于术后24～48h内，可见腹腔引流管引流出的血性液体超过100mL/h、持续3h以上，伴有心率增快、血压波动；②胆管内或胆肠吻合口出血在术后早期或后期均可发生，表现为T管引流出血性胆汁或鲜血，粪便呈柏油样，可伴有心率增快、血压下降等。

护理：①严密观察生命体征及腹部体征；②一旦发现出血征兆，及时报告医师并采取相应措施，防止发生低血容量性休克。

（2）胆瘘　因术中胆管损伤、胆总管下端梗阻、T管脱出所致。其表现和护理参见本节胆囊结石患者的护理。

【健康教育】

（1）饮食　指导注意饮食卫生，定期驱除肠道蛔虫。

（2）复诊　指导非手术治疗患者定期复查，出现腹痛、黄疸、发热等症状时，及时就诊。

（3）带T管　出院患者的指导，穿宽松柔软的衣服，以防管道受压；淋浴时，可用塑料薄膜覆盖引流管口周围皮肤，以防感染；避免提举重物或过度活动，以免牵拉T管导致管道脱出；出现引流异常或管道脱出时，及时就诊。

第三节　胆道感染护理

胆道感染包括胆囊炎和不同部位的胆管炎，分为急性、亚急性和慢性炎症。胆道感染是主要因胆道梗阻、胆汁淤积造成，胆道结石是导致胆道梗阻最主要的原因，胆道反复感染又可促进胆石形成并进一步加重胆道梗阻。

一、急性胆囊炎

【概述】

急性胆囊炎（Acute Cholecystitis）是胆囊管梗阻和细菌感染引起的炎症，是一种常见急腹症。女性多见。根据胆囊内有无结石，将胆囊炎分为结石性胆囊炎和非结石性胆囊炎。

（1）急性结石性胆囊炎 ①胆囊管梗阻：结石移动至胆囊管附近，可堵塞胆囊管或嵌顿于胆囊颈，直接损伤黏膜，导致胆汁排出受阻，胆汁淤滞、浓缩；高浓度胆汁酸盐具有细胞毒性，引起细胞损害，加重黏膜的炎症、水肿甚至坏死。②细菌感染：细菌通过胆道逆行进入胆囊，或经血液循环或经淋巴途径进入，在胆汁流出不畅时造成感染。主要致病菌为革兰氏阴性杆菌，常合并厌氧菌感染。

（2）急性非结石性胆囊炎 约占5%，病因不完全清楚，多见于严重创伤、烧伤、长期肠外营养、腹部非胆道大手术后（如腹主动脉瘤手术）、脓毒血症等危重患者。

（一）病理生理

1.急性结石性胆囊炎

结石致胆囊管梗阻，胆囊内压升高，黏膜充血水肿、渗出增多，此时为急性单纯性胆囊炎。如病因未消除，炎症发展，病变可累及胆囊壁全层，白细胞弥漫浸润，浆膜层有纤维性和脓性渗出物覆盖，成为急性化脓性胆囊炎。如胆囊内压持续增高，导致胆囊壁血液循环障碍，引起胆囊壁组织坏疽，则为急性坏疽性胆囊炎。坏疽性胆囊炎常并发胆囊穿孔，多发生于底部和颈部。急性胆囊炎因周围炎症浸润至邻近器官，也可穿破至十二指肠、结肠等形成胆囊胃肠道内瘘。

2.急性非结石性胆囊炎

病理过程与急性结石性胆囊炎基本相同，致病因素主要是胆汁淤滞和缺血，导致细菌繁殖且供血减少，更易出现胆囊坏疽、穿孔。

（二）症状与体征

1.症状

（1）腹痛 右上腹部疼痛，开始时仅有胀痛不适，逐渐发展至阵发性绞痛；常在饱餐、进食油腻食物后或夜间发作；疼痛可放射至右肩、肩胛和背部。

（2）消化道症状　腹痛发作时常伴有恶心、呕吐、厌食、便秘等消化道症状。

（3）发热　常为轻度至中度发热。如出现寒战高热，提示病变严重，可能出现胆囊化脓、坏疽、穿孔或合并急性胆管炎。

2.体征

右上腹可有不同程度的压痛或叩痛，炎症波及浆膜时可出现反跳痛和肌紧张。Murphy 征阳性是急性胆囊炎的典型体征。

（三）辅助检查

（1）实验室检查　血常规示白细胞计数及中性粒细胞比值升高，部分患者可有血清胆红素、转氨酶或淀粉酶升高。

（2）影像学检查　腹部超声可显示胆囊增大，胆囊壁增厚，并可探及胆囊内结石影。CT、MRI均能协助诊断。

【护理】

术前护理/术后护理参见本章第二节胆管结石患者的护理。

【健康教育】

（1）合理作息　合理安排作息时间，劳逸结合，避免过度劳累及精神高度紧张。

（2）合理饮食　进食低脂饮食，忌油腻食物；宜少量多餐，避免暴饮暴食。

（3）复查指导　非手术治疗或行胆囊造口术者，遵医嘱服用消炎利胆药物；按时复查，以确定是否需行胆囊切除手术。出现腹痛、发热和黄疸等情况，及时就诊。

二、慢性胆囊炎

【概述】

慢性胆囊炎（Chronic Cholecystitis）是胆囊持续、反复发作的炎症过程，超过 90% 的患者有胆囊结石。

（一）病因与发病的机制

由于胆囊受炎症和结石的反复刺激，胆囊壁炎性细胞浸润和纤维组织增生，胆囊壁增厚并与周围组织粘连，最终出现胆囊萎缩，胆囊完全失去功能。

（二）临床表现

慢性胆囊炎患者的症状常不典型，多数患者有胆绞痛病史，并有上腹部饱胀不适、嗳气和厌油腻饮食等消化不良的症状，也可有右上腹和肩背部的隐痛。体格检查可发现右上腹胆囊区有轻压痛或不适。

（三）辅助检查

腹部超声检查显示胆囊壁增厚，胆囊排空障碍或胆囊内结石，诊断常无困难。

【护理】

术前/术后护理：慢性胆囊炎急性发作时护理措施参见本节急性胆囊炎患者的护理；手术治疗的护理措施参见本章第二节胆石症患者的护理。

【健康教育】

遵医嘱服药，定期复查，以确定是否手术治疗和手术时机；严格限制油腻饮食；若出现腹痛、发热和黄疸等情况，及时就诊。

三、急性梗阻性化脓性胆管炎

【概述】

急性梗阻性化脓性胆管炎（Acute Obstructive Suppurative Cholangitis，AOSC）是急性胆管炎的严重阶段，又称急性重症胆管炎，本病的发病基础是胆道梗阻及细菌感染。男女发病比例接近，青壮年多见。

在我国，最常见的原因为肝内外胆管结石，其次为胆道蛔虫和胆管狭窄。在国外，恶性肿瘤、胆道良性病变引起狭窄、先天性胆道解剖异常等较常见。近年来，因手术及介入治疗后胆肠吻合口狭窄，PTC、ERCP、安置内支架等引起者逐渐增多。

（一）病因与发病机制

急性胆管炎基本病理变化包括胆管梗阻和胆管内化脓性感染。胆管梗阻导致梗阻以上胆管扩张、胆管壁黏膜肿胀，随着感染的加剧，胆管内压力升高，胆管壁充血、水肿、炎症细胞浸润及溃疡，管腔内充满脓性胆汁或脓液，使胆管内压力进一步升高，当胆管内压力超过30cm H_2O 时，肝细胞停止分泌胆汁，胆管内细菌和毒素通行进入肝窦，引发严重的脓毒血症。大量的细菌毒素导致全身炎症反应、血流动力学改变和多器官功能衰竭（MODS）。

（二）临床表现

本病发病急，病情进展迅速，除了具有急性胆管炎的Charcot三联征外，还有休克及中枢神经系统受抑制的表现，称为 Reynolds 五联征。

（三）症状与体征

1.症状

（1）腹痛　表现为突发剑突下或右上腹持续性疼痛，阵发性加重，并向右肩胛下及腰背部放射。肝外梗阻者腹痛较重，肝内梗阻者腹痛较轻。

（2）寒战高热　体温持续升高，达39～40℃或更高，呈弛张热。

（3）黄疸　多数患者可出现不同程度的黄疸，肝外梗阻者黄疸较肝内梗阻者明显。

（4）休克　口唇发绀，呼吸浅快，脉搏细速达120～140次/min，血压在短时间内迅速下降，可出现全身出血点或皮下瘀斑。

（5）神经系统症状　神志淡漠、嗜睡、神志不清，甚至昏迷；合并休克者可表现为烦躁不安、造妄等。

（6）胃肠道症状　多数患者伴恶心、呕吐等消化道症状。

2.体征

剑突下或右上腹部不同程度压痛，可出现腹膜刺激征；肝大并有压痛和叩击痛，肝外梗阻者胆囊肿大。

（四）辅助检查

（1）实验室检查　白细胞计数升高，可超过20×10^9/L，中性粒细胞比值明显升高；肝功能出现不同程度损害；凝血酶原时间延长。动脉血气分析示 PaO_2下降、氧饱和度降低。常伴有代谢性酸中毒、低钠血症等。

（2）影像学检查　腹部超声检查可了解胆道梗阻部位、肝内外胆管扩张情况及病变性质，对诊断很有帮助，可在床旁进行。如病情稳定，可行CT 或 MRCP 检查。

【护理】

1.病情观察

观察神志、生命体征、腹部体征及皮肤黏膜情况，监测血常规、电解质、血气分析等结果的变化。若患者出现神志淡漠、黄疸加深、少尿或无尿、肝功能异常、PaO_2降低、代谢性酸中毒及凝血酶原时间延长等，提示发生MODS，及时报告医师并做相应处理。

2.维持体液平衡

（1）观察指标　严密监测生命体征，特别是体温和血压的变化；准确记录24h出入水量，必要时监测中心静脉压及每小时尿量，为补液提供可靠依据。

（2）补液扩容　迅速建立静脉通路，使用晶体液和胶体液扩容，尽快恢复有效循环血量；必要时使用肾上腺皮质激素和血管活性药物，改善组织器官的血流灌注及供氧。

（3）纠正水、电解质及酸碱平衡失调　监测电解质、酸碱平衡情况，确定补液的种类和量，合理安排补液的顺序和速度。

3.维持有效气体交换

（1）呼吸功能监测　密切观察呼吸频率、节律和幅度；动态监测PaO_2和血氧饱和度，了解患者的呼吸功能状况；若患者出现呼吸急促、PaO_2下降、血氧饱和度降低，提示呼吸功能受损。

（2）改善缺氧状况　非休克患者采取半卧位，使腹肌放松，膈肌下降，利于改善呼吸状况；休克患者取仰卧中凹位。根据患者呼吸形态及血气分析结果选择给氧方式和确定氧气流量或浓度，可经鼻导管、面罩、呼吸机辅助等方法给氧，改善缺氧症状。

4.维持正常体温

（1）降温　根据体温升高的程度，采用温水擦浴、冰袋冷疗等物理降温方法；必要时使用药物降温。

（2）控制感染　联合应用足量有效的抗生素，控制感染，使体温，恢复正常。

5.营养支持

禁食和胃肠减压期间，通过肠外营养途径补充能量、氨基酸、维生素、水及电解质，维持和改善营养状况。

6.完善术前检查及准备

积极完善术前相关检查，如心电图、腹部超声检查、血常规、凝血功能、肝肾功能等。凝血功能障碍者，补充维生素。准备术中用药，更换清洁患者服，按上腹部手术要求进行皮肤准备。待术前准备完善后，送入手术室。

7.术后护理和健康教育

参见本章第二节胆石症患者的护理。

第四节　胆道蛔虫病护理

【概述】

胆道蛔虫病（Biliary Ascariasis）是指由于饥饿、胃酸降低或驱虫不当等因素，肠道蛔虫上行钻入胆道引起的一系列临床症状。随着生活环境、卫生条件和饮食习惯的改善，本病发生率已明显下降。

蛔虫有钻孔习性，喜碱性环境。当胃肠道功能紊乱、饥饿、发热、驱虫不当、妊娠等致肠道内环境发生改变时，蛔虫可行至十二指肠。如遇Oddi括约肌功能失调，蛔虫可钻入胆道，机械性刺激可引起Oddi括约肌痉挛，导致胆绞痛和诱发急性胰腺炎。蛔虫将肠道的细菌带入胆道，造成胆道感染，严重者可引起急性化脓性胆管炎、肝脓肿；如经胆囊管钻至胆囊，可引起胆囊穿孔。括约肌长时间痉挛致蛔虫死亡，其残骸日后可成为结石的核心。

（一）临床表现

"症征不符"是本病的特点，即剧烈的腹痛与较轻的腹部体征不相称。

胆道蛔虫病表现为突发性剑突下方钻顶样绞痛，伴右肩或左肩部放射痛，痛时辗转不安、呻吟不止、大汗淋漓，可伴有恶心、呕吐甚至呕出蛔虫。疼痛可突然平息，又可突然再发，无一定规律。合并胆道感染时，可出现寒战高热，也可合并急性胰腺炎的临床表现。体征甚少或轻微，当患者胆绞痛发作时，除剑突下方有深压痛外，无其他阳性体征。体温多不增高，少数患者可有轻微的黄疸，严重者表现同急性梗阻性化脓性胆管炎。

（二）辅助检查

（1）实验室检查可见白细胞计数和嗜酸性粒细胞比值升高。

（2）影像学检查腹部超声检查为首选方法，可显示蛔虫体影。

【护理】

术前/术后护理参见本章第二节胆石症患者的护理。

【健康教育】

（1）养成良好的饮食及卫生习惯　不喝生水，蔬菜要洗净煮熟，水果应洗净或削皮后吃，饭前便后要洗手。

（2）正确服用驱虫药　驱虫药一般应于清晨空腹或晚上临睡前服用，根据药物类型观察疗效。

第五节　胆道肿瘤护理

一、胆囊息肉

【概述】

胆囊息肉（Gallbladder Polyps）是指向胆囊腔内突出或隆起的病变，球形或半球形，有蒂或无蒂，多为良性。

病理上可分为肿瘤性息肉和非肿瘤性息肉。肿瘤性息肉包括：腺瘤、腺癌、血管瘤、脂肪瘤、平滑肌瘤、神经纤维瘤等；非肿瘤性息肉包括：胆固醇息肉、炎性息肉、腺肌增生等。由于术前难以确诊病变性质，故统称为"胆囊息肉样病变"或"胆囊隆起性病变"。

（一）胆囊息肉的临床表现

大部分患者因体检行腹部超声检查时发现，无症状。少数患者可有右上腹部疼痛或不适，偶尔有恶心、呕吐、食欲减退等消化道症状；极个别患者可引起阻塞性黄疸、无结石性胆囊炎、胆道出血等。少数胆囊息肉可发生癌变，临床上应予以重视。

（二）胆囊息肉的辅助检查

腹部超声是诊断本病的首选方法，但很难分辨其良、恶性。内镜超声及超声引导下经皮细针穿刺活检等可帮助明确诊断。

【护理】

术前/术后护理参见本章第二节胆石症患者的护理。

【健康教育】

暂不手术者定期复查，每6个月做腹部超声检查，以确定是否手术治疗。

二、胆囊癌

【概述】

胆囊癌（Carcinoma of the Gallbladder）是指发生在胆囊的癌性病变，是胆道系统最常见的恶性肿瘤。90％的患者发病年龄超过50岁，女性发病率约为男性的3～4倍。

流行病学显示70％的胆囊癌与胆囊结石有关，可能与胆囊黏膜受结石长期物理性刺激、慢性炎症及细菌代谢产物中的致癌物质等因素有关。此外，萎缩性胆囊炎、胆囊息肉样病变、胆管空肠吻合术后、完全钙化的"瓷化"胆囊和溃疡性结肠炎等因素可能与胆囊癌发生有关。

胆囊癌多发生在胆囊体部和底部。病理上分为肿块型及浸润型，前者表现为胆囊腔内大小不等的息肉样病变，后者表现为胆囊壁增厚与肝牢固粘连。组织学上分为腺癌、未分化癌、鳞状细胞癌、腺鳞癌等，以腺癌多见，约占82％。转移方式主要为直接浸润肝实质及邻近器官，如十二指肠、胰腺、肝总管和肝门胆管；也可通过淋巴结转移，血行转移少见。

（一）胆囊癌的临床表现

胆囊癌发病隐匿，早期无特异性症状，部分患者可因胆囊切除时意外发现。合并胆囊结石或慢性胆囊炎者，早期多表现为胆囊结石或胆囊炎的症状。当肿瘤侵犯浆膜层或胆囊床时，出现右上腹痛，可放射至肩背部，伴有食欲下降等。胆囊管梗阻时可触及肿大的胆囊。胆囊癌晚期，可在右上腹触及肿块，并出现腹胀、体重减轻或消瘦、贫血、黄疸、腹水及全身衰竭等。少数肿瘤可穿透浆膜，导致胆囊急性穿孔、急性腹膜炎、胆道出血等。

（二）胆囊癌的辅助检查

（1）实验室检查　CEA、CA 19-9、CA 125 等均可升高，但无特异性。

（2）影像学检　查腹部超声检查、CT 可见胆囊壁不同程度增厚或显示胆囊内新生物，亦可发现肝转移或淋巴结肿大；CT 增强扫描或 MRI 可显示肿瘤的血供情况；腹部超声引导下细针穿刺抽吸活检，可帮助明确诊断。

【护理】

（1）心理护理　胆囊癌是高度恶性肿瘤，临床表现缺乏特异性，早期诊断困难，预后差。患者可出现紧张、沮丧、精神极度不安及忧郁等心理反应。护士可通过与患者建立良好的护患关系，引导其正视病情；通过鼓励患者及家属主动参与治疗方案的选择，增加患者的信赖感，从而提高就医的依从性。

（2）术前/术后护理　行单纯胆囊切除术的患者参见本章第二节胆囊结石患者的护理。

三、胆管癌

【概述】

胆管癌（Cholangiocarcinoma）是指发生在肝外胆管，即左、右肝管至胆总管下端的恶性肿瘤。男女发病率无差异，50岁以上多见。根据肿瘤生长的部位，分为上段、中段、下段胆管癌，其中上段胆管癌多见，约占50%~75%。上段胆管癌又称肝门部胆管癌，位于左右肝管至胆囊管开口以上部位；中段胆管癌位于胆囊管开口至十二指肠上缘；下段胆管癌位于十二指肠上缘至十二指肠乳头。病因尚不明确，可能与肝胆管结石、原发性硬化性胆管炎、先天性胆管囊性扩张症、胆管空肠吻合术后、溃疡性结肠炎等危险因素有关。95%以上为腺癌，分化好；少数为未分化癌、乳头状癌或鳞癌。肿瘤多为小病灶，呈扁平纤维样硬化、同心圆生长，引起胆管梗阻，并直接浸润相邻组织。沿肝内、外胆管及其淋巴分布和流向转移，并沿肝十二指肠韧带内神经鞘浸润是其转移的特点。

（一）胆管癌的临床表现

1.症状

（1）黄疸　为进行性加重的梗阻性黄疸，表现为皮肤巩膜黄染、全身皮肤瘙痒、尿色深黄、大便呈灰白色或陶土样等。

（2）腹痛　少数无黄疸者有上腹部饱胀不适、隐痛、胀痛或绞痛。

（3）其他　可有恶心、厌食、消瘦、乏力等；合并胆道感染时出现急性胆管炎的临床表现。

2.体征

（1）胆囊肿大　病变在胆管中、下段的常可触及肿大的胆囊，Murphy 征可呈阴性；病变在上段胆管时胆囊常缩小且不能触及。

（2）肝大　部分患者出现肝大、质硬，有触痛或叩痛；晚期可在上腹部触及肿块，可伴有腹水和下肢水肿。

（二）胆管癌的辅助检查

（1）实验室检查　血清总胆红素、结合胆红素、AKP、ALP显著升高，CA19-9也可升高。

（2）影像学检查　腹部超声检查为首选，可见肝内、外胆管扩张或查见胆管肿瘤。MRCP能清楚显示肝内、外胆管的影像，显示病变部位的效果优于腹部超声检查、CT和MRI。

【护理】

（1）心理护理　疏导、安慰患者，鼓励患者及家属说出感受和关心的问题，耐心解释各种治疗、护理措施。尊重、同情、理解患者的悲痛，提供一种开放式的支持环境，并让家属了解发泄的重要性。与家属共同讨论制定诊疗措施，鼓励家属与患者多沟通交流。

（2）疼痛护理　评估疼痛发生的时间、部位、性质、诱因和程度，遵医嘱按照三级止痛原则给予镇痛药物，并观察药物效果及不良反应，指导患者控制疼痛和分散注意力的方法。

（3）病情观察　密切观察并记录患者的生命体征、神志、尿量，全身皮肤黏膜有无出血点，有无发烧及黄疸等；观察切口渗血、渗液情况；观察腹部体征，了解有无腹痛、腹胀及腹膜刺激征等；有引流管者，观察并记录引流液的颜色、性状及量。

（4）体位　清醒且血压稳定者，改为半卧位，指导患者有节律地深呼吸，达到放松和减轻疼痛的效果。

（5）营养支持　禁食、胃肠减压，静脉输入高渗葡萄糖、适量胰岛素以及维生素B、C、K等，待肠蠕动恢复后逐步给予流质、半流质饮食以及普食。术后2周应补充适量的白蛋白和血浆，以提高机体的抵抗力。

【健康教育】

定期复查，出现肿瘤复发时能及早发现并采取相应治疗。

（王建建　孙守艳）

第十五章　胃肠外科护理

第一节　胃肠外科危重症护理

一、危重症的护理

【概述】

病情观察要点：

（1）严密监测患者意识情况，P、R、BP、CVP、尿量、肢体温度、颜色，注意有无休克的表现。

（2）观察气道是否通畅，注意呼吸的形态及频率。

（3）观察腹痛的特征、有无腹膜刺激征，判断是实质脏器损伤还是空腔脏器损伤。

（4）观察患者的体位及局部软组织损伤、肢体活动情况。

【护理】

（一）术前护理

（1）体位　抬高下肢15°～20°；合并休克者，取休克卧位（抬高头胸部10°～20°，抬高下肢20°～30°）。

（2）保持呼吸道通畅　清除呼吸道分泌物及异物；吸氧；必要时行气管插管或气管切开，予以人工呼吸。

（3）建立静脉通道　迅速建立两条静脉通道，迅速补充血容量，根据血压情况随时调整输液速度，必要时行深静脉置管。

（4）术前准备　遵医嘱立即行备皮、皮试、备血、导尿、胃肠减压等。

（二）术后护理

（1）体位与活动　根据病情或麻醉方式，取适宜的体位；评估肠蠕动恢复情况，根据情况鼓励适当活动。

（2）饮食护理　根据患者具体病情指导饮食。

（3）病情观察　保持呼吸道通畅，遵医嘱给氧。遵医嘱准确给药、补液，维持水电解质平衡，严格记录24h尿量，观察尿量颜色，并做好护理记录。

（4）切口护理　定时观察敷料，敷料被浸湿时注意其颜色、性质及量，并及时更换敷料保持干燥，并做好记录。

（5）引流管的护理　妥善固定和保护引流管，保持引流管通畅，密切观察引流物的颜色、性质、质量，并做好记录；定时更换引流袋。

（6）疼痛护理　如采取合适体位、遵医嘱使用止痛剂、辅助疗法等。

（7）按要求做好基础护理　预防感染，协助翻身、拍背，指导咳嗽咳痰，及时吸痰，防止坠积性肺炎发生。

（8）心理护理　鼓励开导患者树立战胜疾病的信心。

【健康教育】

（1）做好患者及家属的心理疏导，减轻焦虑情绪。

（2）适当休息，注意锻炼，促进康复。

（3）告知患者饮食注意事项。

（4）告知患者若有不明原因的发热（＞38℃）或腹痛腹胀、肛门停止排气排便等应及时就诊。

二、上消化道大出血护理

【概述】

（1）严密监测患者意识情况，P、R、BP、CVP、尿量、肢体温度、颜色，注意有无休克的表现。

（2）保持呼吸道通畅，及时清理呼吸道分泌物，防止窒息。

（3）及时评估呕血与便血的量、次数、性状；估计出血量，做好记录。

（4）定时监测血分析、血气分析、电解质。

（5）观察有无再出血先兆，如头晕、心悸、出汗、恶心、腹胀、肠鸣音活跃等，注意观察腹部体征。

【护理】

1.出血期的护理

（1）体位 采用头抬高15°~30°，下肢抬高30°~45°卧位。

（2）保持呼吸道通畅 立即清除口腔、咽喉部呕吐物、分泌物和血液，予以面罩吸氧；必要时床旁紧急行气管插管，呼吸机辅助呼吸。

（3）建立静脉通道 迅速建立两条静脉通道，迅速补充血容量，保证及时用药，根据血压情况随时调整输液速度，必要时行深静脉置管。

（4）遵医嘱置入胃管，定时向胃内注入14C去甲肾上腺素和冰盐水洗胃。

（5）若患者出现失血性休克表现，立即予以快速、加压输血、输液，严密监测生命体征及24h尿量及出入量，做好护理记录。

2.并发症期的护理

（1）肝昏迷的护理 发现肝昏迷先兆，及时报告病情，注意患者焦躁不安，以免造成意外伤害。

（2）防止褥疮的护理 应予定时翻身、按摩、更换体位。

3.心理护理

做好患者及家属的心理疏导，减轻焦虑情绪。

4.常规护理

若需手术者，按胃肠外科手术一般护理常规护理。

【健康教育】

（1）保持良好的心境和乐观主义精神，正确对待疾病。

（2）生活要规律，避免过饥、过饱，避免粗糙、酸辣刺激性食物，如醋、辣、蒜、浓茶等，避免食用过冷、过热食物。

（3）戒烟、禁酒。

（4）遵医嘱服药，避免服用阿司匹林、吲哚美辛、激素类药物。

（5）定期复查，如出现呕血、黑便，立即到医院就诊。

第二节　胃肠外科常见疾病护理

一、急性阑尾炎护理

【概述】

急性阑尾炎是外科常见病，是由阑尾管腔阻塞、细菌入侵、阑尾先天畸形、饮食不洁以及抵抗力下降等多种直接或间接原因导致的急性阑尾感染。典型症状为腹痛、厌食、恶心、呕吐、乏力、发热等。经过及时有效的手术和抗生素治疗可治愈，预后良好。

【护理】

（一）术前护理

（1）按围手术期手术前护理常规护理。

（2）卧位休息，阑尾脓肿患者取半卧位。按医嘱禁食或给予流质。

（3）密切观察病情变化，如体温、腹痛、呕吐等情况。

（4）禁止使用泻药及灌肠。

（5）按医嘱使用抗生素，禁食者静脉输液。禁用吗啡、哌替啶等止痛药，以免妨碍病情观察。

（6）高热者给予降温，尽可能将体温降至38.5℃以下，减少麻醉并发症。

（二）术后护理

（1）按围手术期手术后护理常规护理。

（2）体位与活动　血压平稳6h后取半卧位；鼓励患者早期离床活动，促进肠功能恢复，防止肠粘连。

（3）饮食　手术当天禁食，肠蠕动恢复肛门排气后，第1日进流质饮食，第2日进软食，在正常情况下3~4d可进普食。

（4）病情观察　定时监测生命体征变化，遵医嘱给氧。

（5）切口护理　保持切口敷料干燥、固定，观察切口渗血情况。阑尾穿孔并发腹膜炎者，观察腹部体征及大便情况，如出现里急后重感，应注意有无盆腔脓肿的发生。

（6）按医嘱静脉输液，注意电解质平衡。

（7）心理护理　做好心理护理及健康宣教，消除患者顾虑。

【健康教育】

（1）清淡饮食，应少量多餐，进食富含营养素、易消化食物，忌辛辣刺激性食物。

（2）适当活动，定期复查。

二、肠梗阻护理

【概述】

各种原因所引起的肠腔内容物通过障碍，称之为肠梗阻（Intestinal Obstruction）。主要临床表现为痛、呕、胀、闭等四大症状，是临床常见的急症，病情复杂多变。如能及时诊断和积极的治疗，大多可能终止病情的发展，最终治愈。病因主要包括机械性肠梗阻、动力性肠梗阻及缺血性肠梗阻。

【护理】

（一）术前护理

（1）按围手术期手术前护理常规护理。

（2）做好心理护理，消除顾虑。

（3）禁食，胃肠减压，注意胃液的性质和量、颜色；如有呕吐时取坐位或头偏向一侧以防误吸。

（4）按医嘱静脉输液，记录24h出入水量。

（5）监测生命体征，观察有无休克表现，无休克者取半卧位，休克者取休克卧位。

（6）严密观察腹痛性质，腹部疼痛未确诊之前，禁用止痛药。

（7）非手术治疗过程中若出现腹痛或呕吐加剧、面色苍白、烦躁不安等，及时通知医生进一步检查，以判断有无肠绞窄。绞窄性肠梗阻需行急诊手术，应立即做好术前准备。

（8）做好术前常规准备备皮、备血、皮试等。

（二）术后护理

（1）按围手术期手术后护理常规护理。

（2）体位与活动　麻醉清醒、血压稳定6h后，取半卧位；鼓励患者早期离床活动，促进肠功能恢复，防止肠粘连。

（3）饮食禁食　行胃肠减压至肠功能恢复，肠功能恢复后，按少量流质饮食、半流质饮食、软食过渡。

（4）病情观察　监测生命体征，予心电监测，氧气吸入，记录24h尿量。

（5）切口护理　保持切口敷料干燥、固定，观察切口渗血情况，发现异常及时通知医生处理。

（6）管道护理　妥善固定各种引流管，保证通畅，并注意观察引流物的量、颜色、性质。

（7）按医嘱静脉输液，注意电解质平衡。

（8）心理护理　做好心理护理及健康宣教，消除患者顾虑。

【健康教育】

（1）清淡饮食，应少量多餐，进食富含营养素、易消化食物，忌食生、冷、硬、油煎、酸、辣、浓茶等刺激性及易胀气食物。

（2）保持良好心理状态。

（3）适当活动，坚持锻炼，如有不适应及时就诊。

三、腹部疝护理

【概述】

腹腔脏器离开原来的位置，通过人体薄弱点或缺损、间隙进入另一部位。在形态上，腹部疝可凸向腹外，也可表现为肠管等器官组织疝入腹腔内的某一间隙。

【护理】

（一）术前护理

（1）按围手术期手术前护理常规护理。

（2）做好心理护理，消除顾虑。

（3）术前禁食10~12h，禁饮4~6h。

（4）注意保暖，勿受凉，严禁吸烟，以免发生气管炎引起咳嗽，使腹腔压力增大，造成肠管嵌顿。如有感冒、支气管炎，治疗后再行择期手术。

（5）嵌顿疝患者入院后可先抬高臀部，局部热敷，用手法复位。如手法复位失败或者腹痛厉害，疑有肠坏死现象，禁做手法复位，应立即手术。

（6）做好术前常规准备，备皮、备血等，术前遵医嘱，置尿管。

（二）术后护理

（1）按围手术期手术后护理常规护理。

（2）体位与活动 术后取平卧位，膝下垫一软枕，1～2d内观察切口或阴囊内有无血肿形成，如有血肿应立即报告医生进行处理。传统疝手术术后平卧3d，膝下垫一软枕，使髋关节微屈，减少腹壁张力，3～5d可下地活动，采用无张力疝修补术患者可早期下床活动。

（3）饮食 单纯疝修补手术患者手术后6h后无恶心、呕吐可遵医嘱进流质食物，次日可进软食或普食。

（4）病情观察 监测生命体征，予氧气吸入。

（5）切口护理 保持切口敷料干燥、固定，观察切口渗血情况，发现异常及时通知医生处理。遵医嘱切口加砂袋（或盐袋）500g压迫4～6h，为防阴囊血肿形成，抬高阴囊，阴囊大时可用"丁"字带将阴囊吊起。

（6）咳嗽或便秘时，及时用药治疗，避免腹腔压力增高，造成疝复发。

（7）如有疝嵌顿，需做肠切除手术者，按肠切除手术护理常规。

（8）心理护理 做好心理护理及健康宣教，消除患者顾虑。

【健康教育】

（1）注意休息，进清淡饮食，多吃新鲜蔬菜水果，防止便秘。

（2）避免用力咳嗽，手术2周后可恢复一般性工作，手术后3个月内不宜重体力劳动，以免造成疝复发。

四、胃癌护理

【概述】

胃癌是指发生于胃的癌症，一般源于胃上皮细胞，是消化道最常见的恶性肿瘤。胃癌的确切病因尚不明确，但是遗传、年龄、性别、幽门螺杆菌感染、烟草、酒精等众多因素都可增加患病风险。

【护理】

（一）术前护理

（1）按围手术期手术前护理常规护理。

（2）做好心理护理，消除顾虑。

（3）有幽门梗阻或胃潴留者，遵照医嘱予胃肠减压及温盐水洗胃。

（4）术晨灌肠1次。胃癌术前预计可能合并横结肠切除者，术前应清洁灌肠。急诊手术不灌肠。

（5）做好术前常规准备备皮、备血、皮试等，术晨遵医嘱留置胃管、尿管。

（二）术后护理

（1）按围手术期手术后护理常规护理。

（2）体位与活动　麻醉清醒、血压稳定6h后，取半卧位。鼓励患者早期下床活动，第2日下地、床边活动，第3日可室内活动。

（3）饮食　术后禁食、禁饮，待肠蠕动恢复排气后当天即可少量饮水，第2日可进半量流质饮食，注意有无恶心、腹胀及倾倒综合征的出现，术后1周左右可进半流质饮食，术后10～14d可进软食，15d后如无不适反应即可进普食。

（4）病情观察　监测生命体征，予心电监测，记录24h出入量。

（5）切口护理　观察切口渗血情况，出血多时应及时更换敷料，寻找原因，及时处理。

（6）管道护理　保持各管道通畅，固定稳妥，使用胃管减压，应注意观察引流物的量、颜色、性质。胃内若有血块堵塞时可用少量等渗盐水冲洗，胃内有活动性出血时，应立即通知医生处理。按医嘱输液，以维持体液平衡和提供热量。

（7）按医嘱静脉输液，注意电解质平衡。

（8）心理护理　做好心理护理及健康宣教，消除患者顾虑。

【健康教育】

（1）清淡饮食，应少量多餐，进食富含营养素、易消化食物，忌食生、冷、硬、油煎、酸、辣、浓茶等刺激性及易胀气食物。

（2）保持良好心理状态。

（3）适当活动，定期复查。

五、结、直肠癌护理

【概述】

常见的消化道恶性肿瘤，发生率仅次于胃癌和食道癌。在我国常见恶性肿瘤死亡中，结直肠癌患者在男性占第五位，女性占第六位。近二十年来结直肠癌的发病率在逐渐增加，同时，其发病年龄趋向老龄化。在西方发达国家，结直肠癌是仅次于肺癌的第二位恶性肿瘤。不同国家的发病率相差60倍。易发部位为直肠及直肠与乙状结肠交界处，占60％。发病多在60～70岁，50岁以下不到20％。年轻人结直肠癌应排除先前存在的溃疡性结肠炎癌变或家族性结直肠癌。男女之比为2：1。

【护理】

（一）术前护理

（1）按围手术期手术前护理常规护理。

（2）做好心理护理，消除顾虑。

（3）术前肠道准备　①术前3 d进半流质，术前2 d改流质饮食。②术前1 d口服蓖麻油20～30 mL，术前晚及术晨清洁灌肠。

（4）直肠癌女性患者，癌肿侵犯阴道后壁时，术前3 d每日冲洗阴道1次。

（5）做好术前常规准备，备皮、备血、皮试等，术晨遵医嘱留置胃管、尿管。

（二）术后护理

（1）按照手术期手术后护理常规护理。

（2）体位与活动　麻醉清除，血压正常术后6 h，改斜坡位；鼓励患者在病情好转后，尽早离床活动，促进肠功能恢复，防止肠粘连。

（3）饮食　禁食，持续胃肠减压2～3 d，第4日开始进流质饮食，并每日增量、1周后改为半流质饮食。

（4）病情观察　监测生命体征，予心电监测，氧气吸入，必要时记录24 h出入量。

（5）切口护理　保持切口敷料干燥、固定，观察切口渗血情况，发现异常及时通知医生处理。

（6）管道护理　做好各引流管护理，观察引流液的量、颜色、性状，防止引流管扭曲及滑脱，保持引流管的通畅。

（7）按医嘱静脉输液，注意电解质平衡。

（8）直肠癌根治术易损伤骶部神经或造成膀胱后倾，导致尿潴留，术后需延长留置尿管时间。术后5～7 d起开始锻炼膀胱收缩功能，并观察尿意及排尿量是否正常，术后10 d左右拔除尿管。留置导尿患者行会阴护理，每日2次。

（9）结肠手术后1周内禁止灌肠，必要时可口服液状石蜡30 mL。

（10）心理护理做好心理护理及健康宣教，消除患者顾虑。

（11）结肠造瘘术后护理 按人工肛门护理常规进行。

【健康教育】

（1）清淡饮食，应少量多餐，进食富含营养素、易消化食物，忌食生、冷、硬、油煎、酸、辣、浓茶等刺激性及易胀气食物。

（2）保持良好心理状态，适当活动。

（3）定期复查。

六、胃、十二指肠溃疡穿孔护理

【概述】

急性穿孔是胃十二指肠溃疡严重并发症，为常见的外科急腹症。起病急、病情重、变化快，需要紧急处理，若诊治不当可危及生命。十二指肠溃疡穿孔男性患者较多，胃溃疡穿孔多见于老年女性。绝大多数十二指肠溃疡穿孔发生在球部前壁，胃溃疡穿孔60%发生在胃小弯。我国南方发病率高于北方，城市高于农村。可能与饮食、工作环境等因素有关。秋冬、冬春之交是高发季节。

【护理】

（一）术前护理

（1）按围手术期手术前护理常规护理。

（2）做好心理护理，消除顾虑。

（3）禁食、禁饮，插胃管，行胃肠减压，观察胃液的性质、色和量，按医嘱补液，纠正酸碱平衡紊乱。

（4）血压平稳取半卧位，身体应略倾向左侧，以防止或减少胃内容物溢入腹腔。

（5）观察生命体征变化及腹部体征，注意有无腹肌紧张、压痛、反跳痛；出现板状腹和移动性浊音，应及时通知医生。

（6）未明确诊断前，禁用止痛镇静药物，以免掩盖病情，延误诊断；已明确诊断，疼痛剧烈者，可遵医嘱适当使用解痉止痛药物。

（7）需急诊手术者，遵医嘱做好术前准备。

（二）术后护理

（1）按围手术期手术后护理常规护理。

（2）体位与活动　麻醉清醒、血压稳定6h后，取半卧位；鼓励患者在病情好转后，早期离床活动，促进肠功能恢复，防止肠粘连。

（3）饮食　术后禁食、禁饮，行胃肠减压，防止胃扩张。每日输液2 500～3 000 mL，待肠蠕动恢复排气后当天即可少量饮水，第2日可进半量流质饮食，第3日进全量流质饮食，第4日改半流质饮食，第10～14日可进软食。忌食生、冷、硬、刺激性食物，注意少量多餐。

（4）病情观察　监测生命体征，予心电监测，氧气吸入。

（5）切口护理　保持切口敷料干燥、固定，观察切口渗血情况，发现异常及时通知医生处理。

（6）管道护理　妥善固定各种引流管，保证通畅，并注意观察引流物的量、颜色、性质。

（7）按医嘱静脉输液，注意电解质平衡。

（8）腹腔内脓肿是最常见和最主要的并发症之一，如术后体温升高、白细胞计数增高，应及时通知医生，进行相应的处理。

（9）心理护理　做好心理护理及健康宣教，消除患者顾虑。

【健康教育】

（1）清淡饮食，应少量多餐，进食富含营养素、易消化食物，忌食生、冷、硬、油煎、酸、辣、浓茶等刺激性及易胀气食物。

（2）保持良好心理状态，适当活动，定期复查。

七、腹部损伤小肠破裂护理

【概述】

各种外力的作用所致的小肠穿孔称为小肠破裂。临床表现主要有腹痛、腹胀、腹膜炎，可伴有休克。小肠位于大部分腹前壁之下，相对表浅，损伤机会多，且常同时有多处破损。由于小肠壁厚，血运丰富，故无论是穿孔修补或肠段切除吻合术，其成功率均较高，发生肠瘘的机会少。

【护理】

（一）术前护理

（1）按围手术期术前护理常规护理。

（2）做好心理护理，消除顾虑。

（3）禁食、胃肠减压。

（4）严密观察病情变化，注意患者神志、面色、腹部体征，有无压痛、反跳痛等腹膜刺激征，发现异常及时报告医生，给予相应处理。

（5）遵医嘱积极补充血容量，防治休克、使用抗生素防治腹腔内感染。

（6）观察期间患者卧床休息，不随便搬动患者，以免加重病情。严禁使用止痛药，以免掩盖病情。

（7）开放性损伤者常规注射破伤风抗毒素，协助医生做好伤口处置。

（8）尽快做好术前准备。

（二）术后护理

（1）按围手术期术后护理常规护理。

（2）体位与活动　麻醉清醒、血压稳定6h后，取半卧位；鼓励患者在病情好转后，早期离床活动，促进肠功能恢复，防止肠粘连。

（3）饮食　禁食，行胃肠减压至肠功能恢复，肠功能恢复后及时供给易消化、营养丰富的饮食。

（4）病情观察　定时监测生命体征和尿量。

（5）切口护理　保持切口敷料干燥、固定，观察切口渗血情况，发现异常及时通知医生处理。

（6）管道护理　妥善固定各种引流管，保证通畅，并注意观察引流物的量、颜色、性质。

（7）按医嘱静脉输液，注意电解质平衡。

（8）心理护理　做好心理护理及健康宣教，消除患者顾虑。

【健康教育】

（1）清淡饮食，应少量多餐，进食富含营养素、易消化食物，忌食生、冷、硬、油煎、酸、辣、浓茶等刺激性及易胀气食物。

（2）保持良好心理状态，适当活动，定期复查。

第三节　胃肠外科专科护理技术

【概述】

一、留置胃管

（1）尽可能选择细的胃管，成人选择12～16号，以减少消化道损伤和呼吸机相关肺炎发生。

（2）用鼻形胶布妥善固定，保持通畅。每班冲洗胃管一次，以保持通畅。

（3）硅胶胃管每月更换一次，夏尔凯胃管每42日更换一次。

（4）防止误吸，置管后至少由两人用三种方法证实在胃内，采用持续泵注方式进行肠内营养，速度 30～100mL/h。①泵注前均需验证胃管位置正确，将胃内残留液抽出，注意观察胃潴留量，如潴留量达100mL以上，应延缓注食速度或停止泵注。泵注前吸尽气管内痰液防吸痰呛咳、憋气使腹内压增高引起反流。②泵注时取半卧位或头高脚低卧位，借重力作用可防止反流、误吸。注意观察痰液及口咽分泌物性状，警惕有无胃内容物反流或误吸，有反流或误吸停止饮食并胃肠减压。③泵注后以温开水冲洗胃管并夹闭。

二、双套管

（一）双套管结构

（1）包含外套管、内吸管（出水管）、滴水管（进水管）。

（2）外套管为一内径为0.5～1.5cm粗硅胶管，管身开多个孔，内吸管为一根内径0.5～0.75cm导管，套入粗硅胶管内，用于吸引腹腔引流液，两管的顶端相距1.5～2.5cm用丝线固定，以防滑脱；滴水管为一顶端开孔导管，与外套管平行，用于滴入冲洗液。

（二）双套管目的

（1）利用内外套管达到即可冲洗又可引流的目的。

（2）主动负压引流去除残余坏死组织、腹腔肠腔漏出液，减少腹腔并发症。

（3）减少胰液和胰腺坏死组织及毒素对机体的损害。

（三）双套管护理注意事项

（1）经常检查固定情况，根据引流液的性状调节负压及冲洗液的速度，一般（-10～20kPa、40～60滴/min）。

（2）避免引流管受压、扭曲、堵塞及脱落，维持一定的负压吸引，保持通畅。

（3）引流液超过引流瓶1/2时应立即倾倒。

（4）术后引流液开始一般为暗红色浑浊样液体，内含小血块及坏死组织，2～3d后颜色渐淡、清亮。

（5）如色泽转为鲜红、坏死组织增多，说明有继发性出血，组织自溶，应及时通知医生进行处理。

（6）保护引流管周围皮肤，可在皮肤周围涂氧化锌软膏保护，以防消化液特别是胰液外溢的刺激发生皮肤糜烂。

（7）操作要点，正确固定、保持负压、调节滴速、体位引流、防止打折、防止堵漏、观察颜色及性状、听吸引声、保护皮肤。

三、腹腔镜疝修补术

腹腔镜疝修补术是一种微创手术，通过在腹壁上打几个小孔，利用腹腔镜设备将补片置入腹膜前间隙以修补疝囊部位的缺陷。这种手术方法具有显著的微创优势，患者术后恢复更快，但术后护理同样重要，以确保手术效果并减少并发症的发生。

【护理】

（一）术前护理

（1）按围手术期手术前护理常规护理。

（2）做好心理护理，消除顾虑。

（3）术前禁食10～12h，禁饮4～6h。

（4）做好术前常规准备备皮，按腹部手术常规备皮，特别要注意脐部的清洁。术晨遵医嘱置尿管。

（二）术后护理

（1）按围手术期手术后护理常规护理。

（2）体位与活动　术后患者去枕平卧6h，后取半卧位。术后第一天指导下床活动。

（3）饮食　指导手术当天禁止饮食，术后第1日胃肠功能逐渐恢复，根据病情逐步给予流质饮食、半流质饮食、软食、普食。

（4）病情观察　监测生命体征，给予心电监测，氧气吸入，鼓励患者深呼吸，有效咳嗽，以保持呼吸道通畅和心肺功能的恢复。

（5）切口护理　保持切口敷料干燥、固定，观察切口渗血情况，发现异常及时通知医生处理。

（6）专科指导　术后3d腹部创口痊愈，一周内不宜洗澡。

【健康教育】

（1）注意休息，进清淡饮食，多吃新鲜蔬菜水果，防止便秘。

（2）避免用力咳嗽，手术后3个月内不宜重体力劳动，以免造成疝复发。

（王振颖　曹婵娟　龚政文）

第十六章 甲状腺外科护理

第一节 甲状腺外科术前术后护理

【概述】

甲状腺次全切除术是治疗甲状腺功能亢进、单纯性甲状腺肿、多发性甲状腺瘤、巨大甲状腺瘤或巨大囊肿而进行的手术，是治疗单纯性甲状腺肿、甲状腺机能亢进、甲状腺囊肿等有效手段。凡符合适应证者，应早日择期手术。但术后复发率在4%~6%，应长期监测甲状腺。

【护理】

（一）术前护理

（1）针对患者的思想情况，做好耐心细致地解释工作，消除恐惧心理。

（2）术前1d应洗澡或擦澡，检查皮肤、指甲、头发，更换衣裤。

（3）按手术规定范围备皮，皮肤应用松节油棉签除去积存污垢，发现皮肤有感染情况，应立即通知医生。

（4）术前训练 ①呼吸功能训练 深呼吸及有效咳嗽，以促进痰液排出，减少肺部并发症。②特殊体位训练 练习术中颈过伸体位，即仰卧位，颈后垫以卷枕抬高10°~20°，尽量显露颈部，持续30min左右，并逐渐延长时间至1~2h，以耐受手术时的体位。

（5）术前10h禁食、4h禁饮。

（6）术晨准备 测量生命体征，检查手术区皮肤准备情况，更换清洁病员服，取下活动性义齿、眼镜、首饰等物品，贵重物品交其家属保管，女患者不化妆，去手术室前，嘱患者排空膀胱。按手术需要将病历、术中用药、X线片等带入手术室，与手术室人员进行核对交接。

（二）术后护理

（1）术后体位　术后平卧4～6h，麻醉未清醒前头偏向一侧，防止舌后坠或分泌物堵塞气管。

（2）病情观察　密切监测生命体征至平稳，遵医嘱给予鼻导管或面罩吸氧，观察术后有无声嘶、饮水呛咳、手足麻木等并发症的发生。

（3）伤口护理　观察患者切口疼痛及渗血情况，保持敷料干燥，必要时遵医嘱用镇痛药物。

（4）管路护理　妥善固定引流管，保持引流管通畅，密切观察引流液的颜色、性状、质量，做好记录，判断有无术后出血。

（5）并发症的预防和护理　①呼吸困难和窒息：多发生在术后48h内，应密切观察有无进行性呼吸困难、烦躁、发绀，甚至发生窒息，如有异常立即报告医师，及时处理。②喉返神经损伤：观察患者有无声嘶、失声，甚至呼吸困难、窒息，如有异常立即报告医师，及时处理。③喉上神经损伤：观察患者有无误咽、饮水呛咳等症状，如有异常及时通知医师，并指导患者进食固体饮食或半流质饮食，调整体位来减轻呛咳症状。④手足抽搐：观察患者有无面部、手足部的针刺样麻木感或强直感，一旦发生遵医嘱给予静脉注射10％葡萄糖酸钙或者氯化钙10～20mL，同时应限制肉类、乳品和蛋类等食品。⑤甲状腺危象：是甲状腺功能亢进的严重并发症，应观察患者有无高热、脉快、烦躁、谵妄、大汗、呕吐、水泻等，一旦发生应立即抢救。

（6）术后6h给予冷流质饮食，注意患者饮食及营养供给，保持水、电解质的平衡。禁食患者每天清晨漱口刷牙，必要时给予口腔护理。

（7）如无异常应动员患者床上翻身，深呼吸，进行有效咳嗽，排痰，争取术后1d早期活动，促使早日恢复健康。

【健康教育】

（1）休息与运动　注意休息，适当锻炼，增强体质，劳逸结合，3个月内避免重体力劳动。

（2）饮食　指导普食，如保留甲状腺应注意少食含碘食物，如海带、紫菜、带鱼、贝壳类海鲜等，条件允许可改为无碘盐。

（3）用药指导　对于甲状腺切除的患者，应按时足量口服左甲状腺片（具体剂量见出院医嘱），以替代甲状腺功能，预防肿瘤复发。服药期间应定期复查，不可擅自停药或改变剂量。

（4）康复指导　颈部引流管拔除后，可开始颈部练习活动，促进颈部的功能恢复。

（5）复诊　须知出院后2周复查，检查颈部B超及甲状腺功能等，若发现结节、肿块，及时治疗。

第二节　甲状腺瘤护理

【概述】

甲状腺瘤是起源于甲状腺滤泡细胞的腺瘤，是最常见的甲状腺良性肿瘤，腺瘤周围有完整包膜。男女发病之比约1∶5。

（一）病因与发病机制

甲状腺瘤的病因未明，可能与性别、遗传因素、射线照射、TSH过度刺激、地方性甲状腺肿疾病有关。

（1）性别　女性的甲状腺瘤发病率为男性的5～6倍，提示性别因素可能与发病有关。

（2）癌基因　甲状腺瘤中可发现癌基因c-nyc的表达。腺瘤中还可发现癌基因H-raps的活化突变和过度表达。高功能腺瘤中还可发现TSH-G蛋白腺嘌呤环化酶信号传导通路所涉及蛋白的突变，包括TSH受体跨膜功能区的胞外和跨膜段的突变和刺激型GTP结合蛋白的突变。

（3）家族性肿瘤综合征　甲状腺瘤可见于一些家族性肿瘤综合征中，包括Cowden病和Carney联合体病等。

（4）外部射线照射　幼年时期头、颈、胸部曾经进行过X线照射治疗的人群，其甲状腺肿瘤的发病率也会增高。

（5）TSH过度刺激　部分甲状腺瘤患者可发现其血TSH水平增高，可能与其发病有关。实验发现，TSH可刺激正常甲状腺细胞表达癌前基因c-nyc，从而促使细胞增生。

甲状腺是位于人体颈部甲状软骨下方，气管两旁，形状似蝴蝶，犹如盾甲，所以称之为甲状腺。甲状腺分为左右两叶和峡部。左右两叶位于喉下部与器官上部的两侧面。上端自甲状软骨的中点，下端至第6气管软骨环，有时达胸骨上窝或胸骨后。

（二）临床表现

患者多为女性，年龄常在40岁以下，一般均为甲状腺体内的单发结节。病程缓慢，多数在数月到数年甚至时间更长，患者因稍有不适而发现或无任何症状而被发现颈部肿物。多数为单发，圆形或椭圆形，表面光滑，边界清楚，质地韧实，与周围组织无粘连，无压痛，可随吞咽上下移动。

部分甲状腺腺瘤可发生癌变，具有下列情况者，应当考虑恶变的可能性。

（1）肿瘤近期迅速增大。

（2）瘤体活动受限或固定。

（3）出现声音嘶哑、呼吸困难等压迫症状。

（4）肿瘤硬实、表面粗糙不平。

（5）出现颈淋巴结肿大。

（三）辅助检查

（1）血T3、T4 在正常范围，各项功能检查多正常。

（2）B超检查 可进一步明确肿物为实性或囊性，边缘是否清楚。

（3）同位素扫描 甲状腺核素扫描多为温结节，也可以是热结节或冷结节。

（4）颈部X线摄片 若瘤体较大，正侧位片可见气管受压或移位，部分瘤体可见钙化影像。

（5）甲状腺淋巴造影 显示网状结构中有圆形充盈缺损，边缘规则，周围淋巴结显影完整。

（6）基础代谢率测定（临床上诊断甲状腺疾病的简便而有效的方法）。

（四）鉴别诊断

1.结节性甲状腺肿

甲状腺瘤主要与结节性甲状腺肿相鉴别。后者虽有单发结节但甲状腺多呈普遍肿大，在此情况下易于鉴别。一般来说腺瘤的单发结节长期间仍属单发，而结节性甲状腺肿经长期病程之后多成为多发结节。另外甲状腺肿流行地区多诊断为结节性甲状腺肿，非流行地区多诊断为甲状腺瘤。在病理上，甲状腺瘤的单发结节有完整包膜，界限清楚。而结节性甲状腺肿的单发结节无完整包膜，界限也不清楚。

2.甲状腺癌

甲状腺瘤还应与甲状腺癌相鉴别，后者可表现为甲状腺坚硬结节，表面凹凸不平，边界不清，颈淋巴结肿大，并可伴有声嘶、霍纳综合征等。

【护理】

（一）术前护理

（1）心理护理　提高患者心理承受能力。

（2）活动与休息　①精神过度紧张或失眠者，可遵医嘱服用镇静药或催眠药并避免各种不良刺激，如人多嘈杂、情绪刺激等。②术前需戒烟，预防受凉感冒，以减少呼吸道分泌物，防止术后频繁咳嗽诱发伤口出血。③练习术中颈过伸体位，即仰卧，颈后垫以卷枕抬高10°～20°，尽量显露颈部，持续30min左右，并逐渐延长时间至1～2h，以耐受手术时的体位。

（3）完善术前各项检查　颈部透视及拍X线片、喉镜检查、胸部拍X线片、心电图。

（4）术前准备　①皮肤准备，清洁切口处皮肤，剪指甲。②术前禁饮食，常规禁食10h、禁饮4h。

（5）术晨准备　测量生命体征，检查手术区皮肤准备情况，更换清洁病员服，取下活动性义齿、眼镜、首饰等附属物品，贵重物品交其家属保管，女患者不化妆，去手术室前，嘱患者排空膀胱。按手术需要将病历、术中用药、X线片等带入手术室，与手术室人员进行核对交接。

（6）其他　手术配合知识指导。

（二）术后护理

（1）体位　全身麻醉未醒前取去枕平卧位，头偏向一侧，清醒后，告知患者采取半卧位，利于呼吸及手术切口的引流。

（2）病情观察　遵医嘱给予低流量鼻导管吸氧或面罩吸氧，给予心电监护，观察生命体征变化。①观察有无呼吸困难和窒息，最危急的并发症，多发生在术后48h内，表现为呼吸困难、烦躁、发绀，甚至窒息；可能有颈部肿胀，切口渗出鲜血等。②了解患者发音和吞咽情况，判断有无声嘶，声调降低，误咽及饮水呛咳等并发症的发生。③观察有无头晕、恶心等颈过伸综合征的发生。④观察有无手足抽搐的发生。

（3）切口护理　观察切口有无渗血，颈部有无肿胀，保持创面敷料清洁无渗出，及时更换潮湿敷料并估计渗血量。

（4）饮食护理　术后6h可进冷流食，以利于颈部血管收缩，减少出血机会。如果有饮水呛咳，提示有喉上神经损伤，不宜进流食，改为软食或半流食。

（5）做好心理护理，指导患者调整心态，正确面对现实，保持精神愉快，情绪稳定。

【健康教育】

（1）休息与运动　注意休息，适当锻炼，增强体质，劳逸结合，3个月内避免重体力劳动。

（2）饮食指导　普食，保留甲状腺应注意少食含碘食物，如海带、紫菜、带鱼、贝壳类海鲜等，条件允许可改为无碘盐。手势抽搐的患者嘱咐限制含磷较高的食物，如牛奶、瘦肉、蛋黄、鱼类等。

（3）用药指导　对于甲状腺切除的患者，应按时足量口服左甲状腺片（具体剂量见出院医嘱），以替代甲状腺功能，预防肿瘤复发。服药期间应定期复查，不可擅自停药或改变剂量。

（4）康复指导　颈部引流管拔除后，可开始颈部练习活动，促进颈部的功能恢复。

（5）专科指导　术后部分患者会出现手足抽搐、面部麻木等症状，可遵医嘱适当补钙，同时多晒太阳补钙以促进钙的吸收。

（6）复诊须知　出院后2周复查，检查颈部B超及甲状腺功能等，若发现结节、肿块，及时治疗。

第三节　单纯性甲状腺肿护理

【概述】

单纯性甲状腺肿是由于甲状腺素分泌不足，促甲状腺素分泌增多，刺激甲状腺代偿性增大所致。

【护理】

（一）术前护理

（1）讲解手术配合知识指导，给予心理护理，提高患者心理承受能力。

（2）活动与休息 ①精神过度紧张或失眠者，可遵医嘱服用镇静药或催眠药并避免各种不良刺激，如人多嘈杂、情绪刺激等。②术前戒烟，预防受凉感冒，以减少呼吸道分泌物，防止术后频繁咳嗽诱发伤口出血。③练习术中颈过伸体位，即仰卧，颈后垫以卷枕抬高10°~20°，尽量显露颈部，持续30min左右，并逐渐延长时间至1~2h，以耐受手术时的体位。

（3）完善术前各项检查 做颈部透视及拍X线片、喉镜检查、胸部拍X线片、心电图测定基础代谢率，了解甲状腺功能状态。

（4）术前准备 ①皮肤准备，清洁切口处皮肤，剪指甲。②术前禁饮食，常规禁食10h，禁饮4h。

（5）术晨准备 测量生命体征，检查手术区皮肤准备情况，更换清洁病员服，取下活动性义齿、眼镜、首饰等附属物品，贵重物品交其家属保管，女患者不化妆，去手术室前，嘱患者排空膀胱。按手术需要将病历、术中用药、X线片等带入手术室，与手术室人员进行核对交接。

（二）术后护理

（1）体位 全身麻醉未醒前取去枕平卧位，头偏向一侧，清醒后，告知患者采取半卧位，利于呼吸及手术切口的引流。

（2）病情观察 术后遵医嘱给予低流量鼻导管吸氧或面罩吸氧，给予心电监护，观察生命体征变化。①观察有无呼吸困难和窒息，最危急的并发症，多发生在术后48h内，表现为呼吸困难、烦躁、发绀，甚至窒息；可能有颈部肿胀，切口渗出鲜血等。②了解患者发音和吞咽情况，判断有无声嘶，声调降低，误咽及饮水呛咳等并发症的发生。③观察有无头晕、恶心等颈过伸综合征的发生。④观察有无手足抽搐的发生。

（3）切口护理 观察切口有无渗血，颈部有无肿胀，保持创面敷料清洁无渗出，及时更换潮湿敷料并估计渗血量。

（4）饮食护理 术后6h可进冷开水或冷流食，以利于颈部血管收缩，减少出血机会。如果有饮水呛咳，提示有喉上神经损伤，不宜进流食，改为软食或半流食。

（5）做好心理护理　指导患者调整心态，正确面对现实，保持精神愉快，情绪稳定。

【健康教育】

（1）休息与运动　注意休息，适当锻炼，增强体质，劳逸结合，3个月内避免重体力劳动。

（2）饮食指导　普食，保留甲状腺应注意少食含碘食物，如海带、紫菜、带鱼、贝壳类海鲜等，条件允许可改为无碘盐。手足抽搐的患者嘱咐限制含磷较高的食物，如牛奶、瘦肉、蛋白、鱼类等。

（3）用药指导　对于甲状腺切除的患者，应按时足量口服左甲状腺片（具体剂量见出院医嘱），以代替甲状腺功能、预防肿瘤复发，服药期间应定期复查，不可擅自停药或改变剂量。

（4）康复指导　颈部引流管拔除后，可开始颈部练习活动，促进颈部的功能恢复。

（5）专科指导　术后部分患者会出现手足抽搐、面部麻木等症状，可遵医嘱适当补钙，同时多晒太阳补钙以促进钙的吸收。

（6）复诊　须知出院后2周复查，检查颈部B超及甲状腺功能等，若发现结节、肿块，及时治疗。

第四节　甲状腺功能亢进护理

【概述】

甲状腺功能亢进（Hyperthyroidism）简称甲亢，是由于各种原因导致甲状腺素分泌过多而出现以全身代谢亢进为特征的内分泌疾病，对人体身心可造成很大影响。男女发病比例约为1：4。

甲状腺大部分切除术对中度以上的甲亢是目前治疗甲状腺功能亢进的一种常用且最有效的方法。能使90%~95%患者治愈，手术死亡率低于1%。但术后有一定并发症，并且有4%~5%患者复发。采取有效的护理措施能够提高患者的生活质量。

（一）病因及分类

甲亢可分为原发性、继发性和高功能腺瘤三类。

（1）原发性甲亢最常见，指在甲状腺肿大的同时出现功能亢进症状，患者多在20~40岁，腺体肿大为弥漫性，两侧对称，常伴眼球突出，故又称"突眼性甲状腺肿"。

（2）继发性甲亢较少见，指在结节性甲状腺肿基础上发生甲亢，患者先有结节性甲状腺肿大多年，以后才逐渐出现功能亢进，年龄在40岁以上，常伴有心肌损害，无突眼。

（3）高功能腺瘤少见，腺体内有单个自主性高功能结节，结节周围的甲状腺组织性萎缩改变，无眼球突出。近年来研究发现原发性甲亢是一种自体免疫性疾病。原发性甲亢、继发性甲亢和高功能腺瘤的病因迄今尚未完全明了。血中长效甲状腺刺激素等激素水平的浓度不高，可能是结节本身自主分泌的紊乱。

（二）临床表现

甲状腺功能亢进的临床表现有腺体肿大，触及震颤，闻及杂音（腺体内血流加速所致）；急躁易怒、失眠多梦，怕热多汗，食欲亢进，但体重减轻；常有双手震颤，肌无力、易疲劳；心悸不适，脉快有力，脉率常在100次/min以上（休息和睡眠时不缓解），收缩压增高，脉压增大，其中脉率增快及脉压增大尤为重要，常可作为判断病情严重程度和治疗效果的重要标志。严重者出现心律失常，甚至心力衰竭。有些女性患者出现月经失调、停经，男性患者出现阳痿等内分泌功能紊乱。原发性甲亢伴有双侧眼球突出、眼裂增宽。继发性甲亢容易发生心肌受损。

（三）临床诊断

（1）基础代谢率测定　基础代谢率是指人体在清醒、空腹、安静、静卧12h无外界环境（如温度）影响下的能量消耗率。可用基础代谢检测装置测定较为可靠。也可按公式简单计算：基础代谢率=（脉率+脉压）-111，10%为正常值，+20%~+30%为轻度甲亢，+30%~+60%为中度甲亢，+60%以上为重度甲亢。

（2）血清甲状腺激素测定　用放射免疫法测定血清中T3、T4含量，对诊断有重要价值。甲亢时，血清T3较正常高4倍左右，而T4为正常的2.5倍，因此，T3测定对甲亢的诊断具有较高的敏感性。

【护理】

（一）术前护理

（1）饮食护理　进食高热量、高蛋白质、高维生素的营养丰富饮食，以增加手术的耐受力。甲状腺功能亢进患者代谢旺盛，热量消耗大，易饥渴，注意热量的供给，饮食宜多样化。

（2）活动与休息　①精神过度紧张或失眠者，可遵医嘱口服镇静药或催眠药并避免各种不良刺激，如人多嘈杂、情绪刺激等。②术前需戒烟，预防受凉感冒，以减少呼吸道分泌物，防止术后频繁咳嗽诱发伤口出血。③练习术中颈过伸体位，即仰卧位，颈后垫以卷枕抬高10°~20°，尽量显露颈部，持续30min左右，并逐渐延长时间至1~2h，以耐受手术时的体位。

（3）药物准备　服用碘制剂每日3次，第1日每次3滴，第2日每次4滴，依次逐日每日增加1滴至每次16滴为止，然后维持此剂量。

（4）手术配合知识指导。

（5）完善各项检查　颈部透视及X线片、喉镜检查、胸部拍X线片、心电图、基础代谢率。

（6）遵医嘱测基础代谢率　了解甲状腺功能情况，选择手术时机。

（7）术前准备　①皮肤准备：清洁切口处皮肤，剪指甲。②术前禁饮食：常规禁食10h，禁饮4h。

（8）术晨准备　测量生命特征，检查手术区皮肤准备情况，更换清洁病员服，取下活动性义齿、眼镜、首饰等附属物品，贵重物品交其家属保管，女患者不化妆，去手术室前，嘱患者排空膀胱。按手术需要将病历、术中用药、X线片等带入手术室，与手术室人员进行核对交接。

（二）术后护理

（1）体位　全身麻醉清醒后，告知患者采取半卧位，利于呼吸及手术切口的引流。

（2）病情观察　术后遵医嘱予低流量鼻导管吸氧或面罩吸氧，给予心电监护，观察生命体征变化。①观察有无呼吸困难和窒息，其是最危险的并发症，多发生在术后48h内，表现为呼吸困难、烦躁、发绀，甚至窒息；可能有颈部肿胀，切口渗出鲜血等。②了解患者发音和吞咽情况，判断有无声嘶、声调降低、误咽及饮水呛咳等并发症的发生。③观察有无头晕。恶心等颈过伸综合征的发生。④观察有无手足抽搐的发生。⑤观察有无甲状腺危象发生，常表现为高热、脉快、烦躁、谵妄、大汗、呕吐、水泻等，是甲状腺功能亢进手术的严重并发症。

（3）切口护理　观察切口有无渗血，颈部有无肿胀，保持创面敷料清洁无渗出，及时更换潮湿敷料并评估渗血量。

（4）饮食　告知术后6h可进食冷开水或冷流食，以利于颈部血管收缩，减少出血机会。如果有饮水呛咳，提示有喉上神经损伤，不易进流食，改为软食或半流食。

（5）妥善固定颈部引流管，避免脱出，保持通畅，观察引流液的色、性状、量。

（6）做好心理护理　指导患者调整心态，正确面对现实，保持精神愉快，情绪稳定。

（7）药物指导　甲状腺功能亢进术后继续服药非常重要，术后第1日开始口服碘制剂每日3次，第1日每次16滴，第2日每次15滴，依次逐日每日减少1滴至每次3滴为止，可停服碘制剂。正确服用碘制剂的方法是将碘制剂滴在饼干、面包等固体食物上，一并服下，以保证剂量准确。

【健康教育】

（1）休息与运动　注意休息，适当锻炼，增强体质，劳逸结合，3个月内避免重体力劳动。

（2）饮食　指导普食，保留甲状腺切除的患者注意少食含碘食物，如海带、紫菜、带鱼、贝壳类海鲜等，条件允许可改为无碘盐。足抽搐的患者嘱咐限制含磷较高的食物，如牛奶、瘦肉、蛋黄、鱼类等。

（3）用药指导　对于甲状腺切除的患者，应按时足量口服左甲状腺片（具体剂量见出院医嘱），以替代甲状腺功能、预防肿瘤复发，服药期间应定期复查，不可擅自停药或改变剂量。

（4）康复指导　颈部引流管拔除后，可开始颈部练习活动，促进颈部的功能恢复。

（5）专科指导　术后部分患者会出现手足抽搐、面部麻木等症状，可遵医嘱适当补钙，同时多晒太阳以促进钙的吸收。

（6）复诊　指导告知出院后2周回院复查，定时监测甲状腺功能状态，终身随访。出现心悸、手足震颤等情况及时就诊。

第五节　甲状腺功能减退护理

【概述】

甲状腺功能减退症是由多种原因引起的甲状腺激素TSH合成、分泌或生物效应不足所致的一组全身性内分泌疾病，简称甲减。根据发病年龄、病理生理改变的不同，临床上可分为呆小病、幼年型甲减、成人成年型甲减三类。

（一）病因

按引发原因亦可分为：先天性甲减、异位甲状腺合致甲减、慢甲炎合致甲减、亚甲炎合并甲减、碘缺乏致甲减、甲状腺药致甲减、放射性碘治疗致甲减、外科手术致甲减、重体性甲减、慢性侵袭性纤维性甲状腺炎致甲减。

（二）临床表现

1.甲减的临床分型

（1）临床型甲减　在理论上是取决于甲状腺激素，但实际上临床表现的轻重程度和显隐取决于起病的缓急、激素缺乏的速度及程度，且与个体对甲状腺激素减少的反应差异性有一定关系，故严重的甲状腺激素缺乏有时临床症状也可轻微。因此临床型甲减的诊断标准应具备不同程度的临床表现及血清T3、T4的降低，尤其是血清T4和FT4的降低为临床型甲减的一项客观实验室指标。临床型甲减可分为重型和轻型，前者症状明显，累及的系统广泛，常呈黏液性水肿表现，后者症状较轻或不典型。

（2）亚临床型甲减　临床上无明显表现：血清T3正常，T4正常或降低，需根据TSH测定或（和）TRH试验确诊。

2.成人黏液性水肿

以40~60岁患者为多，男女之比为1∶4.5。起病隐匿，病程发展缓慢，可长达十余年，方始出现明显黏液性水肿的症状。病因不明者，病变多呈完全性；继发性者，病变多呈不完全性，部分患者尚可恢复（如甲亢药物治疗过量引起者）。因手术或放射治疗而起病者，起病并非十分隐匿。早期症状自第4周开始，典型症状常见于第8周之后。黏液性水肿的最早症状是出汗减少、怕冷、动作缓慢、精神萎靡、疲乏、嗜睡、智力减退、胃口欠佳、体重增加、大便秘结等。当典型症状出现时有下列表现。

（1）低基础代谢率症群　疲乏，行动迟缓，嗜睡，记忆力明显减退，且注意力不

209

集中，因周围血循环差和能量产生降低以致异常怕冷、无汗及体温低于正常。

（2）黏液性水肿面容　面部表情可描写为"淡漠""愚蠢""假面具样""呆板"甚至"白痴"。面颊及眼睑虚肿，垂体性黏液性水肿有时颜面胖圆，犹如满月。面色苍白，贫血或带黄色或陈旧性象牙色。有时可有颜面皮肤发绀。由于交感神经张力下降对waller's肌的作用减弱，故眼睑常下垂形或眼裂狭窄。部分患者有轻度突眼，可能和眼眶内球后组织有黏液性水肿有关，但对视力无威胁。鼻、唇增厚，舌大而发音不清，言语缓慢，音调低哑，头发干燥，稀疏，脆弱，睫毛和眉毛脱落（尤以眉梢为甚），男性胡须生长缓慢。

（3）皮肤苍白或因轻度贫血及甲状腺激素缺乏，使患者皮下胡萝卜素变为维生素A及维生素A生成视黄醛的功能减弱，以致血浆胡萝卜素的含量升高，加以贫血肤色苍白，因而常使皮肤呈现特殊的蜡黄色，且粗糙、少光泽，干而厚、冷、多鳞屑和角化，尤以手、臂、大腿为明显，且可有角化过度的皮肤表现。有非凹陷性黏液性水肿，有时下肢可出现凹陷性水肿。皮下脂肪因水分的积聚而增厚，致2/3的患者体重增加，指甲生长缓慢，厚脆，表面常有裂纹。腋毛和阴毛脱落。

（4）精神和神经系统　精神迟钝，嗜睡，理解力和记忆力减退。患者的视觉、听觉、触觉、嗅觉均迟钝，伴有耳鸣，头晕。有时可呈神经质或可发生妄想、幻觉、抑郁或偏狂。严重者可有精神失常，呈木僵、痴呆，昏睡状，在久病未获治疗及刚接受治疗的患者易患精神病，一般认为精神症状与脑细胞对氧和葡萄糖的代谢减低有关。偶有小脑综合征，有共济失调等表现。还可有手足麻木，痛觉异常，腱反射变化具有特征性，反射的收缩期往往敏捷，活泼，而松弛期延缓，跟腱反射减退。膝反射多正常，脑电图可异常，脑脊液中蛋白可增加到3 g/L。

（5）肌肉和骨骼　肌肉松弛无力，主要累及肩、背部肌肉，也可有肌肉暂时性强直、痉挛、疼痛或出现齿轮样动作，腹背肌及腓肠肌可因痉挛而疼痛，关节也常疼痛，骨质密度可增高。少数病例可有肌肉肥大。发育期间骨龄常延迟。

（6）心血管系统　脉搏缓慢，心动过缓，心音低弱，心排血量减低，常为正常的一半，由于组织耗氧量和心排血量的减低相平行，故心肌耗氧量减少，很少发生心绞痛和心力衰竭。但个别患者可出现心肌梗死之心电图表现，经治疗后可消失。心力衰竭一旦发生，因洋地黄在体内的半衰期延长，且由于心肌纤维延长伴有黏液性水肿，故疗效常不佳且易中毒。全心扩大较常见，常伴有心包积液，经治疗后均可恢复正常。中、老年妇女可有血压增高，循环时间延长。久病者易并发动脉粥样硬化及冠心病，发生心绞痛和心律不齐。

（7）消化系统 胃纳不振，厌食，腹胀，便秘，鼓肠，甚至发生巨结肠症及麻痹性肠梗阻。50%患者胃酸缺乏或无胃酸是因为有抗胃泌素抗体存在。肝功能指标中SGOT、LDH及CPK可增高。

（8）呼吸系统 由于肥胖、黏液性水肿、胸腔积液、贫血及循环系统功能差等综合因素可导致呼吸急促，肺泡中二氧化碳弥散能力降低，从而产生呼吸道症状甚至二氧化碳麻醉现象。

（9）内分泌系统 肾上腺皮质功能一般比正常低，血、尿皮质醇降低，ACTH分泌正常或降低，ACTH兴奋反应延迟，但无肾上腺皮质功能减退的临床表现，如本病伴原发性自身免疫性肾上腺皮质功能减退症和糖尿病财称为多发性内分泌功能减退综合征（Schmidt综合征）。长期患本病且病情严重者，垂体和肾上腺功能降低可能发生，在应激或快速甲状腺激素替代治疗时上述病情可加速产生。

长期患本病者垂体常增大；原发性甲减，由于TSH增高，可同时出现催乳素增高，从而出现溢乳，但本病中高催乳素血症的机理尚未阐明。交感神经的活性在甲状腺激素缺乏时降低，可能与血浆环腺苷酸对肾上腺素反应降低有关，肾上腺素的分泌率及血浆浓度正常，而去甲肾上腺素的相应功能增加，β-肾上腺素能的受体在甲减时可能会减少。血浆的清素浓度，尿5-羟吲哚乙酸的排出率正常。雄酮排出量降低。胰岛素降解率下降且患者对胰岛素敏感性增强。

（10）泌尿系统及水电解质代谢 肾血流量降低，酚红试验排泌延缓，肾小球基底膜增厚可出现少量蛋白尿，水利尿试验差，水利尿作用不能被可的松而能被甲状腺激素所纠正。由于肾脏排水功能受损，导致组织水潴留。Na+交换增加，可出现低血钠，但K+的交换常属正常。血清Mg^{2+}可增高，但交换的Mg^{2+}和尿Mg^{2+}的排出率降低。

（11）血液系统 甲状腺激素缺乏使造血功能遭到抑制，红细胞生成素减少，胃酸缺乏使铁及维生素B_{12}吸收障碍，加之月经过多以致患者中2/3可有轻、中度正常色素或低色素小红细胞型贫血，少数（约14%）有恶性贫血（大红细胞型）。血沉可增快。V和IX因子的缺乏导致机体凝血机制减弱，故易有出血倾向。

（12）昏迷 为黏液性水肿最严重的表现，多见于年老长期未获治疗者。大多在冬季寒冷时发病，受寒及感染是最常见的诱因，其他如创伤，手术，麻醉，使用镇静剂等均可促发。昏迷前常有嗜睡病史，昏迷时四肢松弛，反射消失，体温很低（可在33℃以下），呼吸浅慢，心动过缓，心音微弱，血压降低，休克，并可伴发心、肾功能衰竭，常威胁生命。

【护理】

1.成人甲减的饮食疗法

甲减（甲状腺机能减退）是由于各种原因造成甲状腺素生成减少，或因外周组织对甲状腺素的敏感性减低，继而引起一系列代谢减退的表现。在儿童期，会出现基础代谢率低，生长发育缓慢、骨骼短小、身体矮小、智力低下、怕冷迟钝，称为呆小症。成人期则以畏寒肢冷、乏力懒言、反应迟钝、皮肤干燥、厌食、腹胀等为基本表现。

由于成人甲减的发生与饮食营养有很大关系，所以除了在医生指导下正确用药外，还应重视以下饮食疗法。

（1）营养丰富　要补充足够的蛋白质，并限制脂肪、胆固醇摄入，应进食高热量、容易消化的食物，如蛋类、乳类、肉类、鱼肉、香芹，杏果、枣椰果、干梅等。

（2）补碘　除了从碘盐中摄取，还可从碘酱油和加碘面包以及含碘丰富的海带、紫菜中摄取。

（3）避免进食生甲状腺肿物质的食物，不要吃卷心菜、白菜、甘蓝、油菜、木薯、核桃等食物，以免引起甲状腺肿大。

（4）补充营养素　可依照医嘱补充酪氨酸、维生素、海带片等。

（5）每周小偏方　红枣茶（辅助治疗甲减）：红枣泥、党参、红糖各适量，开水冲泡，代茶饮；可补中益气，养血生津。牡蛎海带汤（辅助治疗甲减）：牡蛎肉100g，海带50g，加水和调料共煮；每天分2次服食；牡蛎补虚壮阳，海带补碘，共同辅助治疗甲减。

2.甲低、甲减患者的饮食注意事项

甲减患者体碘主要来自食物、食盐和水，每日摄入约300～500μg。碘是甲状腺激素合成的原料，缺碘可导致甲状腺激素合成不足。发生甲减，反馈抑制促甲状腺激素（TSH）减弱，TSH分泌增加，致使甲状腺增生肥大。胎儿甲状腺功能减退可直接影响大脑发育。在缺碘地区，不论是甲状腺肿患者还是无甲状腺肿居民，都存在缺碘情况。甲状腺肿大不过是缺碘代偿的表现。相反，长期食用碘化物或含碘的有机物，也可引起碘化物所致的甲状腺肿。

总之，缺碘和高碘都能引起甲状腺肿。因生甲状腺肿物质影响甲状腺激素的合成而引起暂时性甲减，当停用生甲状腺肿物质时，甲状腺功能可自行恢复。另外，在蛋白质营养不良条件下，甲状腺功能有低下趋势。供应足够的蛋白质和热量，能改善甲状腺功能。甲减时血浆胆固醇合成虽不快但排出较缓慢，因而其血浓度升高，三酰甘油和 β-脂蛋白均增高，这在原发性甲减时更明显，其血脂增高程度与血清 TSH 水平呈正相关，故宜限制脂肪的摄入。

甲状腺素不足可影响红细胞生成素合成而致骨髓造血功能减低，还与月经过多、铁吸收障碍、胃酸因子、维生素 B_{12}、叶酸缺乏有关。补充适量碘，忌用生甲状腺肿物质。

（1）补充碘盐　国内一般采用每 2～10 kg 盐加 1 g 碘化钾的浓度用以防治甲状腺肿大，使发病率明显下降，适用于地方性甲状腺肿流行区。此外，对生育妇女更要注意碘盐的补充，防止因母体缺碘而导致子代患克汀病。

（2）忌用生甲状腺肿食物　避免食用卷心菜、白菜、油菜、木薯、核桃等，以免发生甲状腺肿大。

（3）供给足量蛋白质　每人每天蛋白质量至少超过 20 g，才能维持人体蛋白质平衡，氨基酸是组成蛋白质的基本成分，每日约有 3% 蛋白质不断更新，甲减时小肠黏膜更新速度减慢，消化液分泌腺体受影响，酶活力下降，一般白蛋白下降，故应补充必需氨基酸，供给足量蛋白质，改善病情。

（4）限制脂肪和富含胆固醇的饮食　甲减患者往往有高脂血症，这在原发性甲减更明显，故应限制脂肪饮食。每日脂肪供给占总热量 20% 左右，并限制富含胆固醇的饮食。纠正贫血，供给丰富维生素：有贫血者应补充富含铁质的饮食，补充维生素 B_{12}，如动物肝脏，必要时还要供给叶酸、肝制剂等。

（5）膳食调配　①宜选食物：因缺碘引起的甲减，需选用适量海带、紫菜，可用碘盐、碘酱油、碘蛋和面包加碘。炒菜时要注意，碘盐不宜放入沸油中，以免碘挥发而降低碘浓度。蛋白质补充可选用蛋类、乳类、各种肉类、鱼类；植物蛋白可互补，如各种豆制品、黄豆等；供给动物肝脏可纠正贫血，还要保证供给各种蔬菜及新鲜水果。②忌选食物：忌各种生甲状腺肿物质，如卷心菜、白菜、油菜、木薯、核桃等；忌富含胆固醇的食物，如奶油、动物脑及内脏等；限用高脂肪类食品，如食用油、花生米、核桃仁、杏仁、芝麻酱、火腿、五花肉、干乳酪等。

【预防】

（一）甲减的病因预防

1.呆小症的病因预防

胚胎时期孕妇缺碘是地方性的呆小症发病的主要原因。散发性的呆小症，多由孕妇患的某些自身免疫性甲状腺疾病引起，应明确病因进行预防。母体妊娠期服用抗甲状腺药物尽量避免剂量过大，或是加用小剂量甲状腺片制剂，并避免其他致甲状腺肿的药物。

2.成人甲状腺功能减退的预防

及时治疗容易引起甲减的甲状腺疾病，防止手术治疗甲状腺疾病或放射性[131]碘治疗甲亢引起的甲减。

（二）积极防止甲减病情恶化

早期及时有效治疗是防止甲减病情恶化的关键。早期采用中医药治疗可有效地预防并发症的发生。注意生活调理，避免加重病情因素的刺激。

（三）防止甲减愈后复发

甲减病愈后机体尚处于调理阴阳，在以"平"为期的阶段，通过饮食、精神、药膳、锻炼、药物等综合调理增强体质，是病后防止复发的重要措施。

第六节　甲状腺癌护理

【概述】

甲状腺癌是头颈部常见的恶性肿瘤。除髓样癌外，多数甲状腺癌起源于滤泡上皮细胞，占全身恶性肿瘤的1%～2%，女性多见。

（一）甲状腺的正常形态

甲状腺分左、右两叶，位于甲状软骨下方、气管的两旁，中间以峡部相连。峡部有时向上伸出一锥体叶，可与舌骨相连。正常情况下，颈部检查时既不能清楚地看到，也不易摸到甲状腺。甲状腺随年龄增大渐发育成熟，约在15岁时，可达到成人大小，重15～25g，成年时正常的腺体呈蝶形。成人整个甲状腺重约20～25g，女性稍大、略重。如果超过30g，触诊时即可触及。

（二）甲状腺的被膜

甲状腺周围有两层筋膜：外层为颈筋膜形成的甲状腺鞘；内层为腺体的固有纤维膜形成的甲状腺纤维囊。

（三）甲状腺的血管

甲状腺的血液供应非常充沛，正常时每克组织每分钟血流量可达5～7mL，正常人的全部血容量每小时就可以通过甲状腺一次，当甲状腺发生肿大或增生时血流量明显增多增快，甚至可增加百倍，甲状腺的血流供应来自两侧的甲状腺上动脉（颈外动脉的分支）和甲状腺下动脉（锁骨下动脉的分支），甲状腺上、下动脉的分支之间，甲状腺上、下动脉分支与咽喉部、气管、食管的动脉分支之间，都有广泛的吻合、沟通，故在手术时，虽将甲状腺上、下动脉全部结扎，也多不会发生甲状腺残留部分或甲状旁腺的缺血。甲状腺有三支主要静脉，即甲状腺上、中、下静脉；甲状腺上、中静脉血液流入颈内静脉，甲状腺下静脉血液直接流入无名静脉。甲状腺的淋巴液汇合流入沿颈内静脉排列的颈深淋巴结。

（四）甲状腺邻近的神经

1.喉上神经

喉上神经来自迷走神经，在甲状腺上方通过。在颈内动脉深层分为两支，内支穿过甲状舌骨膜入喉，管理声门裂以上的感觉，外支支配环甲肌，使声带紧张。

2.喉返神经

喉返神经来自迷走神经，左侧绕主动脉弓，右侧绕锁骨下动脉，上行于甲状腺背面，气管食管沟之间。在甲状腺上极，喉返神经在甲状软骨下角的前下方入喉，两者之间这一段即所谓喉返神经的"危险区"，手术时最易损伤该段神经。

甲状腺有合成、储存和分泌甲状腺素的功能，其结构单位为滤泡。甲状腺素是一类含碘酪氨酸的有机结合碘，有四碘（T4）和三碘（T3）酪氨酸两种。合成完毕后便与甲状腺球蛋白结合，储存在甲状腺滤泡中。

（五）甲状腺功能的调节

甲状腺功能的主要调节方式有以下几种。

（1）下丘脑-垂体甲状腺轴之间的反馈调节是最主要的调节方式。下丘脑神经细胞合成和分泌促甲状腺激素（TRH）是一种三肽激素，通过垂体门脉系统到垂体前叶，促TSH的合成和分泌。

（2）自身调节在没有TSH作用的情况下，甲状腺尚有重要的自身调节作用，主要是因为甲状腺有充分的碘储备，能充分利用碘。

（3）神经体液因素及其他内分泌激素也可以调节甲状腺的分泌活动。

（六）甲状腺激素的生理作用

甲状腺激素有很强的生理功能，主要生理作用有以下几种。

（1）甲状腺激素增加耗氧和产热。

（2）甲状腺激素过多使肌肉消瘦无力，生长受到抑制。

（3）甲状腺激素是维持神经系统发育及正常功能所必需的激素。

（4）甲状腺激素可促进脂肪合成与降解加速。

（5）甲状腺激素过多可以诱发或加重糖尿病。

（6）甲状腺激素对水、盐代谢有影响，有利尿作用。

（7）甲状腺激素可以影响维生素的代谢，如组织中的维生素B_1、维生素B_2，维生素B_{12}和维生素C的含量都会受其影响。

（8）甲状腺激素缺乏时，生长激素就不能很好地发挥作用，出现生长发育缓慢甚至停滞。

（9）甲状腺激素引起交感神经的兴奋增强，使心排血量增加，心率加快。

（七）病理分类

甲状腺癌按肿瘤的病理类型可分为以下几类。

（1）乳头状癌在甲状腺癌中最为多见，约占甲状腺癌总数的70％和儿童甲状腺癌的全部。常见于中青年女性，以21～40岁的妇女最多见。此型分化好，生长缓慢，低度恶性，转移较晚，多在颈深淋巴结，约80％肿瘤为中心性，约1/3累及双侧甲状腺。

（2）滤泡状腺癌约占甲状腺癌的15％，多见于50岁左右妇女，此型发展较快，恶性程度中等，发展较快，且有侵犯血管倾向，主要经血转移至骨、肝和肺。颈淋巴结转移仅占10%，因此预后不如乳头状腺癌。

（3）髓样癌较少见，约占7%。癌细胞来源于滤泡旁细胞（C细胞），可分泌降钙素。细胞排列呈巢状或束状，但在同一个癌巢中癌细胞形态一致，无乳头或滤泡结构。其间质内有淀粉样沉着，呈未分化状为本型特点。恶性程度中等，生长缓慢，较早出现颈淋巴结转移，晚期可有远处转移。

（4）未分化癌约占甲状腺癌的5%~10%，多见于老年人。按其细胞形态又可分为小细胞和巨细胞两种。此型发展迅速，高度恶性，约50%早期便有颈淋巴结转移，可侵犯喉返神经、气管或食管，并经血可转移至骨和肺。预后很差，平均存活3~6个月，一年存活率仅5%~15%。

（八）临床分期

1987年国际抗癌联盟提出，分化型（乳头状、滤泡状）甲状腺癌患者的年龄在其中起十分重要的作用。美国癌肿协会将分界定为诊断时年龄45岁，二组患者的预后明显不同。

【护理】

（一）术前护理

（1）进阶手术配合知识，给予心理护理，提高患者心理承受能力。

（2）活动与休息　①精神过度紧张或失眠者，可遵医嘱服镇静药或促眠药并避免各种不良刺激，人多嘴杂、情绪刺激等。②术前戒烟，预防受凉感冒，以减少呼吸道分泌物，防止术后频繁咳嗽诱发伤口出血。③练习术中预过伸体位，即仰卧位，预后垫以卷枕拍高10°~20°，尽量显露颈部，持续30min左右，并逐渐延长时间至12h，以耐受手术时的体位。

（3）完善术前各项检查　颈部透视及拍片、喉镜检查、胸部拍片、心电图。

（4）术前准备　①皮肤准备：清洁切口处皮肤，行颈淋巴结清扫术者需剔除其耳后毛发（耳上3cm为宜）、剪指甲。②术前禁饮、禁食：常规禁食10h，禁饮4h。

（5）手术日前准备　测量生命体征，检查手术区皮肤准备情况，更换清洁病员服，取下活动性义齿、眼镜、首饰等附属物品，贵重物品交其家属保管，女患者不化妆，去手术室前，嘱患者排空膀胱。按手术需要将病历、术中用药、X线片等带入手术室与手术室人员进行核对交接。

（二）术后护理

（1）体位　全身麻醉未醒前取去枕平卧位，头偏向一侧清醒后取半卧位，利于呼吸及手术切口的引流。

（2）病情观察　术后遵医嘱予低流量鼻导管吸氧或面罩吸氧，给予心电监护，观察生命体征变化。①观察有无呼吸困难和窒息，其是最危险的并发症，多发生在术后48h内，表现为呼吸困难、烦躁、发绀，甚至窒息；可能有颈部肿胀，切口渗出鲜血等。②了解患者发音和哽咽情况，判断有无声嘶、声调降低、误咽及饮水呛咳等并发症的发生。③观察有无头晕、恶心等颈过重综合征的发生。④观察有无手指抽搐的发生。

（3）切口护理　观察切口有无渗血，颈部有无肿胀，保持创伤敷料清洁无渗出，及时更换潮湿敷料并评估渗血量。

（4）饮食　告知术后6h可进食冷开水或冷流食，以利于颈部血管收缩，减少出血机会。如果有饮水呛咳，提示有喉上神经损伤，不易进流食，改为软食或半流食。

（5）要完善固定颈部引流管，避免脱出，保持通畅，观察引流液的色、性状、量。

（6）做好心理护理　指导患者调整心态，正确面对现实，保持精神愉快，情绪稳定。

【健康教育】

（1）休息与运动　注意休息，适当锻炼，增强体质，劳逸结合，3个月内避免重体力劳动，颈淋巴结清扫术者，切口愈合后可进行肩关节和颈部功能锻炼，至少持续至出院后3个月。

（2）饮食　指导普食，保留甲状腺切除的患者注意少食含碘食物，如海带、紫菜、带鱼、贝壳类海鲜等，条件允许可改为无碘盐。

（3）用药指导　对于甲状腺切除的患者，应按时足量口服左甲状腺片（具体剂量见出院医嘱），以替代甲状腺功能、预防肿瘤复发，服药期间应定期复查，不可擅自停药或改变剂量。

（4）康复指导　颈部引流管拔除后，可开始颈部练习活动，促进颈部的功能恢复。

（5）专科指导　术后部分患者会出现手足抽搐、面部麻木等症状，可遵医嘱适当补钙，同时多晒太阳以促进钙的吸收，适当限制肉类、乳品和蛋类等食品，因其含磷较高，影响钙的吸收。

（6）复诊　须知出院后2周回院复查，检查颈部B超及甲状腺功能等，若发现结节、肿块，及时治疗。

（7）出院后如需做放射性碘治疗的患者应注意的事项：①^{131}I治疗前须停服左甲状腺素钠片或甲状腺片2周左右，目的是促使体内甲状腺激素升高，以促进病灶对^{131}I的摄取。②^{131}I治疗前须低碘饮食（忌食海产品及含碘丰富的食品与药品）2～4周，目的也是为了增加病灶对^{131}I的摄取。③由于口服^{131}I治疗后，患者体内会有大量放射线，因此须住院进行大剂量^{131}I治疗，服用^{131}I后通常需要隔离3～7d后方能出院。住院隔离期间，其家属不能陪护。

（王建建　李　琳　叶元元　曹婵娟　龚政文）

第十七章　神经外科护理

第一节　颅内压增高护理

一、颅内压

【概述】

　　颅内压增高指由于各种疾病如颅脑损伤、脑出血、脑肿瘤、脑积水等导致颅腔内容物体积增加或颅腔容积减少，超过颅腔的代偿容量，使得颅内压持续在1.96kPa（200mmHg）以上，并出现头痛、呕吐和视盘水肿等临床表现的综合征。如不及时处理，持续颅内压增高可导致部分脑组织被挤嵌入颅腔裂隙或孔道，形成脑疝，是颅脑疾病致死的重要原因。

（一）病因

1.颅腔内容物体积或量增加

（1）脑体积增加　脑组织损伤、炎症、缺血缺氧、中毒导致脑水肿。

（2）脑脊液增多　脑脊液分泌增加、吸收障碍或脑脊液循环受阻导致脑积水。

（3）脑血流量增加　如恶性高血压、颅内动静脉畸形、体内二氧化碳潴留、高碳酸血症，脑血管扩张导致脑血流量增加。

2.颅内空间或颅腔容积缩小

（1）先天因素　如狭颅症、颅底凹陷症等先天性畸形使颅腔容积变小。

（2）后天因素　颅内占位性病变如颅内血肿、脑肿瘤、脑脓肿等，或大片凹陷性骨折，导致颅内空间相对变小。

（二）分类

1.根据病因分类

（1）弥散性颅内压增高　如颅腔狭窄或脑实质体积增大，颅腔内各部分及分腔内压力增高，无压力差，脑组织无明显移位。如弥散性脑水肿、弥漫脑膜炎等。

（2）局灶性颅内压增高　局部病变导致病变部位压力首先增高，周围脑组织受压移位，颅内各个腔隙出现压力差，导致脑组织移位，局部受压。局部受压过久导致该处血管的张力消失，血管壁肌群失去正常的舒缩力，当颅内压下降时脑血管会扩张，血管壁的通透性增加导致渗出，最终引起脑实质的出血性水肿。

2.根据病情进展速度分类

（1）急性颅内压增高　病情进展快，生命体征变化明显，颅内压增高引起的症状和体征严重。如高血压脑出血、急性硬膜下血肿等。

（2）亚急性颅内压增高　病情进展较快，颅内压增高反应较轻或不明显。如颅内恶性肿瘤、颅内炎症等。

（3）慢性颅内压增高　病情进展较缓慢，时好时坏。如慢性硬膜下血肿、颅内良性肿瘤等。

（三）病理生理

1.颅内压的形成

颅内压（Intracranial Pressure，ICP）是指颅腔内容物对颅腔壁所产生的压力，颅腔是由颅骨组成的半封闭，成年后总体积固定不变的体腔。颅腔内容物包括脑组织、脑脊液及供应脑的血液，它们的总体积和颅腔容积是相适应的，通过生理调节来维持动态的平衡。通常以脑脊液的静水压代表颅内压力。成人正常值为 $0.69 \sim 1.96\,kPa$（$70 \sim 200\,mmHg$），儿童为 $0.49 \sim 0.98\,kPa$（$50 \sim 100\,mmHg$）。

2.颅内压的调节

正常颅内压有一定的波动范围，随心脏搏动、血压、呼吸有细微波动，咳嗽、喷嚏、憋气、用力等均可引起ICP明显的波动。颅内压调节主要依靠脑脊液量的增减来实现。当颅内压增高时，脑脊液被挤入蛛网膜下隙并被吸收，同时脑脊液的分泌减少，吸收增加；当颅内压降低时，脑脊液分泌增加，吸收减少，以维持颅内压。

3.颅内压增高的后果

引发一系列中枢神经系统功能紊乱和病理生理改变。主要导致脑血流量减少，脑组织缺血、缺氧加剧颅内压的增高，导致脑灌注压下降，当脑灌注压低于40mmHg，脑血流调节作用消失，当颅内压接近平均动脉压脑灌注几乎停止。组织缺血、缺氧，加重脑水肿和颅内压增高，脑疝形成，导致脑组织移位，压迫脑干、抑制循环和呼吸中枢。

（四）临床表现

头痛、呕吐、视盘水肿是ICP的三主征，但出现的时间有所不同。

1.头痛

头痛常见症状是脑膜、血管或神经受牵扯或挤压所致。初始较轻，呈持续性疼痛，进行性加重。头痛的部位及特性与颅内原发病变的部位和性质有一定关系，多在前额及双颞，后颅窝占位性病变的后枕部疼痛。常呈搏动性，改变体位时、咳嗽、喷嚏、用力、弯腰、低头、清晨或傍晚时分头痛程度加重。

2.呕吐

呕吐常在头痛剧烈时出现，多呈喷射性呕吐，与进食无关，但常在饭后发生，因迷走神经受刺激所致，呕吐后头痛有所缓解。

3.视盘水肿

视盘水肿为颅内压增高的一个重要客观征象。通常由于神经受压、眼底静脉回流受阻导致。当颅内压增高时会出现视盘充血、边缘模糊、中央凹陷变浅或消失，视网膜静脉怒张、迂曲、搏动消失。严重可致视盘周围火焰状出血。早期可能无明显视力障碍，仅有视野缩小。如果持续视盘水肿，可致视神经萎缩，甚至失明。

4.意识障碍及生命体征变化

慢性颅内压增高的患者会出现神志淡漠、反应迟钝；急性颅内压增高者常有进行性意识障碍甚至昏迷。患者可伴有典型的生命体征改变，出现Cushing综合征，即血压升高、心跳和脉搏缓慢、呼吸减慢（两慢一高）。当颅内压增高进入后期失代偿阶段，患者会出现血压下降，脉搏细速，呼吸浅而不规则，甚至呼吸停止。

5.脑疝

脑疝是颅内压增高的严重后果，当颅腔内某一分腔存在占位性病变，该分腔压力就高于邻近分腔，脑组织从高压区向低压区移位，其中部分脑组织被挤入颅内生理空间或裂隙，出现相应的受压症状和体征，称为脑疝。常见的有小脑幕切迹疝、枕骨大孔疝及大脑镰下疝。

（1）小脑幕切迹疝　又称颞叶沟回疝，经小脑幕切迹缘颞叶的海马旁回和沟回疝入小脑幕裂孔下方。小脑幕切迹疝的发生会导致一系列严重的临床症状和体征。①颅内压增高：进行性加剧的头疼，伴频繁呕吐；②进行性意识障碍：脑干内网的上行激活系统被阻断，随着脑疝的加重患者出现进行性意识障碍；③瞳孔变化：初期患侧动眼神经受刺激出现患侧瞳孔缩小，随着脑疝加重受压动眼神经麻痹，患侧瞳孔开始散大，直接及间接对光反射消失；晚期，对侧动眼神经受压，出现类似改变；④运动障碍：沟回压迫大脑脚，导致锥体束受累。出现病变对侧肢体肌力下降或麻痹，病理征阳性；⑤生命体征改变：如不及时消除脑疝，患者可能出现深度昏迷，双侧瞳孔散大固定，去皮质强直，血压下降，脉搏细速，呼吸浅弱且不规则，相继出现呼吸、心跳停止而亡。

（2）枕骨大孔疝　又称小脑扁桃体疝，小脑扁桃体及延髓经枕骨大孔被挤入椎管内。脑脊液循环通路被堵塞，后颅窝体积较小，颅内压迅速增高，患者表现为后枕部剧烈头痛、频繁呕吐、颈项强直或强迫头位、肌张力减退、四肢呈弛缓性瘫痪。因脑干缺氧，瞳孔可忽大忽小。早期出现生命体征紊乱，意识障碍出现较晚。位于延髓的呼吸中枢严重受损，患者可早期突发呼吸骤停而亡。

（3）大脑镰下疝　又称扣带回疝，为一侧大脑半球扣带回经镰下孔被挤入对侧。出现对侧肢体轻瘫及排尿困难等。

（五）辅助检查

（1）头颅X线　可发现骨缝分离、颅骨局部破坏或增生、颅骨内板变薄，蝶鞍扩大等。

（2）CT和MRI　颅内占位性病变首选方法是CT，能显示病变的部位和范围。当CT不能确诊时采用MRI，有助于确诊。

（3）脑血管造影　主要用于动脉瘤和脑血管畸形的诊断。

（4）腰椎穿刺　可测试颅内压和治疗，同时取脑脊液检查。但颅内压增高症状体征明显者应禁做腰穿，以免发生脑疝。

【护理】

（一）护理评估

1.术前评估

（1）健康史　通过收集资料，评估以下内容。①基本资料。②颅内压增高的相关因素，如评估患者有无脑外伤、高血压、动脉硬化等。③诱发颅内压骤升的因素，评估患者有无便秘、咳嗽等。

（2）身体状况　①局部：评估患者头痛的性质、程度、持续时间。②全身表现：评估患者是否因头痛出现喷射状呕吐，患者进食情况和水、电解质情况，有无视力减退和意识障碍等。

（3）辅助检查　CT、MRI可证实颅内占位性病变；血生化可反映是否存在电解质紊乱等。

（4）心理－社会支持状况　①头痛、呕吐等不适会引发患者焦虑、烦躁的心情。②亲属对患者的疾病的认知程度，对患者的关心程度、支持力度，家庭对手术的经济承受能力。

2.术后评估

（1）术中情况　了解手术、麻醉方式与效果、术中出血、补液、输血情况和术后诊断。

（2）全身情况　着重了解患者的生命体征是否平稳、意识状况及瞳孔变化。

（3）术后恢复情况　了解患者术后颅内压的变化，恢复是否顺利，有无并发症发生。

（4）预后判断　根据患者的临床症状、手术情况、辅助检查及术后恢复情况，评估预后情况。

（二）常见护理问题

（1）头疼与颅内压增高引起的脑膜、血管或神经受牵扯，挤压有关。

（2）脑组织灌注异常与颅内高压有关。

（3）有体液不足的危险与频繁呕吐有关。

（4）受伤的危险与意识障碍有关。

（5）潜在并发症脑疝、误吸、感染等。

（三）护理措施

（1）体位 抬高床头15°~30°，利于颅内静脉回流，减轻脑水肿。

（2）给氧 持续或间断吸氧，改善脑缺氧，使脑血管收缩，降低脑血流量。

（3）适当限制入液量 不能进食者，成人每日补液量不超过2 000 mL，每日尿量不少于600 mL。神志清醒者，可予普通饮食，适当限盐，注意水、电解质平衡。

（4）维持正常体温和防治感染 高热可使机体代谢率增高，加重脑缺氧，故应及时给予高热患者有效的降温措施。遵医嘱应用抗生素预防和控制感染。

（四）护理评价

（1）患者颅内压增高症状是否得到缓解，头痛是否减轻，意识状态是否改善。

（2）患者体液是否平衡，生命体征是否平稳，尿比重是否在正常范围，有无脱水症状和体征。

（3）患者是否出现脑疝或出现脑疝征象是否被及时发现和处理。

【健康教育】

若患者存在可能导致颅内压增高的因素，如脑外伤、颅内炎症、脑肿瘤及高血压、脑动脉硬化，且经常头痛、恶心应及时就医。

第二节 脑脓肿护理

【概述】

脑脓肿是细菌入侵脑组织引起化脓性炎症，并形成局限性脓肿。可直接破坏脑组织，因而是一种严重的颅内感染性疾病。

（1）耳源性脑脓肿 耳源性脑脓肿最多见，约占脑脓肿的2/3。继发于慢性化脓性中耳炎、乳突炎。炎症多数位于同侧肺叶，少数发生在顶叶或枕叶。

（2）鼻源性脑脓肿 鼻源性脑脓肿炎症经乳突小房顶部，岩骨后侧壁，穿过硬脑膜或侧窦血管侵入小脑。

（3）血源性脑脓肿 血源性脑脓肿约占脑脓肿的1/4。多由于身体其他部位感染，细菌栓子经动脉血行播散到脑内而形成脑脓肿。原发感染灶常见于肺、胸膜、支气管化脓性感染、先天性心脏病、细菌性心内膜炎、皮肤痈、骨髓炎、腹腔及盆腔脏器感染等。

（4）外伤性脑脓肿　外伤性脑脓肿多继发于开放性脑损伤，致病菌经创口直接侵入或异物、碎骨片进入颅内而形成脑脓肿。

（5）隐源性脑脓肿　隐源性脑脓肿原发感染灶不明显或隐蔽，机体免疫力弱时，脑实质内隐伏的细菌逐渐发展为脑脓肿。隐源性脑脓肿实质上是血源性脑脓肿的隐蔽型。

（一）病理

（1）急性脑膜炎、脑炎期化脓菌侵入脑实质后，患者表现出明显全身感染反应和急性局限性脑膜炎、脑炎的病理变化。脑炎中心部逐渐软化、坏死，出现很多小液化区，周围脑组织水肿。病灶部位浅表时可有脑膜炎症反应。

（2）化脓期脑炎软化灶坏死、液化，融合形成脓肿，并逐渐增大。如融合的小脓腔有间隔，则成为多房性脑脓肿，周围脑组织水肿。患者全身感染征象有所好转和稳定。

（3）包膜形成期一般经1～2周，脓肿外围的肉芽组织由纤维组织及神经胶质细胞的增生而初步形成脓肿包膜，3～4周或更久脓肿包膜完全形成。包膜形成的快慢与致病菌种类和毒性及机体免疫力与对抗生素治疗的反应有关。

（二）临床表现

（1）脓肿早期　出现急性化脓性感染的局部和全身症状，如畏寒、发热、头痛、呕吐及颈项强直等。

（2）脓肿形成期　脓肿作为颅内占位性病变，可出现颅内压增高及局部受压症状，可导致脑疝。脓肿靠近脑室或脑表面时，因脓肿壁薄弱，可突然破溃，造成急性化脓性脑膜炎或脑室炎，患者可突发高热、昏迷、全身抽搐、角弓反张，甚至导致患者死亡。

（三）辅助检查

（1）CT　可以确定脓肿位置、大小、数值及形态，是诊断脑脓肿的首选方法。

（2）实验室检查　血常规提示白细胞计数及中性粒细胞比例增高；疾病早期，脑脊液检查白细胞增多，糖及氯化物含量可在正常范围降低；脓肿形成后，脑脊液压力增高，白细胞计数可正常或略增高，糖及氯化物含量正常，蛋白含量增高；若脓肿破溃，脑脊液白细胞计数增多，甚至呈脓肿。

【护理】

（一）护理评估

1.术前评估

（1）健康史　通过收集资料，评估以下内容。①基本资料。②既往史：如有无中耳炎、颅脑外伤，身体其他部位有无感染灶。

（2）身体状况　①早期：畏寒、发热、头痛、呕吐及颈项强直。②晚期：评估患者有无意识障碍、是否发生脑疝、全身抽搐、角弓反张等。

（3）辅助检查　评估实验室检查和CT检查结果。

（4）心理-社会支持状况　①患者会因头痛、呕吐等不适及可能面临手术产生焦虑、恐惧。②亲属对患者的关心程度、支持力度，家庭对手术的经济承受能力。

2.术后评估

（1）术中情况　了解手术、麻醉方式与效果、病变组织切除情况、术中出血、补液、输血情况和术后诊断。

（2）术后情况　着重了解患者的生命体征是否平稳、瞳孔大小、意识是否恢复；颅内压是否恢复到逐渐恢复到正常水平；评估脑室引流管是否通畅，引流液的情况。

（二）常见护理诊断

（1）体温过高与感染有关。

（2）清理呼吸道无效与意识障碍有关。

（3）营养失调：低于机体需要量与摄入不足及大量消耗有关。

（4）语言沟通障碍与颅内压增高有关。

（5）潜在并发症颅内压增高、脑疝等。

（三）护理措施

1.术前护理

（1）维持正常体温　高热者按高热护理常规。

（2）饮食护理　给予高热量、高蛋白质、高维生素、易消化饮食，吞咽困难者予鼻饲饮食，以改善患者全身营养状况，增强机体免疫力。

（3）病情观察　严密观察神志、瞳孔、生命体征变化，尤其是意识、体温的变化。

2.术后护理

（1）降颅压　遵医嘱采取降低颅内压的措施。

（2）病情观察　严密观察意识、瞳孔、生命体征的变化，尤其是体温的变化，异常时及时通知医生。

（3）引流管护理　①妥善固定：保持头部引流管通畅，观察并记录引流液的颜色、性质、质量。引流袋低于创腔平面30cm。在无菌操作下更换引流袋，防止脓液外流。②冲洗：为避免感染扩散，术后24h创口周围初步形成粘连，此后可经行囊内冲洗，先用生理盐水缓缓冲洗；接着注入抗菌药物夹闭管道2~4h。③拔管：待脓腔闭合时拔管。

（四）护理评价

通过治疗与护理，患者是否：①体温恢复到正常范围；②呼吸道保持通畅；③颅内压保持稳定，恢复到正常范围；④发生并发症或发生并发症被及时发现并得到治疗。

【健康教育】

（1）心理指导　给予适当心理支持，使患者及家属能面对现实，接受疾病的挑战，减轻挫折感。根据患者及家属的具体情况提供正确的、通俗易懂的指导，告知疾病类型、可能采用的治疗计划及如何配合，帮助家属学会对患者的特殊照料方法和技巧。

（2）健康指导　加强个人清洁卫生，防止口腔疾病。积极彻底治疗邻近部位慢性感染病灶，如耳、鼻部慢性炎症。加强营养，饮食宜清淡，注意劳逸结合逐步提高活动耐受力。

（3）出院指导　遵医嘱按时服用抗生素及抗癫痫药物，出院后一个月门诊随访。

（4）健康促进，肢体活动障碍者坚持功能锻炼。

第三节　颅内动脉瘤护理

【概述】

颅内动脉瘤是指脑动脉壁的局限性异常扩大造成动脉壁的一种瘤状突出，是造成蛛网膜下腔出血（SAH）的首位病因。

颅内动脉瘤的发生率为0.4%~6%，男女比例为1∶1.3，其中10%~30%为多发性动脉瘤，女性患多发性颅内动脉瘤的概率是男性的5倍。80%~90%非外伤性SAH由动脉瘤引起。另外，5%~15%的脑卒中原因与动脉瘤破裂出血有关。

（一）病因与发病机制

与颅内动脉瘤发生相关的风险性基因分为两类：家族性遗传综合征和后天性因素，家族性脑动脉瘤是指直系1、2级亲属关系内有两个或以上曾患有颅内动脉瘤，在排除遗传综合征后，因后天各种因素（动脉粥样硬化、炎症、放射损伤等）引发动脉壁结构变化而产生的颅内动脉瘤。一些先天性颅内动脉畸形，如永存性三叉动脉及开窗畸形，与囊性动脉瘤发生率增高有关。5%~40%常染色体显性，遗传性多囊肾病患者可能有脑动脉瘤，与脑动脉瘤发生相关的疾病还有肌纤维发育不良、马方综合征、埃勒斯-综合征Ⅳ型、神经纤维瘤病Ⅰ型及脑动静脉畸形等。

供应脑的动脉包括颈内动脉系统和椎基底动脉系统，前者分布于大脑半球前2/3和部分间脑，后者分布于大脑半球后1/3和部分间脑、脑干及小脑。

颈内动脉自颈总动脉发出后垂直上升，通过破裂孔入颅内，沿途发出5个主要分支（依次为眼动脉、后交通动脉、脉络膜前动脉），在视交叉两旁分为两个终支（大脑前动脉和大脑中动脉），参与组成脑底动脉环（也称前循环）。临床上将颈内动脉颅内段分成7个部分：C_7段（交通段）、C_6段（眼段）、C_5段（前床突段）、C_4段（海绵窦段）、C_3段（破裂孔段）、C_2段（岩段）、C_1段（颈段）。由C_7段发出大脑前动脉和大脑中动脉参与组成脑底动脉环。

椎动脉由锁骨下动脉第1段发出后，向上穿行第6至第1颈椎横突孔，向后绕过寰椎侧块，经枕骨大孔入颅，于桥延沟处两侧椎动脉汇合成基底动脉，沿脑桥腹侧上行，至脑桥上端分为左、右大脑后动脉。椎动脉颅内段有3个主要分支：脊髓后动脉、小脑后下动脉和脊髓前动脉。基底动脉自下而上发出5个主要分支：小脑前下动脉、迷路动脉、脑桥动脉、小脑上动脉和大脑后动脉。

大脑动脉环为颈内动脉与椎基底动脉在脑底部的吻合，又称Willis环。它由左、右大脑后动脉，后交通动脉，颈内动脉，大脑前动脉及1条前交通动脉组成，形成脑底主要动脉间的交通网络。但在正常情况下，大脑动脉环两侧的血液是不相混的，它只作为一种潜在的代偿机制存在。若动脉环某处发育不良，局部血液循环发生障碍时，代偿作用就会受到限制，且易引起动脉瘤。因此，动脉环正常解剖结构是发挥代偿作用的前提。

正常脑动脉壁由3部分构成：内膜（最内层）、肌层（中层）及外膜（外层的结缔组织）。

最常见的囊性动脉瘤，也被称为"真正的动脉瘤"，具有正常血管的内膜和外膜，但在动脉瘤颈部开始缺乏肌肉层及内弹力层。假性动脉瘤的血管壁由结缔组织形成，缺少完整的动脉壁的成分，因为它由血肿机化后形成。86%囊性动脉瘤位于前循环；其中30%位于前交通动脉，25%位于后交通动脉，20%位于大脑中动脉分叉处，7.5%位于颈内动脉末段，大脑前动脉周/胼缘动脉分叉占4%。10%脑动脉瘤位于后循环，其中7%发生于基底动脉分叉，3%位于小脑后下动脉起源，3.5%位于小脑上动脉及小脑前下动脉起源。外伤及感染引起的动脉瘤常位于脑循环的远端部位。宽颈动脉瘤是指脑动脉瘤体与动脉瘤颈部比例＜2∶1或动脉瘤颈部宽度＞4mm。

间层动脉瘤和梭形动脉瘤以椎-基底动脉多发，它们大多沿血管长轴异常扩大。梭形动脉瘤是母血管的袋状扩张，影响至少270°的管腔周长，无颈部，常继发动脉粥样硬化。间层动脉瘤可位于内膜与肌层或肌层与外膜之间，由于动脉壁剥离，引起实际管腔狭窄。

（二）动脉瘤分类及分级

1.按动脉瘤的大小、部位、病因和病理分类

（1）根据动脉瘤的大小分类 ①小型动脉瘤：瘤径≤1.4cm。②大型动脉瘤：瘤径1.5~2.4cm。③巨型动脉瘤：瘤径≥2.5cm。

动脉瘤的破裂与其大小有一定关系，一般认为直径＜6mm的动脉瘤不易出血。现在发现约1/3巨大动脉瘤以出血为首发症状。

（2）根据动脉瘤的部位分类 ①颈动脉系统，有颈内动脉、大脑前动脉、大脑中动脉；②椎-基底动脉系统。

（3）根据动脉瘤的病理分类 可分为囊状动脉瘤、间层（夹层）动脉瘤及梭形动脉瘤。

2.临床分级

颅内动脉瘤的临床分级通常根据患者的症状严重程度进行划分，以下是一个常见

的分级标准：

0级：未破裂的动脉瘤，无明显临床症状，无需治疗。

Ⅰ级：无症状，出血后完全恢复，需按医嘱复查，避免情绪激动和刺激性食物。

Ⅱ级：轻度，神志清楚，有头痛但无重要神经功能障碍，早期手术治疗对预后有良好效果。

Ⅲ级：中度，昏睡，伴有头痛和颈项强直，但无大脑半球功能障碍。

Ⅳ级：重度，神志不清，无重要神经功能障碍，伴有大脑半球功能障碍如偏瘫、失语、精神症状。

Ⅴ级：深昏迷状态，对刺激反应消失，情况危重，建议进行开颅手术，但仍有生命危险。

SAH世界神经外科联盟分级可评估患者的预后及手术的风险性。90%患者在动脉瘤破裂出血前无明显的症状和体征。一旦破裂出血，SAH是最常见的症状，7%患者有急性或亚急性的"生命中最糟糕的头痛"伴随有局灶性神经功能障碍、恶心、呕吐、畏光或昏迷。女性发生SAH的概率是男性的2倍，高峰年龄为55～60岁。一旦发生SAH，30天内死亡率为45%，其中30%幸存者存在中、重度残疾。

未破裂动脉瘤可见相应部位的占位及压迫表现，最常见的是第Ⅲ对脑神经麻痹急性发作，可见于后交通动脉瘤、基底动脉末端瘤、脉络膜前动脉瘤和颈内动脉海绵窦段动脉瘤。大型或部分血栓性动脉瘤可导致癫痫、头痛、短暂性脑缺血发作、远端血栓继发脑梗死。

（1）前交通动脉瘤　79%患者表现为大脑纵裂内出血，25%患者表现为急性脑积水。该瘤破裂的患者发生低血钠症（51%）的概率也比其他部位动脉瘤破裂高很多。动脉瘤破裂后常见的另一症状是认知障碍，也被称为前交通综合征，即大脑基底部受损导致的短期记忆障碍、人格改变和虚构。

（2）大脑中动脉（MCA）瘤　大脑中动脉瘤多为无症状动脉瘤，40%患者动脉瘤破裂出血。脑缺血症状，如脑卒中和短暂性脑缺血发作（TIA），较其他动脉瘤多见。

（3）后交通动脉（PCPA）瘤　后交通动脉瘤是引起SAH的常见原因。未破裂的PCPA则是导致急性动眼神经麻痹的常见原因。

（4）颈内动脉（ICA）瘤　约4%颈内动脉瘤发自于海绵窦段，且92%患者为女性，临床多表现为复视、三叉神经痛或动脉瘤破裂导致颈内动脉海绵窦瘘；有症状的窦段颈内动脉瘤半数存在视觉症状，另一半则表现为SOHO症状。

（5）基底动脉顶端动脉瘤　50%后循环动脉瘤位于基底顶端。如肿瘤较大，可引起动眼神经麻痹及脑干压迫症状。

（6）大脑前动脉胼周动脉瘤　大脑前动脉胼周动脉瘤位于大脑前动脉A2-A3结合点，属于远端大脑前动脉瘤。该部位的动脉瘤多为多发性，且外伤性动脉瘤多发。50%动脉瘤破裂出血患者临床表现为脑室出血或半球间硬膜下血肿，临床级别较差。

（7）小脑后下动脉（PICA）瘤　SAH是最常见的表现，95%患者可有脑室出血及急性脑水肿。

【护理】

（一）术前护理

（1）一般护理　对神志清醒者讲解疾病的相关知识、手术的必要性及手术中需要患者配合的事项。消除其恐惧心理；对有意识障碍者，应做好家属的宣教及指导。

（2）饮食　给予高蛋白、高热量、易消化、低渣饮食，忌食辛辣、刺激性食物，戒烟酒。

（3）密切监护　护士应了解与动脉破裂相关的因素，在临床工作中加以警惕，密切观察生命体征、瞳孔、意识，观察有无头痛加剧、恶心、呕吐；有无眼睑下垂、复视、眼球偏斜、偏瘫、失语和精神症状。若患者骤发劈裂般头痛，径向颈、肩、腰背和下肢延伸，可能发生动脉瘤破裂。

（4）癫痫患者的护理　伴发癫痫的患者应由专人护理，警惕患者有无意识、精神状态或行为的改变，癫痫发作时立即给予侧卧位，移除区域内可能导致患者受伤害的物品，给予吸氧，及时吸出呼吸道分泌物，保持呼吸道通畅。开放静脉通路，根据医嘱给予抗癫痫药。记录癫痫发作的细节、过程及用药情况，谨慎恢复原抗癫痫药的使用。除非患者有自伤或伤人倾向，一般无须约束患者。

（5）预防再出血　动脉瘤破裂出血发生在SAH后24h内，尤其是首个6h，是再出血的高危期。卧床休息、软化大便及镇痛是降低颅内压、预防再出血的基础措施。

（6）术前准备　根据医嘱，做好开颅或介入术前宣教及准备，支架辅助栓塞的患者一般术前3d开始按医嘱给予口服抗血小板聚集药物。

（二）术后护理

1.病情观察

（1）介入栓塞术后，重点了解患者术中任何非计划事件，如血栓、穿孔等；动脉瘤有无残留；是否使用支架；是否使用血管闭合器及其类型；既往史及用药史等。24h内严密监测生命体征、GCS、瞳孔、腹股沟穿刺点、足背动脉搏动及肢体温度。

（2）未破裂动脉瘤开颅术后，对于年龄＞50岁，动脉瘤直径＞12mm，位于后循环及解剖复杂的动脉瘤患者，应加强并发症的观察。

（3）突发意识状态改变的患者，需考虑有无脑出血、癫痫、脑积水、脑缺血或脑血管痉挛的可能。

2.控制血压

血压升高可使动脉瘤再次破裂出血，血压过低会诱发脑缺血，因此应将血压控制在适当范围内，维持平均动脉压＜130mmHg。支架辅助弹簧圈介入术后的血压允许自由波动。静脉滴注β-受体阻滞剂控制血压的患者，需从慢速开始，警惕心动过速。

3.给氧、镇压、止吐

按医嘱给予供氧、镇痛、止吐等对症治疗。

4.保持水、电解质平衡

按医嘱补液，准确记录24h出入液量。行介入治疗的患者，按医嘱给予水化治疗，以预防造影剂肾病。维持CVP5～12cmH$_2$O，防止低钠血症，以免加重脑水肿。

5.并发症的护理

动脉瘤破裂出血行栓塞术的患者，需警惕以下并发症：脑积水、下丘脑功能障碍、癫痫、心律失常、造影剂反应、感染、动脉夹层、假性动脉瘤、动脉闭塞、腹股沟血肿、血栓栓塞，与线缆、支架、球囊相关的破裂出血。

6.肝素化护理

除急性期血管病（3d）外，一般择期介入治疗手术中均须行肝素化，以防止血栓形成。术后需肝素化者，以术前白陶土部分凝血活酶时间（KPTT）值2～3倍为标准进行。若定时测KPTT值高于此标准，及时降低肝素化量；若低于标准，则及时加大肝素化量。注意观察患者出血情况，如皮肤黏膜、口腔黏膜、消化道出血，出现者对症处理，严重者立即停止肝素化。

7.术后癫痫

15.7%患者在未破裂动脉瘤夹闭术后出现癫痫症状。

【健康教育】

（1）正确对待动脉瘤的预后　各部位动脉瘤术前存在的功能障碍在术后可能依然存在。如颈内动脉眼段动脉瘤术后有4%~8.7%的可能视觉未恢复；前交通动脉瘤开颅术后记忆及前额执行功能障碍的概率较栓塞高；基底动脉顶端瘤术后动眼神经麻痹发生率为32%~52.8%，约80%患者在6个月内完全缓解。

（2）饮食　饮酒宜少量。减少咖啡的摄入，饮用咖啡＞5杯/d可增加SAH的风险。据研究，吸烟与多发动脉瘤、动脉瘤的生长及破裂、血管痉挛及复发有相关性，故应戒烟。

（3）用药　支架辅助栓塞患者需继续按医嘱服用阿司匹林及氯苯格雷至少6周。弹簧圈栓塞术后头痛通常是暂时性的，持续数天至数周，可根据医嘱口服可待因或托吡酯等。避免口服避孕药，因有增加SAH的风险。

第四节　三叉神经痛护理

【概述】

三叉神经痛（Trigeminal Neuralgia，TN）是一种累及单侧面部三叉神经1支或数支感觉分布区的阵发性、剧烈的射击样或刀割样、反复发作的疼痛。病程多迁延数年，发作间隔期逐渐缩短，渐趋频繁，疼痛程度逐渐加重，发作持续时间可由最初的数秒延长至数分钟。一般中老年人多发。发病高峰年龄为50~70岁，青少年罕见。女性多于男性，约为1.4∶1。右侧多于左侧，约为1.2∶1。疼痛常累及单侧二部三叉神经第2和第3支分布区，双侧发病罕见。

三叉神经为混合性神经。从脑桥中枢起源后，分成运动根和感觉根，前者支配颞肌和咀嚼肌的运动；后者管理面部的痛温觉和触觉。感觉根上的感觉神经节位于颞骨岩部尖端前面的三叉神经压迹处，称为三叉神经半月节。自三叉神经半月节发出3支，即眼神经、上颌神经和下颌神经。这3支神经分别经眶上裂、圆孔和卵圆孔出颅。

三叉神经痛从病因学角度可分为原发性和继发性两大类。原发性三叉神经痛是指过去常规影像学检查，包括常规CT、MRI检查未能发现明显异常，病因未明的一类三叉神经痛，继发性三叉神经痛是指三叉神经路径上从半月节到脑桥入口之间或其周围存在明确的器质性病变，如多发性硬化或自发性脱髓鞘、肿瘤机械性压迫或牵拉三叉神经根等情况。现今大量临床研究发现，无论原发性或继发性三叉神经痛，其病因可能是多源性的，包括：血管压迫刺激、神经受卡压、中枢性可塑性改变引起疼痛恶化、髓鞘退行性改变和病毒感染等。

（一）临床表现

疼痛为本病最突出表现，常具有以下特点。

1.疼痛性质

常无先兆，为骤然闪电样发作，犹如刀割、烧灼、针刺或电击样，持续数秒至2 min。病初起时发作较稀少，以后越发频繁，疼痛程度也随之加重。发作时患者表情十分痛苦，有的突然呆木而不敢多动，有的以手掌紧按面部或用力揉搓。

2.疼痛部位

仅限于面部三叉神经分布区，多为单侧，右侧居多。病初起时，疼痛发作仅在某一支分布区，而后逐渐扩散。

3.疼痛"扳机点"和诱发因素

所谓扳机点，是指患者面部存在某些敏感部位，轻微触碰该部位，都会引发剧烈疼痛。一个患者可有1个至数个触发点，常见于患侧上下唇、颊部、鼻翼等。说话、吃饭、洗脸、剃须、刷牙及风吹等均可诱发疼痛，以致患者精神萎靡不振，行动谨小慎微，甚至不敢洗脸、刷牙、进食，说话也小心，唯恐引发疼痛。

4.伴随症状

疼痛发作时可出现面肌痉挛性收缩、口角向病侧歪斜、结膜充血，流泪或流涎等症状。

5.疼痛周期

患病初期，发作次数较少，历时数秒，间歇期长，一些患者早期发作与季节交替有关，疼痛在每年春、秋季发作，冬、夏季缓解，直至下一年同一季节又开始发作。如疼痛控制尚可，病程往往迁延数年甚至数十年。疼痛发作时间可能逐渐延长，发作间歇期缩短，严重者每天可发作数十次，甚至上百次，患者常主诉面部持续性疼痛，伴阵发性加重。

（二）辅助检查

1.影像学检查

X线、CT和普通MRI扫描检查对于原发性三叉神经痛的诊断帮助不大，但对原发性和继发性三叉神经痛，以及明确继发性三叉神经痛的病因有很大帮助。磁共振体层成像脑血管显影术则有助于术前评估神经血管压迫情况，为手术治疗提供重要依据。

2.神经电生理

对三叉神经痛患者可行诱发电位监测，目前其主要用于术中监测，以判断三叉神经的完整性，或通过听觉脑干诱发电位检测对听力保护起一定作用。

【护理】

（一）日常护理

（1）心理护理　三叉神经痛患者由于疼痛剧烈，病程长且反复发作，一旦罹患此病，常郁郁寡欢、坐卧不宁、寝食难安、痛不欲生，严重影响身心健康。因此，要从心理上帮助患者消除不安和恐惧。加强与患者的沟通交流，介绍疾病相关知识，缓解患者的焦虑、紧张情绪，必要时遵医嘱应用镇静剂。

（2）疼痛护理　采用合理的评估工具进行疼痛评估，并采取正确、合适的控制措施。保持周围环境安静，避免因周围环境刺激而产生焦虑情绪，以致诱发或加深疼痛。鼓励并指导患者听音乐、阅读等分散注意力，以达到放松精神，减轻疼痛。疼痛剧烈、频繁和入睡困难者，可酌情使用镇痛、安眠药或对症处理，并注意观察药物效果。

（3）饮食及口腔护理　鼓励患者进食高蛋白、高维生素、易消化的饮食，避免粗糙、干硬食物。患者由于疼痛或面部抽搐常常减少漱口和进食的次数导致口腔卫生情况较差，应督促患者每日早晚及饭后使用生理盐水或漱口液漱口，预防口腔感染和溃疡等并发症。

（二）用药护理

（1）了解患者所用药物治疗的目的、方法、剂量，指导患者按时、按量服用，以达到有效的血药浓度。

（2）掌握药物的药理作用，观察药物的疗效及不良反应，如皮疹、肝功能损害、血细胞下降等，遵医嘱定期复查相关指标。

（3）做好健康教育，协助患者按时服药，不可随意加量、减量或停服。

（三）术后护理

1.密切监护

由于手术部位毗邻脑干、小脑及后组脑神经，术后应严密观察生命体征、意识、瞳孔、GCS评分变化，尤其是呼吸形态的变化，警惕脑干受压及颅内继发性出血的发生。评估三叉神经痛的程度、持续时间及频率，按医嘱使用止痛剂。

2.并发症的护理

（1）口唇疱疹　由于手术可能损伤三叉神经，因而导致口唇皮肤免疫力下降发生口唇疱疹。遵医嘱予以阿昔洛韦软膏外涂，口服B族维生素及抗病毒药物，保持口唇周围皮肤清洁。

（2）面部麻木　由于手术可能损伤面部神经，因而导致面神经麻木。应给予面部局部按摩、保暖，以促进血液循环。患者因面部感觉减退，残留食物易存在于颊部与齿槽间，且咀嚼时颊黏膜和舌易被咬伤而发生溃疡。因此，应嘱患者进食时细嚼慢咽，防止咬伤；进食后予以漱口，必要时进行口腔护理以保持口腔清洁。

（3）眼睑闭合不全　由于手术可能损伤面神经，因而导致眼睑闭合不全。应加强眼部护理，避免角膜溃疡的发生。

（4）复视　由于术中面神经可能受到牵拉或触碰，因而导致患者术后出现复视。应耐心向患者解释出现复视的原因，消除其紧张心理。遵医嘱给予患者营养神经治疗，并给予眼部热敷，嘱患者闭眼休息。

（5）耳鸣及听力下降　由于术中面神经、听神经和供血动脉可能受到损伤、牵拉或触碰而导致耳鸣及听力下降。应做好患者的心理护理，减轻患者的心理负担。必要时提高说话的音量或在健侧与患者交流。

第五节　缺血性脑血管病护理

【概述】

缺血性脑血管病的病因很多，以颅内外动脉粥样硬化为其主要原因。缺血性脑血管病可能导致血管狭窄或闭塞而引起脑供血不足、脑组织坏死。

临床表现有一过性黑蒙、病变对侧肢体麻木、感觉减退或异常、上下肢肌力减弱、面肌麻痹、语言障碍、偏盲、眩晕、共济失调、复视、构音及吞咽困难等。严重时可发生脑卒中，甚至遗留瘫痪等残疾。

【护理】

（一）术前护理

控制血压，预防病情恶化。缺血性脑血管病患者多伴有不同程度的高血压，而高血压常使动脉粥样硬化的发展加速加重，从而造成脑组织供血不足引起局部脑组织坏死，导致一系列临床症状。故应监测血压的变化，指导患者按时服降压药，做好心理护理，减少造成血压升高的紧张因素，防止病情进一步发展。

（二）术后护理

（1）药物治疗和护理　手术后给予静脉滴注硝酸甘油，以降低血压。此时，应注意观察血压的变化，术后血压应控制在正常或稍偏高水平，以防止血压过低、血流缓慢使手术部位形成血栓。故应连续监测血压变化，并根据血压情况调节输液速度。

（2）注意伤口渗血情况，床旁备好气管切开包。因手术部位在颈部，术中及术后应用肝素抗凝治疗，伤口局部易形成血肿，压迫气管、食管及颈动脉、静脉，出现憋气、脑缺血缺氧等症状，所以，应随时观察伤口敷料有无渗血及患者呼吸有无异常，如发现有憋气等异常情况应及时报告医生，并给予吸氧和做好气管切开前的准备工作。

（3）抗凝治疗的护理要点　颈动脉内膜剥脱术后，为防止内膜切除部位血栓的发生，常于静脉或皮下给予肝素或口服华法林等抗凝药物治疗，剂量及疗程视患者具体情况而定。常规每日监测凝血酶原时间和活动度。凝血酶原时间维持在正常值的2~2.5倍，活动度在0.20~0.40。在取血标本时应严格按1∶9（抗凝剂∶全血）比例采取血标本，比例失调将影响其结果，对临床治疗造成影响。禁止反复穿刺、针灸及腰穿等，以避免组织损伤而引起出血。用药后应注意观察患者皮肤、黏膜、牙龈有无出血点及紫癜，穿刺部位有无出血，观察尿、便颜色并经常留取标本送实验室检查。观察意识、瞳孔及肢体活动情况以了解有无脑出血的发生。备好鱼精蛋白，如发生肝素过量，可立即用药以中和肝素。

（4）心理护理　脑血管意外常为突然发病，患者无思想准备，且发病后伴随而来的是肢体瘫痪、活动障碍及生活不能自理，且手术复杂，患者对此常有恐惧感，所以顾虑多、思想负担重。护理人员在进行护理时应随时了解患者的心理活动，消除患者的心理负担。每日协助患者肢体活动4～6次，使患者及家属了解肢体锻炼的必要性，得到患者的积极配合，以利于早日康复。另外，护士应向患者介绍术后可能再度出现脑缺血或脑梗死的症状，使他们有思想准备，以防止再发作而出现意外。

【健康教育】

（1）嘱患者遵医嘱按时服用抗凝药及血管扩张药，并要注意观察有无出血倾向，如皮肤有无出血点、紫斑及牙龈出血等现象。定期复查凝血酶原时间和活动度。

（2）控制血压，生活上尽量保持安静，避免过度烦躁、疲劳。

（3）禁止饮酒、吸烟。

（4）保持饮食的摄入平衡，避免刺激性强的辛辣食物，养成良好的饮食习惯和生活规律。

（5）出院后患者如有不适，及时到医院就诊。

（6）定期到门诊复查随诊。

第六节　脑室引流术护理

【概述】

脑室引流术是在侧脑室内放置引流管，连接于脑室引流装置上进行持续或间断脑脊液引流，以降低颅内压。

适应证如下。

（1）脑脊液循环通路受阻所致的颅内高压危急状态，主要是枕骨大孔疝。

（2）自引流管注入碘剂进行脑室系统的造影，以明确诊断和定位。

（3）手术中行脑室穿刺引流脑脊液，使手术术野清晰显露，便于手术操作。

（4）开颅术后放置引流管，引流脑脊液，预防脑膜刺激征，预防颅内压再次增高。

（5）高血压脑出血、破入脑室系统者。

【护理】

（1）维持正常引流　手术后将引流瓶悬挂于床头，脑室引流瓶入口处高于侧脑室10～15cm为宜，以维持正常的颅内压。搬运患者时将引流管夹闭，以防因引流瓶高度变化，造成短时间内引流过量或脑脊液逆流，并注意保护引流管，以防脱出。引流速度忌过快，以防骤然减压发生脑出血或脑疝。脑脊液引流量每日不超过500mL为宜。如有颅内感染，脑脊液量可相应增多，此时，应注意观察，保持电解质平衡，并将引流瓶抬高距侧脑室20cm，即维持颅内压于正常范围。随时观察记录引流液的性质。正常脑脊液为无色透明、无沉淀的液体。术后1～2d脑脊液可略带血色，以后转为橙黄色。如果为浑浊液体，可能有感染；如有大量鲜红色液体，可能有出血。

（2）严格无菌操作　倾倒引流液时，要严格遵守无菌原则，接头处用碘酒、酒精消毒后用无菌纱布包裹，以保持无菌。

（3）保持引流管通畅　注意不可受压、扭曲、打折。当患者意识不清或有躁动时，应加以约束、固定，防止引流管脱出。

（4）拔管护理　脑室引流管一般5～7d拔除，拔管前1d可试行抬高引流瓶或夹闭引流管，以便了解脑脊液循环是否通畅，颅内压是否再次升高。夹管后应密切观察病情，如患者出现头痛、呕吐等颅内压增高症状，应放开夹闭的引流管并通知医生。如果患者无颅内压增高症状，即可拔管。

（曹婵娟）

第十八章　妇产科护理

第一节　妇科主要检查及治疗术护理

（一）腹腔镜检查术

妇科腹腔镜为一种内窥镜，其基本技术是先向腹腔充气，建立人工气腹后插入内窥镜，在强大的冷光源照射下对盆腔进行观察或操作。

腹腔镜临床应用非常广泛，主要分为两部分：一是诊断，用于对盆腔包块及疼痛、不孕症、子宫内膜异位症、腹腔内出血、生殖道畸形、内分泌疾患及盆腔恶性肿瘤的诊断；二是治疗及外科操作，腹腔镜下可进行组织活检、囊肿穿刺、剔除、剥离，输卵管通液，腹水穿刺抽吸及腹腔冲洗，也可治疗子宫内膜异位症、不孕或寻找腹腔内异物或行绝育手术。

禁忌证分为绝对禁忌证和相对禁忌证。绝对禁忌证有：严重的心血管疾患和心功能不全、肺功能低下、急性弥散性腹膜炎、膈疝、腹壁疝、脐疝、腹股沟疝及股疝、腹部巨大肿物、妊娠3个月以上、结核性腹膜炎、严重的神经症、精神病或癔症、凝血机制障碍和血液病、休克状态及身体过于衰弱。相对禁忌证有：过度肥胖或过于消瘦、局限性腹膜炎、有前次腹腔镜手术失败史及腹部手术史。

腹腔镜检查患者的护理如下。

（1）术前准备　腹腔镜手术前，护理人员要了解患者的病情及心理状态，讲清麻醉方法及手术方式，安慰患者使其更好地配合手术。同时，要进行血尿常规、血型、肝功能及心电图检查。手术前为患者进行皮肤准备，清洁腹部皮肤，用络合碘及酒精棉棍先后擦洗脐窝，除去污垢并剃去脐周汗毛，对于有可能进行双切口的患者会阴部要备皮。另外，术前一日晚开始肠道准备，给患者口服缓泻剂或用1%肥皂水洗肠1次，以减轻手术中肠胀气。术前一餐禁食，防止手术中应用麻醉药和牵拉内脏引起呕吐。在即将开始手术时要患者排空膀胱，必要时给予导尿。患者上台后进行外阴及阴道冲洗。

（2）术中观察　注意观察患者脉搏、面色及血压的变化，若有异常立即告知手术医生进行处理。

妇科腹腔镜手术是靠人工气腹膨胀腹腔以便有足够空间进行操作检查。良好的人工气腹是手术成功的关键，因此，在充气时要随时观察压力表的变化及患者病情。正常情况下充气时患者会有腹胀、恶心、呕吐、肩痛等表现，这是由于膈肌上升刺激所致。调整体位，略呈头低脚高位可缓解上述症状。如果症状严重，甚至出现疼痛、晕厥、手冷、脉弱、血压下降，则要停止操作，检查有何异常，进行紧急处理。

（3）术后护理　嘱患者卧床休息，注意伤口有无渗血及腹腔内有无出血情况，同时观察患者脉搏、血压的变化。一般手术后1~2h后鼓励患者翻身活动，4~6h督促患者排尿，防止发生尿潴留，但对双切口并有腹腔灌注液的患者一定要卧床休息24h，防止发生外阴水肿。患者伤口疼痛要报告医生，排除异常情况后，遵医嘱给予口服止痛药物。腹腔镜手术后患者无须特殊饮食或禁食。一般手术后3~4h可进食、进水。

腹腔镜手术后患者阴道会有少量出血，若阴道出血量多于月经量，应及时来院就医。一般术后2周内禁止盆浴及性生活，术后1周来院拆线并复查。

（二）宫腔镜检查术

宫腔镜检查是一种用内窥镜直接观察宫腔内部结构和病变的技术。主要用于探查子宫出血、原发或继发不孕的子宫内病因，同时，可以作为取活检、诊断性刮宫的向导，还可用于宫内节育器的定位与取出、输卵管粘堵等。

对有活动性子宫出血、急性或亚急性生殖系统炎症、近期子宫穿孔或手术史、希望继续妊娠者、宫颈难以扩张者和宫颈有恶性肿瘤者不宜使用。

宫腔镜检查的患者护理如下。

（1）术前准备　术前向患者介绍检查的目的及意义，取得合作，做好血、尿常规及阴道清洁度检查。手术宜在月经干净后3~7d内进行，在此期间禁止性生活。手术前一餐禁食并测体温1次，排空膀胱后可开始手术。

（2）术中及术后护理　手术中严格无菌操作，护士应守护在患者身旁，观察其一般情况，如有胸闷、咳嗽或疼痛剧烈，应立即停止操作，为患者测量血压、脉搏，待症状缓解后继续操作。同时，备好抢救物品及药品，以便必要时使用。

手术后患者宜卧床观察1h，无特殊不适方可返回。由于膨宫液的刺激，术后会有下腹部疼痛，但数小时后可自行恢复。如有少量阴道流血也属正常情况，无须治疗，几日后会自行消失。为防止感染可酌情给抗生素口服，同时禁性生活2周。

（三）阴道镜检查术

阴道镜检查是利用阴道镜将子宫颈的阴道部黏膜放大10～40倍，观察肉眼看不到的子宫颈表层较微小病变。

阴道镜适用于子宫颈与癌有关的异型上皮、异型血管及早期癌变的诊断，在可疑部位做活组织检查。对严重阴道炎或宫颈炎症，宜先治疗后再行阴道镜检查。

阴道镜检查患者的护理如下。

阴道镜检查对患者来说痛苦小，无须特殊准备，可反复进行。手术时嘱患者精神放松，配合医生操作。术中严格无菌操作。术后保持外阴清洁，每日清洁外阴。必要时可口服抗生素，同时注意观察阴道流血情况，出血量多时来院就医。术后1周复诊，2周内禁止性生活及盆浴。

（四）子宫颈激光治疗

子宫颈激光治疗适用于子宫颈病变、外阴白色病变、尖锐湿疣及慢性盆腔炎的治疗。对生殖道急性和亚急性炎症期、可疑宫颈恶性病变或结核、妊娠期、宫内有螺丝避孕器者禁忌此项治疗。

子宫颈激光治疗患者的护理如下。

（1）术前准备　向患者介绍宫颈激光治疗的主要过程，以取得患者的配合。为防止感染先行阴道清洁度检查，并测试体温。手术前排空膀胱。宫颈激光治疗的最佳时间是月经干净后3～7d，此时体内雌激素与孕激素水平最低，操作时可减少子宫颈的损伤及出血。

（2）术中、术后的护理　观察患者的情况，如有严重不适反应，应报告医生暂停操作，症状缓解后方可继续进行。手术后嘱患者保持外阴清洁，每日用温开水清洗外阴。因宫颈有创面，要避免性生活1个月，术后1周和2周分别来院进行阴道冲洗上药，以促进创面愈合，防止感染发生。同时，要告诉患者术后1周左右阴道有少量流血为正常现象，无须处理可自愈，若流血量如月经量或下个月经周期时出现闭经，要来院复查。

（五）子宫输卵管造影术

子宫输卵管造影术是由外子宫口注入碘造影剂，以观察子宫及输卵管的位置、大小、形态、有无畸形或病理性改变。

子宫输卵管造影术主要用于不孕症的检查、内生殖器结核（忌用于结核活动期）、原因不明的习惯性流产、疑有腹腔妊娠或盆腔肿块与子宫境界不清或疑有子宫黏膜下肌瘤、子宫发育异常者。

生殖器官有急性或亚急性炎症、严重心肺疾病、碘过敏及正常分娩、流产或吸宫、刮宫后6周内，均为子宫输卵管造影术禁忌证。

子宫输卵管造影术患者的护理如下。

（1）造影前准备　造影最佳时间是月经干净后4～8d之内。造影前1d行肠道准备，口服缓泻药，以利于造影日晨排便，以免过多的积气及粪便积于肠腔而影响造影效果。为防止感染发生，造影前1周避免性生活，做阴道清洁度检查。造影日测量体温并冲洗阴道，排空膀胱后，在放射科进行造影。

（2）造影中配合　应随时观察患者一般情况，嘱患者有不适感觉时及时反映。推碘油时，如有刺激性咳嗽、胸痛、憋气等表现，应马上停止操作，测量血压、脉搏，抬高床尾，使患者呈头低脚高位，警惕是否有肺栓塞发生，严密观察病情变化。

（3）造影后护理　卧床休息30min，无特殊不适方可返回。嘱患者阴道如有少量油性分泌物或少量出血为正常情况，不需治疗。24h后再来院进行阴道冲洗并再次摄片，以检查有无碘油进入腹腔。术后为防止感染，可口服抗生素，2周内禁性生活及盆浴，1周后来院复诊。

（六）输卵管通液术

输卵管通液术是在无菌的条件下，将导管插入宫颈，注入一定量的生理盐水于宫腔及输卵管内，用以了解输卵管是否通畅，对轻度输卵管粘连有疏通作用。

此术主要用于原发或继发不孕症（男方精液正常）疑有输卵管阻塞者，检查输卵管再通术后的效果。对内外生殖器官急性炎症或慢性盆腔脏器炎急性或亚急性发作、月经期或子宫出血、有严重的心肺疾病患者禁忌。

输卵管通液术患者的护理如下。

（1）术前准备　输卵管通液术宜在月经干净后3～7d内进行，术前应进行阴道清洁度的检查，并测量体温，排空膀胱后开始操作。

（2）术中配合　手术中要密切观察患者的反应，如患者过分紧张要尽量努力安慰患者，也可遵医嘱肌内注射阿托品0.5mg。若患者仍很紧张且有严重的腹痛，应停止操作，检查注入宫腔内生理盐水的量并观察回流情况，以估计输卵管通畅程度。

（3）术后指导　手术完成后，嘱患者保持外阴清洁，2周内禁性生活及盆浴，防止感染发生，通液后阴道有少量出血或流水为正常现象，使用卫生巾保持干净即可，数日后可自行恢复。

（七）子宫内膜活体组织检查术

子宫内膜活体组织检查习惯称取内膜，是临床常用的协助诊断的方法。适用于疑有子宫内膜癌、子宫内膜结核或需间接了解卵巢功能者。对生殖系统炎症、检查日体温高于37.5℃、疑有妊娠者禁忌。

子宫内膜活检患者的护理如下。

（1）术前准备　取内膜要求在月经来潮后12h以内，检查开始前测量体温，排空膀胱，认真冲洗外阴。如高度怀疑子宫内膜结核的患者，检查前3d要应用链霉素等药物抗结核后再进行取内膜。

（2）术中配合　严密观察患者情况，守护在患者身边使其尽量放松，同时严格无菌操作。如患者出现腹痛或虚脱，应马上停止操作，呈头低位，遵医嘱给予0.5mg阿托品皮下注射，待症状好转后继续操作。

（3）术后护理　术后休息30min，无特殊不适方可返回。为预防感染，患者应遵医嘱服用抗生素，并避免性生活及盆浴2周。1周后来院复诊。

（八）阴道后穹窿穿刺术

子宫直肠凹陷是盆腔最低部位。腹腔中游离血液、渗出液及脓液等常积聚在此。由于其与阴道后穹窿仅一层之隔，临床常通过后穹窿穿刺以辨明子宫直肠凹陷有无积液或积血，借以明确诊断。常用于辨明子宫直肠凹陷积液或贴接该部肿块的性质及原因，如异位妊娠、卵泡破裂等所引起的内出血、盆腔炎性积液或积脓的诊断。

阴道后穹窿穿刺患者的护理如下。

（1）注意生命体征的观察　行阴道后穹窿穿刺的患者多为妇科急腹症。因此，在整个检查过程中都要严密观察生命体征，随时测量血压及脉搏，注意患者面色、口唇及意识，防止休克发生。同时注意腹痛情况。

（2）穿刺过程中动作要轻柔、敏捷，严格无菌操作，护士要看护在患者身边，给予安慰及协助医生操作。

（3）标本取出后静置4～5min，若血液凝固说明误入血管，若血液不凝说明有腹腔内出血。穿出淡红色、稀薄、浑浊液时一般为盆腔炎渗出物；若为脓性，则表示盆腔内有积脓，应留取标本做涂片检查、细菌培养及药敏试验。

（4）穿刺完成后要观察穿刺点有无渗血，如有渗血在阴道内填无菌纱布以压迫止血，数分钟后取出纱布。

（九）前庭大腺囊肿造口术

前庭大腺感染后管口被堵，分泌物潴留形成囊肿，造成疼痛及行走困难。行造口术将脓性分泌物引流出来，以达到治疗的目的。

前庭大腺囊肿造口患者的护理如下。

（1）术前准备　术前向患者介绍手术的目的、方法及步骤，以取得合作。

（2）术中配合　手术为局麻，患者会有不适感觉。护士要关心、照顾患者，耐心地倾听其不适主诉，观察其病情变化，使手术顺利完成。

（3）术后护理　手术后伤口内放无菌油纱条引流，一般48～72h后取出，更换盐水纱条，嘱患者保持局部清洁，每日用温开水擦洗会阴并更换内裤，手术后隔日来院换药1次。注意体温变化，按医嘱服用抗生素。一般术后5日拆线，拆线后每日用1∶5 000高锰酸钾坐浴，在治疗期间及伤口完全恢复前避免性生活。

（十）诊断性刮宫

诊断性刮宫简称诊刮。主要是刮取子宫内膜做病理检查，以明确诊断，指导治疗。当疑有宫颈管病变时，则行分段诊刮。主要用于子宫异常出血，月经失调，如功能失调性子宫出血及闭经、不孕症、疑有子宫内膜结核者。

诊断性刮宫患者的护理如下。

（1）术前准备　术前要向患者介绍诊刮的目的及方法。如患者有发热或阴道、宫颈炎症需治疗后再行诊刮。检查卵巢功能者要在月经来潮前或月经来潮12h内进行。对老年患者来说，子宫已经萎缩，手术难度大，患者疼痛剧烈。因此，更要做好术前的心理护理，使其能够很好配合手术。手术前患者排空膀胱、冲洗外阴及阴道，有阴道出血者免做阴道冲洗。

（2）术中观察　手术中护理人员要守护在患者身边，随时观察患者的病情变化，如出现面色苍白、出汗或疼痛强烈，要停止操作，测量血压、脉搏，排除异常情况后再继续操作。术中取出标本要求妥善保管切勿丢失，填好化验单后及时送检。

（3）术后护理　术后静卧30min，观察其阴道出血及腹痛情况。同时，嘱患者保持外阴清洁，每日用温开水清洗。阴道有少量出血和轻度腹痛为正常情况，1～2d后恢复，但如果阴道流血，如月经过量，腹痛加重，要及时来院就医。术后休息1～3d，避免重体力劳动，并按医嘱服用抗生素。

第二节　妇科手术护理

一、妇科腹部手术护理

手术是妇科疾病的主要治疗手段，对患者的康复起着重要作用。通过对患者手术前后全面精心地护理，使其能够以最佳的心理、生理状态迎接手术并在最短的时间内恢复健康。

（一）手术前准备

（1）心理护理　手术前护理人员要主动接近患者与其交谈，了解患者的心理状态，特别是对手术有关问题的看法及手术效果、预后方面知识的了解程度；对患者讲解手术前后的注意事项、手术麻醉选择及手术方式；帮助患者消除紧张心理，树立战胜疾病的信心，以良好的心态接受手术。

（2）配合术前检查　手术前护士要协助医生为患者准备各项实验室检查，如血、尿常规、肝功能、肾功能、血型及出凝血时间。45岁以上的患者还要做心电图检查。妇科恶性肿瘤伴腹水的患者术前要查血总蛋白与血球蛋白比值；蛋白过低者要纠正后再行手术。对肝功能及凝血机制障碍的患者要进行凝血酶原时间及活动度检查，同时还要进行配血以备手术中输血。术前患者每日测3次体温，当体温超过37.4℃时要及时通知医生给予相应处理。患者月经来潮应报告医生，以考虑手术是否能如期进行。

（3）皮肤准备　患者入院后，护理人员要加强卫生宣教，嘱其每日更换内衣裤并沐浴。手术前1日进行皮肤准备。腹部皮肤备皮范围是上从剑突下缘，下至两大腿上1/3，左右到腋中线，剃去阴毛，脐部用汽油棉棍清洁后再用酒精棉棍擦拭。整个备皮过程中护理人员动作要轻柔，切忌损伤患者表皮，以免微生物侵入而影响手术。目前有文献报告，手术前皮肤准备时不剃汗毛，并不增加术后感染率。

（4）阴道准备 妇科手术阴道准备是必不可少的。术前1d为患者冲洗阴道2次，在第2次冲洗后要在宫颈口及阴道穹窿部涂龙胆紫，为手术切除宫颈标记之用。行子宫次全切除术、卵巢囊肿剥除术及子宫肌瘤剥除术时不需要涂龙胆紫。阴道流血及未婚者不做阴道冲洗。

（5）肠道准备 妇科手术为下腹部手术，涉及肠道的很少，但手术中牵拉易引起恶心、呕吐，同时肠道内粪便和积气也妨碍手术操作，术中麻醉也会使肛门括约肌松弛，患者排便于手术台上而污染手术野，因此妇科手术前要进行肠道准备。术前1日晚餐进半流食，午夜后禁食、禁水。术前1日上午口服20%甘露醇250mL+生理盐水250mL导泻，服药后8h左右患者仍无粪便排出时要给予1%肥皂水洗肠1次。卵巢癌患者有可能行肠道转移病灶切除时，肠道准备从术前3d开始。术前3d患者进半流食，口服庆大霉素8万U，每日2次，口服20%甘露醇250mL+生理盐水250mL，每日1次。术前2d患者进流食，其他内容同术前3d。术前1d禁食，静脉补液，继续口服庆大霉素及甘露醇，并行清洁洗肠。体质虚弱者清洁洗肠时，注意防止患者虚脱。

（6）膀胱准备 手术前为患者保留导尿管，导尿时注意无菌操作，见尿后固定尿管。

（7）其他 了解患者有无药物过敏史，遵医嘱进行青霉素过敏试验。对情绪紧张的患者，术前1d晚给予镇静药物，以保证充分睡眠。入手术室前患者要摘下假牙、发卡及首饰等并妥善保管；遵医嘱给予术前应服药物，核对患者姓名、床号及手术名称，将患者及病历送手术室。

（二）手术后护理

从手术结束到患者基本恢复的这一阶段为手术后期。手术后期观察护理是患者疾病恢复的关键。护理人员要采取各种措施减轻患者的痛苦，密切观察和记录病情变化，及时发现问题并有预见性地防止各种可能出现的并发症，帮助患者在最短的时间内康复。

（1）病室及物品准备 手术后患者宜安置于安静舒适的小房间，同室患者不要超过3位，以利于患者术后恢复及护理人员对其观察病情、抢救。患者入手术室后，护理人员应进行手术患者床单的准备，包括麻醉床，床上备有毛巾垫及腹带，并备好护理用品，如血压计、听诊器、沙袋、弯盘、患者上衣、吸氧用品、引流瓶、引流管及胃肠减压器等。同时，病室内备有随时可以使用的抢救物品及药品。

（2）术后及时护理 患者返回病室后，首先让患者去枕平卧，头偏向一侧，以防止口腔内唾液及呕吐物吸入气管造成吸入性肺炎。全麻患者如果尚未清醒应有专人看护。蛛网膜下腔麻醉者去枕平卧12h；硬膜外麻醉者平卧6~8h，以防发生头痛。腹部压沙袋6h，防止出血。值班护士要向手术医生及麻醉医师了解患者手术情况、术中出血及手术范围、有无特殊护理要求及注意事项。接好引流管及引流瓶。有胃肠减压者调节好压力。固定静脉通路，保持适宜的滴速。

（3）生命体征的观察 手术后24h内病情变化快，也极易出现紧急情况，护理人员要密切注意病情变化，全面了解术后情况，有的放矢地进行护理。对术后患者首先要观察生命体征。患者返回病室后及时测量血压、脉搏、呼吸并做记录。由于麻醉及手术对循环系统有抑制作用，术后不会马上恢复，因此应每30min测量血压、脉搏1次。如果患者血压下降，脉搏快而弱，结合患者其他表现，要考虑有内出血休克，应及时报告医生给予处理。全麻未清醒患者还应观察瞳孔、意识及神经反射。

（4）尿量的观察 由于解剖位置的关系，妇科手术中输尿管、膀胱受到牵拉、推压，在分离粘连时极易损伤输尿管，因此术后观察尿量及尿液性质非常重要。妇科手术患者一般均置保留导尿管，术后要保持通畅、勿折、勿压。如发现尿为鲜红色则有可能术中损伤输尿管或膀胱；如尿量过少，应检查导尿管是否堵塞或脱落。排除上述原因之后，要考虑患者是否血量不足或有内出血休克的表现，应及时报告医生及早处理。一般妇科手术于术后第1d晨拔除导尿管，也可于术日静脉输液完成后1~2h拔导尿管。妇科恶性肿瘤患者要根据病情决定保留导尿管时间。

（5）引流管的观察及护理 妇科手术后多有阴道引流或腹腔引流，目的是引流出腹腔及盆腔内渗血、渗液，观察有无内出血及感染。术后腹腔内出血虽不多见，但却是十分严重的并发症，处理不及时可危及患者生命。因此，术后患者要保持引流管通畅，随时观察引流液的性质及量，若引流液每小时大于100mL并为鲜红色时，应考虑有内出血，须立即报告医生进行处理。同时，还应注意引流管不宜过长，以免其盘在引流瓶内而影响引流液外流；也不可过短，防止引流管脱出而被污染。为防止逆行感染，引流管和引流瓶须保持无菌并每日更换。有阴道引流的患者，每日冲洗外阴2次。护士要每日记录引流液的量，并观察其性质，如发现有脓性分泌物，则考虑有感染发生。如引流液量多，且为淡黄色，要分析是否有漏尿，应及时报告医生给予处理。

（6）术后止痛　一般术后4~6h患者都会出现伤口剧痛。疼痛可影响各器官功能，有效地止痛不仅可减轻患者的痛苦，而且为各种生理功能恢复创造条件。一般术后24h内可用哌替啶50mg加异丙嗪25mg肌内注射止痛，6~8h可重复使用1次。术后48h伤口疼痛会明显减轻。若患者仍不断要求使用止痛药物时，应仔细分析寻找原因，有无感染、药物依赖等因素并做相应处理。一般情况下，可与患者交谈分散其注意力，减少病室内噪声，创造良好休息环境，使患者能够安静休息，减轻痛苦。术后12~24h后给予半卧位，这不仅有利于引流防止感染，而且半卧位时腹肌松弛张力降低也可减轻伤口疼痛。

（7）术后恶心、呕吐及腹胀的观察和护理　由于术中牵拉内脏及术中、术后使用麻醉药和止痛剂，使患者术后会出现恶心、呕吐及腹胀问题。一般术后呕吐无须处理，让患者头偏向一侧，嘴边接好弯盘，及时清理呕吐物，清洁口腔，保持床单干净整齐，待药物作用消失后症状会自行缓解。对肿瘤及一般情况较差患者要全面分析原因，若由于电解质平衡紊乱、低钾、低钠引起呕吐，要调节液体的输入，给予补钾补钠，纠正失调，从而缓解症状。术后腹胀是由于肠管暂时性麻痹而使过多气体积于肠腔而又不能从肛门排出造成。手术后患者由于伤口疼痛而呻吟，吸气时空气进入消化道而切口疼痛，使腹肌力量减弱也影响直肠排气。气体在肠腔中游动，使患者自觉两胁下胀痛，严重的会引起呼吸受限，因此术后要劝慰患者不要呻吟、抽泣，未排气之前不食用奶制品及甜食，以免增加肠道内积气，并鼓励、帮助患者早期活动，以促进肠蠕动恢复，防止肠粘连。若患者腹胀严重应及时给予肛管排气或艾灸中脘穴，以减轻症状。

（8）饮食护理　一般妇科腹部手术后1d可进流食，术后2d可进半流食，术后3d肠蠕动恢复后可进普食。进行胃肠减压的患者均应禁食。术后患者注意加强营养，增加蛋白质及维生素的摄入，促进伤口愈合。

（9）出院指导　出院前护理人员应对患者进行卫生宣教。嘱患者注意休息，保持良好心境，适当参加锻炼，避免受凉、感冒。饮食上选择高蛋白、多维生素饮食，多食瘦肉、蛋类及新鲜水果、蔬菜等。同时，注意伤口愈合情况。若伤口出现红肿、硬结或疼痛、发热等症状，及时来院就医。子宫切除术后7~14d，阴道可有少量粉红色分泌物，这是阴道残端肠线融化所致，为正常现象，不需特殊处理，适当卧床休息即可。如为血性分泌物，量如月经量，应及时就诊。伤口拆线后可淋浴。全宫切除术后2~3个月内禁止性生活及盆浴。子宫肌瘤剔除术、卵巢囊肿剔除术及宫外孕手术后一个月内禁止性生活及盆浴。术后患者要坚持按医嘱服药，并在术后一个月至一个半月来院复查。

二、妇科阴道手术护理

阴道手术在妇科应用比较广泛，包括阴道全宫切除术、阴道前后壁修补术、宫颈手术及阴道成形术等。

（一）术前准备

（1）肠道准备　由于解剖位置关系，阴道与肛门很近，术后易因排便而污染手术野，因此，阴道手术前肠道准备较腹部手术严格。手术前3d开始进少渣饮食，同时服用肠道抗生素，如庆大霉素8万U，每日2次。每日肥皂水洗肠1次或口服20%甘露醇250mL+生理盐水250mL，术前1d进流食并行清洁洗肠。

（2）阴道准备　正常人阴道不是一个无菌环境，为防止术后感染，术前要进行阴道准备。阴道准备从术前3d开始，每日冲洗阴道，必要时每日坐浴1~2次。术前1d冲洗阴道后不涂龙胆紫。

（3）膀胱准备　患者去手术室前不置保留导尿管，嘱患者排空膀胱即可，一般将无菌导尿管带至手术室，备手术结束时安置。

（4）皮肤准备　阴道手术患者术前要特别注意个人卫生，每日清洗外阴。手术前1d行皮肤准备，备皮范围是上至耻骨联合上10cm，下到会阴部及肛周，两侧达大腿内侧上1/3处。

其他手术前准备同妇科腹部手术前准备。

（二）术后护理

（1）导尿管护理　阴道手术由于解剖位置关系，一般保留导尿管时间长，根据手术范围及病情导尿管分别保留2~10d。在保留导尿管期间，要保持导尿管通畅，勿打折、扭曲或堵塞。同时，观察尿液的量、性质、色及气味，如有异常，及时通知医生给予相应处理。为防止感染，护士每日更换尿袋时，要严格无菌操作。

（2）局部护理　保持外阴清洁、干燥，勤更换床垫，每日用无菌生理盐水擦洗外阴；每次排便后用同法清洁会阴。同时，观察局部有无渗血、渗液，如有异常情况及时报告医生。术后阴道内填塞纱布宜在12～24h取出，取出时注意核对好数目。

（3）肠道护理　阴道手术后患者进半流食，根据病情也可进普食。手术范围较大或直肠修补术后，患者要进少渣半流食，以控制首次大便排出时间，给伤口以愈合时间，防止感染发生。患者术后第5日给缓泻剂，防止粪便过多而造成排便困难，反而影响伤口愈合。

阴道手术后护理除以上几点外，同妇科腹部手术前后护理。

第三节　滋养细胞肿瘤护理

【概述】

滋养细胞肿瘤是由胚胎滋养细胞发生变化而来的肿瘤，包括良性葡萄胎、侵蚀性葡萄胎及绒毛膜癌。其中葡萄胎为良性滋养细胞肿瘤，侵蚀性葡萄胎和绒毛膜癌为恶性滋养细胞肿瘤。病因目前尚不清楚，流行病学调查发现与营养不良、病毒感染、卵巢功能失调及免疫机制失调等因素有关。

良性滋养细胞肿瘤临床上主要表现为闭经、不规则阴道出血及子宫异常增大。当闭经4个月左右葡萄胎组织将自然排出时可发生大量阴道出血，甚至休克。恶性滋养细胞肿瘤临床表现为葡萄胎清宫后或流产、足月产后阴道不规则出血，并随肿瘤转移部位出现相应症状。若转移至肺，则出现咯血及胸痛；转移至阴道，可发生大出血；转移至脑，可出现头痛、抽搐、昏迷及偏瘫等。

治疗原则是良性滋养细胞肿瘤诊断后宜马上行清除术，术后根据患者情况可行预防性化学治疗。恶性滋养细胞肿瘤以化学治疗为主，辅以手术治疗。

【护理】

1.心理护理

患者入院后，护士应热情接待，主动介绍疾病的有关知识、治疗方法及疗效，使患者消除对自身疾病的恐惧，积极配合治疗。

2.清宫术护理

葡萄胎一经诊断应立即清宫。为防止患者术中大出血，术前应建立有效的静脉通路并备血。治疗室内应备好抢救用品及药物。清宫术开始前协助患者排空膀胱。术中护士要严密观察患者一般情况，注意有无面色苍白、出冷汗及口唇发绀等表现，并及时测量脉搏、血压，有异常发现时立即报告医生，进行处理。术后患者需卧床休息，护士应随时观察患者阴道出血及腹痛情况并给予保留会阴垫，以估计出血量。

3.化学治疗的护理

（1）化疗前做好患者的心理护理　消除其对化疗的恐惧心理，取得患者的合作。由于化疗用药剂量是按体重计算的，故应准确测量体重。首先校准体重计，在清晨，患者空腹，排空大小便，着贴身衣裤，不穿鞋的情况下由护士为患者测量体重。化疗过程中由于患者呕吐及食欲不振，体重会下降，应定期测量，以协助医生调整药量。

（2）化疗药物准备　准备化疗药物时要做到3个严格：严格无菌操作；严格按医嘱给药；化疗药物的治疗量与中毒量极为相近，化疗过程中应严格掌握药物剂量。静脉滴注药物宜先装输液器排气后，再加入化疗药，安瓿要反复冲2次，以保证实际用药量的准确，严格三查七对，防止用错药物。化疗药物应经两名以上护士核对方可使用。

（3）保护血管，严防药液外漏　化疗时要注意保护血管，合理使用。一些对皮肤血管刺激性较大的药物，如放线菌素D、长春新碱、硝氮芥及阿霉素等，血管穿刺成功后再加入药物。若发现药物外漏，立即给予局部封闭治疗（封闭用0.9%生理盐水5mL加2%普鲁卡因1mL）。

（4）用药速度的观察　静脉输入化疗药物时，不同的药物输入速度不同，如5-氟尿嘧啶加入5%葡萄糖液500mL，静脉滴注8~10h，可达到最佳的治疗效果，且副作用最小。护士应了解各种药物的滴入速度，随时调整，保证化疗药物以疗效最佳的速度滴入。

（5）造血功能障碍的护理　化疗药物可抑制骨髓造血功能，主要表现为白细胞及血小板减少。当患者白细胞下降时，机体抵抗力减弱，易受各种病原菌感染。因此，要严格执行消毒隔离制度和无菌操作原则，对患者实行保护性隔离，并注意观察体温变化，每日测3次体温。护士要加强卫生宣教，嘱患者注意饮食卫生，饮食上增加蛋白质、维生素及其他营养素的摄入，以增强机体抵抗力。当患者血小板下降时嘱患者适当休息，不做剧烈活动，防止碰伤而引起皮下组织出血。随时观察患者有无皮肤黏膜及内脏出血征兆。冬季室内湿度宜保持在50%左右，防止空气干燥引起鼻出血。护士执行治疗、护理操作时动作要轻柔，肌内和静脉注射后用棉球压迫穿刺部位至无出血为止。血小板过低的患者可遵医嘱给予新鲜血少量、多次输入，以刺激骨髓造血功能。

（6）胃肠道副作用的观察及护理　由于胃肠道细胞增生活跃，因此化疗药物对其有一定的毒副作用。主要表现为食欲不振、恶心、呕吐、腹痛、腹泻及口腔溃疡。护士应注意观察，对出现的反应给予适当的处理。当患者有食欲不振时，要鼓励患者多进食，可少吃多餐，食用自己平时喜欢的食品。保持床单的干净整齐，创造良好的进食环境，以增进食欲。当患者出现恶心、呕吐时，护士应及时清理呕吐物，遵医嘱给予止吐药物。必要时静脉补充液体，记录呕吐量，注意防止电解质平衡失调。有腹痛、腹泻的患者，要严密观察腹痛情况，腹泻次数、腹泻量及性质，防止发生伪膜性肠炎。当腹泻次数超过3次时，要通知医生停止化疗，遵医嘱补液及药物治疗，同时及时留取粪便标本做普通培养及厌氧培养。口腔溃疡一般发生在化疗的5~6d，患者先感唇、舌麻木，继而黏膜发红，舌苔减少，最后出现溃疡。护士应随时观察患者口腔黏膜变化，发现黏膜变红、舌苔减少后给予生理盐水漱口，保持口腔清洁。出现口腔溃疡后要根据其溃疡程度给予口腔护理。口腔护理可清除口腔内脱落黏膜、黏液及腐败物质，保持口腔清洁，预防感染，促进黏膜再生。严重的口腔溃疡患者疼痛难忍，可在进餐前给予0.03%丁卡因合剂局部喷雾止痛。平时鼓励患者多进流食，避免刺激性食物，也可遵医嘱输入大剂量维生素C，促进黏膜再生。口腔溃疡患者每日测3次体温，以早期发现感染征兆，早期治疗。

（7）肝功能损害的护理　多数抗癌药物在肝脏代谢，大剂量化疗时，患者会出现血清丙氨酸氨基转移酶升高，表现为上腹痛、恶心及腹泻，严重时出现黄疸。护理时要注意患者主诉及皮肤、巩膜有无黄染，定期取血做肝功能检查。有肝功能异常时可遵医嘱给予药物治疗。

（8）肾功能损害的护理　有些药物，如甲氨蝶呤、顺铂等对肾功能损伤大，护理时要注意准确记录出入量，嘱患者多喝水，24h尿量在2 500mL以上为宜，每日测尿pH值，若pH值低时，可遵医嘱输入碳酸氢钠，以碱化体液，加速化疗药物的排泄，减轻对肾脏的损害。

（9）脱发的护理　有些化疗药物，如阿霉素、放线菌素D和硝氮芥对毛囊有损害作用，引起脱发甚至阴毛、腋毛及眉毛脱落。护士要做好患者心理护理，讲解化疗药物引起脱毛特性，在停用药物后毛发会自然生长如初，减轻患者心理负担，也可佩戴假发或帽子。

4.恶性滋养细胞肿瘤阴道转移的护理

（1）预防出血　恶性滋养细胞肿瘤阴道转移易发生破溃，引起出血。由于阴道黏膜内静脉丛丰富且无瓣膜，出血往往量大、活跃，可立即致患者休克，因此预防出血是非常重要的。患者应卧床休息，护士要加强生活护理，避免诱发出血因素，有效地为化疗患者止吐，并防止便秘和尿潴留。阴道转移患者尽量不做阴道冲洗和盆腔检查，以免操作过程中碰破结节而引起大出血。护士还应加强巡视，随时注意有无阴道出血，如有异常情况，及时报告医生给予处理。

（2）大出血的抢救　当患者阴道转移结节破溃出血时，护士应立即将患者抬至治疗室，用双拳压迫腹主动脉，以达到紧急止血的目的。通知医生，建立有效的静脉通路，配血，备好阴道填塞物品及抢救药品。当患者病情危急时，可在床边进行抢救工作。阴道填塞过程中护士要严密观察患者血压、脉搏、呼吸及面色的改变，防止休克发生。

（3）阴道填塞后的观察及护理　患者需绝对卧床休息，随时观察阴道有无渗血或活跃出血，定时测量脉搏和血压。保持排便通畅，如有便秘可给开塞露或肥皂水低压灌肠，避免一切增加腹压的因素，以防诱发出血。同时，要保持外阴局部的干燥清洁，每日用无菌生理盐水擦洗外阴2次。保留导尿管的患者，每日更换无菌尿袋。为防止感染，阴道填塞纱条一般每日更换，必要时遵医嘱服用抗生素。患者需每日测量3次体温，以早期发现感染征兆，及时处理。

5.恶性滋养细胞肿瘤脑转移的护理

脑转移患者病情变化快且死亡率高，护理时要做到早期发现，及时抢救，以挽救患者生命。

（1）一般护理　脑转移患者应移至单间并有专人护理，房间内备有急救药品及物品并保持空气新鲜，光线宜暗，避免强光刺激引起患者烦躁、紧张及头痛。抽搐及昏迷患者要放低床位，防止发生意外。

（2）腰穿护理　为了解患者颅内压情况及向颅内注入药物，需行腰穿治疗。腰穿时护士应协助摆好体位，患者侧卧、去枕、背齐床边、低头、双手抱膝，腰部尽量向后凸，使椎间隙增宽，便于穿刺。治疗过程中护士要观察患者的呼吸、脉搏、瞳孔及意识变化，若有异常发现，立即通知医生，进行处理。腰穿后患者应头低脚高位6h，以使药物经脊髓腔流入颅内起到治疗作用，并防止低颅压性头痛。护士应加强巡视，如患者头痛，通知医生，并遵医嘱给予镇静、止痛或脱水药物。疑有高颅压的患者如需进行腰穿治疗，应先用药物降低颅内压后方可操作。

（3）脑转移抽搐的护理　当患者抽搐时，应立即用开口器，去枕平卧，头偏向一侧，保持呼吸道通畅，建立静脉通路，并同时通知医生进行抢救。

第四节　外阴癌护理

【概述】

外阴癌包括许多不同组织结构的肿瘤。常见的是外阴鳞状上皮细胞癌，罕见的有恶性黑色素瘤、腺癌及基底细胞癌等。

外阴癌主要临床症状为局部结节或肿块，伴有疼痛或瘙痒。大多数患者在肿瘤出现前有多年的外阴瘙痒史，部分患者表现为外阴溃疡久治不愈。晚期有脓性或血性分泌物及排尿痛等不适。

外阴癌首选治疗方法是手术。早期行肿瘤局部切除或外阴切除，晚期行外阴广泛性根治术和双侧腹股沟深、浅淋巴结清扫术，还可应用放射治疗。

【护理】

（一）术前护理

（1）控制感染　外阴癌患者外阴呈菜花样或溃疡，分泌物增多，甚至溃疡出血。因此，每日用1∶5 000高锰酸钾溶液冲洗或擦洗，勤更换内裤，保持局部清洁干燥。

（2）对症处理　局部瘙痒、疼痛的患者，给予对症处理，以减轻患者痛苦。

（3）饮食护理　外阴癌手术范围大，皮损严重，术后恢复较其他手术慢且感染发生率高。因此，术前应加强营养素的补充，多进高蛋白、维生素丰富食物，如肉、蛋、鱼、乳制品、新鲜水果蔬菜及干果类。

（4）术前准备　术前1d备皮，范围自下腹部至肛周，两侧到大腿内侧膝关节处。备皮时动作要轻柔，防止加重患者外阴皮损。其他手术前准备同妇科阴道手术前准备。

（二）术后护理

（1）伤口局部护理　手术后伤口加压包扎48h，以防止出血以利于伤口愈合。护士要注意观察伤口有无渗血，对有引流管的患者要注意观察引流液的性质及量并保持其通畅，防止打折、弯曲及堵塞。术后第3日拆除加压包扎，切口暴露，用支架将被盖支起，以利于通风和保持外阴干燥，每日用冷风吹2～4次，每次20min。术后半卧位，双下肢外展屈膝，膝下垫软枕，抬高下肢，可促使静脉血和淋巴液回流通畅，同时降低伤口张力，利于愈合。

（2）防止感染　术后患者每日测体温3次，用无菌生理盐水擦洗外阴2～3次，大小便后同法清洁会阴部。患者房间应加强通风换气，以减少感染机会。外阴癌术后的患者需长时间卧床，应注意翻身防止发生褥疮，同时鼓励患者做上身运动，防止血栓形成。

（3）其他　外阴切口1：1一般5d拆线，腹股沟切口7d拆线。如切口感染，根据患者情况可提前拆线以利于引流。

第五节　子宫颈癌护理

【概述】

子宫颈癌病因至今尚未明了，资料表明与早婚、早年性交、性生活紊乱、人类乳头状瘤病毒及人类疱疹病毒Ⅱ型、人类巨细胞病毒感染有关，同时也与男性包皮垢中的胆固醇经细菌作用后转变为致癌物质等因素有关。

宫颈癌临床有3大症状：阴道出血、阴道排液和疼痛。疼痛为晚期癌症状，表现为严重的腰骶部或坐骨神经疼痛。病变广泛时可因静脉和淋巴回流受阻导致该侧下肢肿胀和疼痛。

放射治疗为首选治疗方法，适用于宫颈癌Ⅰ～Ⅲ期患者，其次是手术治疗，适用于宫颈癌Ⅰ～Ⅱa期患者，可行广泛性子宫切除术和盆腔淋巴结清扫术，还可采用手术加放射治疗的综合方法。

【护理】

（一）术前护理

（1）预防感染　宫颈癌患者因癌组织坏死或感染，阴道可有大量米汤样或脓性分泌物，术前每日冲洗外阴，保持局部清洁干燥，随时更换卫生垫及内裤。每日测3次体温，以早期发现感染征兆，早期治疗。

（2）注意饮食　宫颈癌晚期患者会出现贫血、感染、消瘦及全身营养状况差。术前要加强营养，给予高蛋白、高脂肪、多维生素饮食。必要时给予静脉营养治疗。

（3）肠道准备　手术前3d开始肠道准备，术前1d晚行清洁洗肠。由于宫颈癌压迫直肠，洗肠时动作要轻柔，缓慢插入肛管，不可用暴力，并随时观察患者的反应。

（4）阴道准备　阴道冲洗时动作宜轻柔，防止碰破癌组织引起大出血。若出现阴道大出血，马上用无菌纱布压迫止血，同时通知医生给予抢救。

其他术前护理参见妇科腹部手术前护理。

（二）术后护理

（1）术后病情观察　宫颈癌手术范围大、时间长、出血多，因此，术后要严密观察病情变化，应有专人护理，每15min测血压、脉搏1次至平稳。注意引流液的性质、质量及颜色的变化，保持引流管通畅。如有异常情况及时通知医生给予处理。另外，要观察伤口有无渗血。

（2）导尿管护理　宫颈癌手术导尿管一般保留7～14d，要保持其通畅，并每日更换无菌尿袋，防止逆行感染。在拔除导尿管前3d，将尿管夹闭，每2～3min开放1次，以使膀胱功能逐渐恢复。拔导尿管2～3min后要协助患者排尿，不能自行排尿者给予诱导排尿，仍无效时要重新保留导尿管。

（三）出院指导

嘱患者出院后注意自身症状的观察，如有阴道出血或分泌物增多及时来院就医。同时，增加营养饮食，劳逸结合，按时来院随诊，一般治疗后最初每月1次，3个月后每季度1次，1年以后每半年随诊1次，3年后每年1次或信访。

第六节　先天性无阴道护理

【概述】

先天性无阴道是在胚胎发育中双侧副中肾管会合后未能向尾端伸展形成管道所致。常合并为子宫发育不全，故无月经来潮，婚后性交困难。少数先天性无阴道患者有正常子宫发育，月经期子宫积血，有周期性腹痛。

治疗原则是先天性无阴道伴子宫发育不全者可于婚前或婚后行阴道成形术；有正常子宫发育者初潮时即行人工阴道成形术，同时引流宫腔内积血，以保存生育功能。无法保留子宫者，可行全宫切除术。

【护理】

（一）术前准备

（1）手术前做好患者心理护理　向其介绍手术方法及术后效果，取得合作。

（2）肠道准备　术前1d口服20％甘露醇250mL加生理盐水250mL导泻，术前1d晚12时后禁食、禁水。

（3）皮肤准备　术前清洁会阴部皮肤并剃去阴毛，备皮范围上至耻骨联合上10cm，下到会阴及肛周，左右到两大腿内侧上1／3处。

（4）膀胱准备　去手术室前排空膀胱，带导尿管于手术室，备手术结束后安置。

（5）物品准备　手术前24min内准备好羊膜（羊膜存放于无菌罐内，内放生理盐水20mL、庆大霉素16万U），另外备好2～3个阴道模型。

（二）术后护理

（1）术后患者需卧床休息1～2周，保留导尿管7～10d，保持导尿管通畅，每日更换尿袋。

（2）预防感染。术后每日用无菌盐水擦洗会阴部，患者排便后用同样方法清洗，以保持会阴部清洁。

（3）术后注意观察阴道模型位置，特别是在患者排便以后，防止外滑，如有外滑要及时请医生更换模型。

（4）出院前要教会患者冲洗阴道及阴道模具消毒的方法，嘱患者每日冲洗。未婚者需持续放置阴道模型，直至结婚，已婚者待伤口完全愈合后方可行性生活。

第七节　尿瘘护理

【概述】

尿瘘是指生殖器官与泌尿系统之间形成的异常通道。以膀胱阴道瘘和尿道瘘较为常见。主要是由于产伤、手术损伤、生殖器官晚期癌浸润膀胱或尿道生殖道癌的腔内放射治疗、阴道内放置腐蚀性药物或子宫托长期不取引起组织坏死而形成尿瘘。

主要临床表现为漏尿，即尿液经瘘孔从阴道流出。长期尿液刺激外阴部及臀部发生皮炎或湿疹，引起刺痒和灼痛。有时可并发泌尿系统感染，引起膀胱炎或肾盂肾炎。

治疗原则是分娩或手术后短期内出现尿瘘，可放置保留导尿管，使膀胱处于排空状态，促其自然愈合。导尿管一般放置2周。拔导尿管后仍漏尿，则需手术治疗。手术时间最好在尿瘘发生3～6个月后，局部组织炎症反应消退后进行。如前次手术失败需再次手术时，亦须等待相同时间。

【护理】

（1）心理护理　尿瘘造成患者很大的心理负担及生活不便，尤其是前次治疗失败者，情绪低落，对治疗取怀疑态度。护理人员要多与患者交谈，理解其痛苦，介绍治疗后完全恢复的病例，帮助其树立信心，以积极配合治疗。在生活上多关心和照顾，勤为患者更换裤子及床垫，保持床单的干净整齐，增加病室通风，创造良好的休养环境。

（2）控制炎症　有外阴炎者术前3～5d用1：5 000高锰酸钾溶液坐浴，1日2次，每次20min，有外阴溃疡者坐浴后涂氧化锌软膏，促使炎症消退。

（3）药物治疗　必要时按医嘱给予雌激素治疗，使阴道上皮增生，利于伤口愈合。

（4）其他术前护理　参见阴道手术前护理。

（5）术后护理　患者手术后返回病室，立即接好导尿管及引流管。导尿管一般保留10d左右。在此期间要保持其通畅，注意观察尿量，如尿量过少及时查明原因，严防导尿管打折、扭曲、脱落、堵塞，造成膀胱过度膨胀影响伤口愈合，手术失败。

（6）预防感染　保留导尿管期间每日更换尿袋一定要无菌操作。同时，鼓励患者多饮水，以达到自然冲洗膀胱的目的。每日为患者测体温3次，并冲洗会阴2次。必要时遵医嘱给予抗生素。

（7）拔导尿管　拔除导尿管前2d，夹闭导尿管，每2~3min开放1次，以恢复膀胱功能。拔尿管后2~3min协助患者排尿，以免膀胱过度充盈使刚刚愈合的伤口裂开。

（8）其他手术后护理　同阴道手术后护理。

第八节　子宫脱垂护理

【概述】

子宫从正常位置沿阴道下降，子宫颈外口达坐骨棘水平以下，甚至子宫全部脱出于阴道口外，称为子宫脱垂，常伴有阴道前后壁膨出。主要是由于分娩损伤、营养不良造成支持器官组织周围结缔组织减少、长期的腹压增加使内生殖器官向下推移造成。

子宫脱垂患者可自觉肿物自阴道脱出。轻度仅劳动后脱出，经卧床休息后能自行回纳，重度脱出的子宫需用手回纳。因子宫长期暴露在外，局部形成慢性炎症，甚至溃疡，阴道分泌物增多。患者有下坠感及腰背酸痛，月经期或劳动时加重。也可因膀胱膨出而发生排尿困难、尿潴留及张力性尿失禁。直肠脱出时有便秘及排便困难。

【护理】

（一）非手术治疗患者的护理

（1）避免增加腹压因素　患者要注意劳逸结合，避免重体力劳动，如有慢性气管炎及咳嗽，应积极治疗。同时，注意保持排便通畅，多食粗纤维食物，防止便秘。

（2）预防感染　注意外阴清洁，每日用温开水清洗外阴，穿质地柔软的内裤并经常更换，随时观察阴道分泌物的性质及量，如分泌物突然增多，为脓性或血性时，应及时就医。子宫脱垂患者常伴有张力性尿失禁，应保持局部清洁干燥，防止发生泌尿系统感染。

（3）使用子宫托的护理　子宫托治疗子宫脱垂方法简便，经济易行，但有生殖道急、慢性炎症或可疑宫颈恶性病变者禁用。使用子宫托时首先要选择大小适宜的型号，以放置后子宫既不脱入阴道又无不适感为宜。教会患者取放方法。每晚将子宫托取出清洗，次日晨放入，以免因放置时间过长，托盘摩擦，压迫阴道而发生糜烂、溃疡或感染。严重时子宫托可嵌顿在阴道壁不易取出或发生压迫坏死，甚至形成尿瘘或粪瘘。放置子宫托的患者应在放后1个月、3个月、6个月各复查1次，以根据阴道组织张力的恢复情况调整较小型号的子宫托。

（二）采取阴道手术治疗患者的护理

参见阴道手术前后护理。

（三）行腹式手术治疗患者的护理

参见妇科腹部手术前后护理。

（四）术后指导

子宫脱垂术后有复发的可能，患者术后仍需注意休息，半年内不从事重体力劳动，不宜举重物及长时间站立、行走，预防咳嗽及便秘。手术后指导患者做提肛锻炼，以使松弛的盆底组织逐渐恢复张力。具体方法为：患者端坐凳上，双脚交叉，双手平放于大腿上，交替做起立、坐下两种动作，重复30～50次；另一种方法是做闭缩肛门动作或小便时自动中断排尿若干次，以促进阴道肌力恢复。

第九节　绝经期综合征护理

【概述】

绝经期为妇女卵巢功能逐渐衰退至完全丧失的过渡时期。在更年期中月经停止来潮称绝经。一般发生于45～55岁之间，部分妇女在更年期间可出现一系列性激素减少所致症状，包括自主神经功能失调的症状，称为更年期综合征。

绝经期综合征早期主要临床表现为潮热、出汗、情绪不稳定、易激动、好哭、爱吵架等。晚期则有外阴及阴道萎缩、子宫萎缩脱垂；乳房下垂；还可出现尿频、尿急或尿失禁；皮肤干燥及骨质疏松等表现，并伴有心理、精神方面的症状，如倦怠、精力不集中、头晕、抑郁及性欲改变等。

治疗原则是症状轻者给予镇静安神药物，重者可遵医嘱服用雌激素或孕激素治疗。

【护理】

（1）加强卫生宣传教育　指导患者学习生理卫生知识，讲解出现症状的原因，增加患者对更年期生理过程的了解，消除不必要的顾虑，以减轻症状。帮助患者合理安排工作与休息，嘱患者做适当的户外运动，并保持心情愉快，必要时可去医院就诊，在医生的指导下服用镇静安神药物。

（2）激素治疗护理 严重的更年期综合征患者，经对症治疗无效后，可用雌激素或孕激素治疗。激素治疗时，要耐心、细致地讲解每种药物的服用时间及剂量，并注意观察服药后症状有无缓解。如服药期间有阴道出血或腹痛，要及时就诊。激素治疗的患者要定期复查，以随时调整用药剂量。

第十节　妊娠及分娩护理

【概述】

产前检查是保障孕妇和胎儿安全分娩的重要措施。通过定期检查和对母婴的监测，可以系统全面地了解胎儿发育及孕妇妊娠过程中健康状况，及早发现和治疗并发症，尽可能降低早产、难产及死产的发生率。

（一）产前检查的时间

月经周期正常已婚育龄妇女，停经40d左右应到医院确定妊娠诊断，进行常规妇科检查，了解生殖器有无异常，测量基础血压，检查心肺，了解有无传染病等内外科疾患，做血、尿常规检验等，如无异常可继续妊娠。妊娠16～20周时转入产科初诊。妊娠28周前每4周检查1次，孕28～36周每2周检查1次，孕36周以后每周检查1次。如发现异常情况，应增加检查次数，必要时入院观察和治疗。

（二）检查的内容及方法

（1）初诊 内容包括询问病史、全面体格检查及产科检查。

询问病史：孕妇姓名、年龄、结婚年龄、胎产次、职业及住址、月经史、孕产史、末次月经以推算预产期。了解本次妊娠情况，如早孕反应、有无病毒感染及用药史、胎动开始时间、有无阴道出血及下肢水肿等症状。了解既往有无高血压病、心脏病、糖尿病、结核病等内科疾病。了解家族史及丈夫健康状况，有无遗传病等。

全面体格检查：观察孕妇发育与营养状况，四肢及脊柱有无畸形，甲状腺、心肺及乳房发育，乳头有无凹陷，下肢有无水肿等。测量身高、体重、血压，进行各项实验室检查。

产科检查：包括腹部、阴道、骨盆检查及肛查。腹部检查是通过视诊及四步触诊法了解宫底高度、胎儿大小、胎心、胎产式、胎方位等。阴道检查主要了解阴道、宫颈及附件有无异常情况。骨盆检查是了解骨盆的形态和测量主要径线值，预测胎儿能否从阴道分娩。肛查了解胎先露、坐骨棘及尾骶关节活动度。

（2）复诊 孕妇在前次检查后定期复诊，主要了解孕妇有何特殊变化和不适，给予相应的检查及治疗。测量体重、血压，检验尿蛋白及尿糖，复查胎位，听胎心音，测量宫高腹围及先露下降，做B超检查，以了解胎儿发育情况及羊水量。孕32周和38周时，再次核对预产期，对母、胎双方在妊娠期情况做全面检查，对安全分娩方式及时间做出初步估计。如有并发高危迹象，则转至高危门诊。孕妇在整个妊娠期间要接受2次产前宣传教育，讲授孕期保健、母乳喂养、临产、分娩及产后的有关知识，取得孕妇及家属配合，消除对妊娠分娩恐惧，增强其对正常分娩的信心。

【护理】

（一）妊娠期护理

妊娠期卫生保健要以预防为主，保护孕妇及胎儿在妊娠期间的身心健康，是做好围生期保健及安全分娩的重要环节。

（1）工作与休息 健康无并发症的孕妇妊娠期间可继续日常工作，但应避免重体力劳动或接触有毒物质。妊娠末3个月不做夜班，安排有规律的生活，注意劳逸结合，每日保证充足的睡眠时间，适当午睡和户外活动。保持乐观、安定的精神状态。休息的环境空气要新鲜，避免被动吸烟，有吸烟习惯的孕妇也要停止吸烟，以免影响胎儿的生长发育。孕妇卧床休息时，应采取左侧卧位，可减少子宫对腹主动脉及下腔静脉的压迫，以增加子宫、胎盘血液灌注量，减轻下肢水肿。

（2）饮食 孕妇应合理而均衡地安排膳食，多食营养全面，易于消化，含铁、钙、碘及维生素丰富的食物，注意粗细粮搭配，荤素菜比例要适当，多吃新鲜蔬菜及水果。预防便秘，克服偏食，少吃辛辣、刺激性食物，不喝酒，控制盐的摄入。

（3）个人卫生 妊娠期全身新陈代谢旺盛。汗腺和皮脂腺分泌增多，皮肤敏感，要保持全身清洁，勤洗澡，勤更换内衣裤。洗澡时水温不宜过热，最好淋浴或擦浴。每日清洗外阴，如有阴道流血及妊娠末3个月应禁盆浴，防止细菌进入阴道引起宫内感染。

（4）着装　孕妇衣着以宽松、舒适为宜，避免乳房和腰部过紧，以免影响胎儿活动和血液循环。衣料最好选用松软、透气性及吸湿性较好的棉布类。孕期不宜穿高跟鞋，因孕妇体重不断增加，身体重心前移，容易引起疲劳、腰背痛和跌跤，可选用鞋跟高2~3cm的轻便鞋。

（5）乳房护理　妊娠后乳房继续发育，乳房、乳头增大且敏感。孕期应选用合适的棉布或丝质胸罩，以维持乳房的张力。从妊娠7个月开始，每日用温水毛巾轻擦乳头、乳晕1次，以增加皮肤的韧性，预防乳头皲裂和炎症的发生，为产后哺乳做准备。乳头有痂垢不易清洗时，可用消毒植物油涂于痂垢处，浸软后再用热水洗掉，避免用手抠痂或用力揉搓。如乳头扁平或内凹，清洗时用手捏住乳头根部轻轻向外牵拉使之突出。

（6）性生活指导　妊娠初3个月、末3个月应禁止性生活。因妊娠早期，由于性生活刺激可引起盆腔充血及子宫收缩而致流产。晚期能诱发早破水、早产或发生感染等。在整个妊娠期间如出现腹痛或阴道流血，以及习惯性流产或患有严重并发症，也应禁止性生活。

（7）妊娠期用药指导　多数药物可通过胎盘输送给胎儿，尤其是妊娠早期，必须用药时需在医生指导下进行。避免使用对胎儿生长发育有影响的药物，切不可随意滥用药物。

（8）自我监护　指导孕妇和家属自己测数胎动，听胎心率是在医院外对胎儿情况进行监护的可行手段。孕妇自妊娠18~20周开始感到胎动，通过对胎动次数及强弱的观察，可及早发现异常。监护的方法是：自妊娠30周开始，每日数3次，每次数1h，静坐或侧卧，思想集中，每次胎动均记录，每日3次胎动次数的总和乘4，即得12h的胎动次数。12h胎动次数在30次或以上，反映胎儿情况良好；若小于30次，多数有宫内缺氧的情况，应及时到医院就诊。指导家属掌握听胎心音的方法，每日定时听胎心音并记录，正常胎心率为120~160次/min，过快或过慢均属异常，应随时到医院就诊。

（9）产前宣传教育　通过多种形式，如讲课、放录像等向孕妇及其家属讲解有关妊娠、胎儿发育、分娩、产后的有关知识及注意事项，使她（他）们了解妊娠分娩是一个正常的生理现象。针对其生理改变及需要，给予科学性的保健指导，消除紧张、恐惧心理。讲课内容包括：妊娠的生理变化及胎儿发育、孕期保健的重要意义、孕期常见症状的处理、孕期营养及孕期卫生指导、分娩先兆、产程配合、入院及出院的物品准备、产褥期的生理变化及卫生指导、计划生育指导及新生儿护理及母乳喂养的有关知识等。课程的安排可根据不同的妊娠阶段分组进行。

（二）正常分娩护理

妊娠28周以后，胎儿及其附属物由母体产道娩出称为分娩。分娩直接关系母子生命安危，护理人员应掌握产科基本知识，对产妇实施全面细致的护理，使分娩顺利进展，新生命平安降生。

1.临产先兆

产妇在接近预产期时都会出现一些症状，预示不久将临产，此症状主要表现为两个方面。

（1）假临产　①不规律宫缩：临产前2～3周宫底下降，子宫较敏感，孕妇感觉腰酸，并有不规律子宫收缩。此收缩力不强，持续时间短，间歇时间长，宫颈口不扩张。②见红：宫缩引起子宫颈管内小血管破裂，少量血液随宫颈黏液自阴道排出为见红。见红的血量通常不多，颜色可能是粉红色、红色或褐色，如血量多于月经量，应考虑病理性出血，须及时就诊。

（2）真临产　有规律性子宫收缩，每次持续在30s以上，间歇10min左右并逐渐缩短，伴有宫颈口逐渐扩张，先露下降。以上表示分娩开始并由此计算产程。

2.第一产程护理

从有规律宫缩到子宫口全开称为第一产程。初产妇一般持续12～16h，经产妇4～6h。此时临床表现为：孕妇规律宫缩由弱变强，持续时间由30s进展到50～60 s，宫缩间歇期由5～6min缩短至2～3min，伴有胎先露下降和宫颈口扩张，胎膜多在宫口近开全时自然破裂。正常情况下羊水清亮、色淡黄、有时混有少量白色胎脂。

（1）一般护理　产妇入院后，护理人员应主动热情接待，介绍病室环境及有关注意事项，消除思想顾虑。同时，为产妇测量体温、脉搏、呼吸及血压，填写病历，报告值班医生。初产妇常规外阴备皮，若宫口开大＜3cm时，遵医嘱用温肥皂水灌肠，以刺激子宫收缩，清洁肠道，避免产时污染产道。如有破水、产前阴道出血、胎头高浮或妊娠并有心脏病应免灌肠。

（2）饮食与休息 临产时应鼓励产妇多进易消化、高营养食物和水分。对产程偏长或不能进食者可适当输液，为分娩储存足够的能量和水分。正常产妇临产时，根据宫缩情况可鼓励其下床在室内活动。若出现阴道流血、破膜或使用止痛镇静剂后应卧床休息。当初产妇宫口开大4cm时，遵医嘱肌内注射哌替啶100mg，并给氧气吸入，以保持体力，加速产程进展。

（3）预防尿潴留 临产后应提醒产妇2～3h定时排尿1次，防止膀胱过胀，影响子宫收缩和胎头下降。若发生尿潴留时，可置导尿管，长期开放至分娩前。

（4）并发症的观察 产程中若出现头晕、眼花、头痛、呕吐、上腹部痛、阴道异常流血、烦躁不安、下腹部持续疼痛及呼吸困难等症状，须警惕发生并发症，应及时报告医生积极处理。

（5）产程观察 ①观察子宫收缩：将手放在产妇腹部，以触诊来感觉和观察子宫收缩强度、频率及持续时间。每次应观察3次以上宫缩并记录。②监测胎心音：正常胎心率120～160次/min，临产后应每隔1～2h子宫宫缩间歇期听胎心音1次，有条件可做胎心监护，以了解胎儿有无宫内窘迫现象。同时，观察胎膜破裂时间及羊水量和性质，注意胎心音变化以免脐带脱垂。③肛门检查：根据宫缩、胎产次进行肛门检查，次数不宜过多。通过肛门检查了解子宫口开大及先露下降程度，以确定产程进展情况。初产妇宫口开至10cm，经产妇宫口开至3～4cm，用平车送至产房准备接生。

3.第二产程护理

自子宫口开全至胎儿娩出称为第二产程。初产妇需1～2h，经产妇数 分钟至1h不等。第二产程大于2h，临床上诊断为二程长。

第二产程表现为产妇宫缩进一步加强，持续时间延长，间歇时间缩短，宫口已开全，胎膜已破，先露下降至阴道口压迫盆底。产妇有排便感，当宫缩时不由自主地向下屏气用力，主动增加腹压。在两力共同作用下，按分娩机制逐步向外娩出胎儿，直到胎儿全身娩出。

（1）产妇护理 第二产程是分娩中最紧张时刻，护理人员应关心体贴并守护在产妇身旁，指导其正确屏气和使用腹压，使宫缩与腹压力量相协调。当宫缩间歇时尽量让产妇放松休息，护士为产妇擦汗，协助喝水，使其顺利度过第二产程。

（2）胎儿的观察 宫缩频而强，影响胎儿血液循环，易引起胎儿宫内缺氧。每次宫缩后应听胎心音，给予产妇吸氧，减少胎儿宫内窘迫的发生。如胎心音有异常，应协助医生尽快结束分娩。

（3）准备接生　消毒外阴，开启产包，备好新生儿用物。天冷时，备好热水袋，最好产房配有辐射开放暖箱。协助医生记录胎儿娩出时间及宫底高度。遵医嘱肌内注射10U催产素，加强宫缩，预防产后出血。

（4）新生儿出生后护理　新生儿出生后进行阿氏评分并注意保暖，同时给母亲看清楚新生儿性别。早开奶，以减少产后出血量。用消毒花生油擦洗新生儿，去掉胎脂并用0.25%氯霉素眼药滴双眼，打脚印，测量体重身长并记录，系好手腕条，放睡篮内，置母亲床旁。

4.第三产程护理

从胎儿娩出至胎盘娩出称为第三产程。一般5～10min，不超过30min。第三产程临床表现为子宫底升高，子宫变硬呈球形，阴道有少量流血，阴道内露出脐带自行下移不再回缩，胎盘从阴道娩出。

第三产程护理措施为：接生者轻轻牵拉脐带，使胎盘娩出。若超过30min，胎盘仍未娩出为胎盘滞留，应及时处理。胎盘娩出后，记录娩出时间和宫底高度，同时仔细检查胎盘、胎膜是否完整，如有残留应给予手取胎盘或刮宫处理。检查产道有无损伤，缝合侧切伤口。整个分娩过程要严格无菌操作，防止感染。一般产妇分娩后需在产房观察1h，护士要为其擦背，更换衣服，垫好会阴垫，观察子宫收缩和阴道出血及膀胱充盈情况，测量血压、脉搏并注意保暖，使之安静休息。此时，可给予易消化、营养丰富的食物或饮料以恢复体力。若一切正常送产妇回病房。

（三）剖宫产护理

经腹切开子宫取出胎儿的手术称为剖宫产。以子宫下段式最为常用。

剖宫产适用于以下情况：有产道生产力异常、骨盆狭窄、头盆不称、宫缩乏力经处理无效、产前严重出血、有子宫手术史及内科产科并发症、胎位异常、胎儿宫内窘迫等。剖宫产产妇的护理如下。

1.心理护理

术前产妇心理较复杂，医护人员做耐心细致地解释工作，讲明剖宫产的原因、利弊及手术前后注意事项，帮助产妇做好术前心理准备。

2.术前护理

选择性剖宫产按妇科腹部手术前常规准备。术前1d备皮、配血，晚零点后禁食、禁水。手术前30 min保留导尿管，同时准备产妇病历、腹带、卫生巾等，为新生儿准备保暖和抢救用品，如气管插管、喉镜、吸痰器等。产妇送去手术室后，铺好麻醉床，床旁放血压计、听诊器、尿袋、弯盘。急诊剖宫产妇应立即禁食、禁水，迅速做好术前准备，同时注意观察血压、宫缩及胎心音的变化。

3.术后护理

（1）产妇返回病室后去枕平卧6h，腹部压沙袋4~6h，测量血压，注意保暖并向麻醉医师及手术医生了解术中情况及有无特殊用药。

（2）手术后立即开放并保留导尿管并注意尿液的量、颜色，如无特殊，次日晨拔除。导尿管拔除4h后要协助产妇自行排尿。

（3）术后定时测量生命体征，注意产妇阴道流血及伤口渗血情况。

（4）术后24h内遵医嘱可肌内注射哌替啶50 mg加异丙嗪25 mg止痛，必要时4h可重复1次，以减轻伤口疼痛，安静休息。

（5）手术当日禁食，术后第1日流食，第2日半流食，第3日普食。产妇要注意增加营养，以利于机体恢复及母乳喂养。

（6）剖宫产后一般可自行排气，为防止腹胀，要协助产妇早期下床活动，促进肠蠕动及恶露排出。腹胀严重者可用艾灸及肛管排气。

（7）预防感染。术后要注意产妇体温变化，定期更换伤口敷料并观察有无红肿及压痛。要保持外阴清洁，每日冲洗2次，勤更换会阴垫，必要时遵医嘱应用抗生素治疗。

（8）其他同正常产褥期护理。

（四）正常产褥期护理

从胎盘娩出后至生殖器官完全恢复到妊娠前状态的一段时间称为产褥期。一般为6周。

1.一般护理

（1）休息与活动　由于分娩劳累加上产后婴儿哺乳，产妇常感疲惫、思睡，需要一个安静、温暖和舒适的环境充分休息。正常产后24h内需卧床休息，第2日可下床适当活动，但避免站立过久，防止摔倒，特别是出血较多的产妇，以后逐步增加活动量。产后早期活动利于子宫复旧，减少排尿、排便困难，并防止盆腔或下肢静脉血栓形成。

（2）观察子宫收缩，预防产后出血　产后应严密观察子宫收缩和阴道出血情况，特别是产后最初2h内，应加强巡视，检查宫底，了解宫缩、阴道出血及会阴有无血肿，有异常发现立即报告医生及时处理。

（3）饮食调理　饮食对产妇健康恢复影响较大，分娩后及时给予清淡、营养丰富、易消化食物，以补充产程中的消耗。产后要增加营养，避免偏食和过量饮食。哺乳产妇应增添汤类，促进乳汁分泌，忌食辛辣、过冷或过硬食品，忌饮含酒精饮料。

（4）尿、便管理　产后因卧床休息，腹壁松弛，肠蠕动减弱及会阴伤口和痔疮疼痛，常易发生便秘，应鼓励产妇早下床活动，多食新鲜蔬菜和水果及含粗纤维的食物。如3日仍无排便，可遵医嘱给缓泻剂或用开塞露、甘油栓等，但一般不予灌肠，防止发生虚脱。

产后还应鼓励和督促产妇多饮水，尤其夏天，产后4～6h应自行排尿，注意尿量，避免膀胱充盈妨碍子宫收缩而出血。产妇常因膀胱过胀、收缩力减弱、会阴伤口疼痛及不习惯床上排尿等因素，造成尿潴留。若产后6～8h仍不能自行排尿，应积极采取诱导措施。诱导失败，可在无菌下置保留导尿管，24h后拔除，同时给予抗生素预防感染。

（5）预防产后感染，注意产妇清洁卫生　产后应每日测量体温、脉搏、呼吸2次，测血压1次。如体温超过37.5℃，要改测3次，并报告医生给予适当处理。产后皮肤排泄旺盛，出汗多，尤其是睡眠初醒和夜间是产妇排泄体内水分最多的时间。因此，要经常为产妇用温水擦身并用干毛巾拭干，勤换衣裤，保持皮肤清洁干燥。病室内要保持适当温度，定时通风，但避免直接吹风，防止着凉感冒。按季节增减衣服，夏季防止中暑。每日坚持洗脸、刷牙、梳头、洗脚，有条件可淋浴，并冲洗会阴2次。饭前便后及哺乳前应洗手，清洁用品专用，防止交叉感染。

2.乳房护理

产后及时进行母乳喂养宣教，做好按需哺乳，哺乳前产妇须洗净双手。哺乳时，护士应在床旁巡视，指导其正确姿势和体位。一般产后2～3d乳汁开始分泌，若喂养不及时或喂乳技巧未掌握，可造成双乳淋巴液潴留，静脉充盈，乳汁外流不畅，乳房胀满，硬肿疼痛，体温升高。此时可局部热敷按摩，加强哺乳，使硬结松软。应教会产妇人工挤奶方法。若乳房过胀影响吸吮时，可挤出部分乳汁，使乳房变软易于婴儿含接。若有乳头皲裂，应先吸吮较好一侧乳房，每次哺乳后挤出少量乳汁涂于乳晕上，暴露于新鲜空气中，利于皲裂愈合。产妇因某些疾病不能哺乳时，应遵医嘱肌内注射己烯雌酚4mg，每日2次，连续3日。

3.生殖器官护理

（1）子宫复旧的观察 正常情况下，产后2～3d宫底每日下降1～2cm，产后10～14d可降至骨盆内。护士应每日在同一时间，产妇排空膀胱后测量宫底高度，观察子宫收缩情况及有无压痛。

（2）恶露的观察及护理 产后经阴道排出分泌物内含有血液、坏死蜕膜组织和黏液等称为恶露。可分为三种：①血性恶露，色鲜红，含大量血液，少量胎膜、胎脂及坏死蜕膜组织，量多，持续3～6d。②浆液性恶露，色淡红似浆液，内含少量血液和较多的坏死蜕膜组织、子宫颈黏液且有细菌，持续2周左右。③白色恶露，黏稠色泽较白，含大量白细胞、坏死退化蜕膜组织、表皮细胞及细菌等，持续2～3周。护士应掌握正常恶露的变化及持续时间，随时观察产妇恶露排出的性质、质量及各阶段持续时间。若红色恶露持续时间长，量多或有臭味，应考虑胎盘、胎膜残留或宫腔内感染的可能，应及时报告医生处理。

（3）会阴护理 分娩后产妇宫腔内有较大创面，会阴侧切伤口及产道损伤均易引起感染。因此，要保持外阴清洁，及时更换会阴垫，每日冲洗外阴2次至拆线。会阴水肿严重者，用50%硫酸镁热湿敷。产妇休息时取健侧卧位，侧切伤口拆线后1周内避免下蹲负重，防止伤口裂开。会阴热敷法：目的是促进会阴伤口局部的血液循环，减轻疼痛、肿胀，使炎症消散。操作方法：热敷盆内放纱布和2把长止血钳，加水置热源上烧开，准备晾好至66℃左右，纱布套热水袋一个；产妇排尿后取仰卧位，洗净擦干局部，用凡士林棉球均匀涂擦患处，以免烫伤；热敷时用止血钳将纱布拧至半干、展平，先将纱布在患者大腿内侧测试温度后再敷于患处，放上加布套的热水袋，用月经带兜紧，约30min待热水袋温度下降后再取下。如会阴部水肿严重时，可用煮开后的50%硫酸镁湿纱布敷于会阴部。

4.性生活指导

产褥期生殖器官尚未完全复原，不宜性生活，以免引起感染。排卵可在月经未复潮前先恢复，故产后应采取避孕措施，哺乳母亲不宜服避孕药。

5.产后检查及运动

产妇产后腹肌和骨盆底肌肉松弛，应做适当运动。如产后操使肌肉恢复张力，机体复原以保持健美体型，但注意避免剧烈运动和下蹲姿势，防止子宫脱垂。

一般分娩后6周进行检查，了解产妇全身特别是生殖器官恢复情况，并给予避孕指导。同时，对婴儿进行全身检查，了解喂养及发育情况，给予保健咨询。对有并发症的产妇及婴儿及时治疗。

（五）正常新生儿护理

胎龄达到37周至42周末，体重达到或超过2 500 g出生的新生儿为足月新生儿。从胎儿断脐到满28日的这段时期称新生儿期。此期要根据新生儿特点，细心护理。

1.新生儿生理特点

详见第十四章儿科疾病护理。

2.护理

（1）测量体重及体温　室内应保持一定的温、湿度（温度20～24℃，湿度55%～65%），注意新生儿保暖，每日测体温3次，体温过低时可用热水袋保暖，体温升高38℃以上时要查找原因，如盖被太厚，室温过高，应及时纠正。新生儿每日需测量体重，观察生理性体重下降情况，有异常，及时查明原因，给予处理。

（2）预防感染　每日需为新生儿洗澡，观察皮肤是否红润、干燥，有无脓疮或黄疸。洗澡时要注意室温，防止着凉感冒。洗澡后更换清洁、柔软的衣服。勤换尿布，排便后用温水洗臀部，涂鞣酸软膏，避免尿、便液刺激，防止臀红。新生儿眼睛要保持清洁，如有分泌物先用生理盐水棉球擦拭，再滴0.25%氯霉素眼药水，防止结膜炎。新生儿口腔若有散在或线状白点，要警惕鹅口疮的发生，经常用苏打水擦拭。喂养时注意清洁卫生。

（3）脐带护理　初生时注意脐带出血，平时保持脐带清洁卫生，洗澡后用75%酒精揩净脐带残端及脐根周围，涂1%龙胆紫。一般新生儿出生后7～10 d脐带脱落。脱落后观察脐部有无红肿，分泌物有无异味，警惕脐部感染。

（4）预防接种　正常新生儿出生24 h后接种卡介苗，乙肝疫苗应在24 h内接种。卡介苗是无毒牛型结核分枝杆菌粉剂，是将有致病能力的牛型结核分枝杆菌经过人工培养后，使之失去致病力的活菌疫苗。注射后在人体内产生免疫力，对预防儿童患结核病有明显效果。

接种方法：左上臂三角肌下缘皮肤用酒精消毒后，皮内注射卡介苗0.1mL，含0.05mg菌苗。

接种对象：正常新生儿满24h即可接种，但早产儿、难产儿或感染的新生儿可暂缓接种，待情况好转于出院前补种。

接种后反应及时处理：接种后2~3周局部可见红点，渐变成小脓疱，最后结痂，痂脱落后局部显瘢痕，严重者可出现脓肿或溃疡。一般接种6~8周后产生免疫力。局部反应不需特殊处理，如分泌物较多或有化脓现象时可涂1%龙胆紫，保持干燥清洁，不要挤脓疱或包纱布。

接种时注意事项：①菌苗应保存在4~8℃冰箱内，使用前严格检查有效期，现用现配，配好的药液超过1h不能再次使用。②严格无菌操作，准确作皮内注射，否则可能形成脓肿或长期不愈的溃疡。③接种的针头要拧紧，以免菌液溢出引起污染，如有漏液，用75%酒精擦拭。但注射部位的针孔不能用酒精擦拭，以免影响菌苗效果。④用毕的注射器、安瓿、棉签等均应先用75%酒精浸泡1h后再进行处理，以使残留菌苗灭活。⑤注射后要详细登记并填写卡片，接种后交产妇保管好，嘱产妇产后3个月带婴儿去结核病防治所复查效果。

（六）母乳喂养指导

1.纯母乳喂养

婴儿出生后4~6个月内，母乳为唯一食品来源，不添加任何其他食品，如糖水、代乳品等，为纯母乳喂养。

2.母乳喂养的优越性

母乳是最适宜婴儿生长发育所需要的天然营养品。母乳中所含的蛋白质、脂肪、糖等容易消化和吸收利用。母乳具有抗感染作用，能增强婴儿的免疫力。另外，母乳喂养可促进母亲的子宫收缩，减少恶露量和预防产后出血，并可降低母亲乳腺癌及卵巢癌的发病率。

3.母乳喂养时的体位及含接姿势

（1）体位　母亲应放松并感觉舒适，婴儿身体贴近母亲，面向乳房。婴儿的头与身体成一直线，婴儿的下颌贴到乳房上，母亲应托着婴儿的臀部。

（2）含接姿势 婴儿嘴张得很大，下唇向外翻，舌头环绕乳头，面颊鼓起呈圆形，婴儿口腔下方的乳晕看到的比上方少，并有慢而深地吸吮动作，有时突然暂停后再吸吮，母亲能看到婴儿的吞咽动作或听到婴儿的吞咽声音。

4.挤奶的适应证及方法

（1）挤奶的适应证 ①奶胀、乳管堵塞或乳汁淤积。②婴儿学习吸吮凹陷乳头或拒绝吸吮时，为使婴儿学会并喜欢吃母乳，挤奶喂哺婴儿。③婴儿或母亲患病时，为保持泌乳需挤奶。④母亲工作或外出时，将母乳挤出留给婴儿吃。

（2）挤奶的方式 护理人员要教会母亲自己挤奶，不应让他人代劳，只在教学示范时方可轻轻触摸其乳房。具体方法为：①挤奶前可先热敷乳房，轻柔按摩乳房或刺激乳头，以刺激射乳反射。②嘱母亲把手彻底洗净。取坐或站位均可，以自己感到舒适为准，将消毒容器靠近乳房。③将拇指放在乳晕上方，食指放在乳晕下方，与拇指相对，其他手指托着乳房。④用拇指及食指向胸壁方向轻轻下压，不可压得太深，以免阻塞乳导管。压力应作用在拇指及食指间乳晕下方的乳房组织上，即压在乳晕下方的乳窦上。反复一压一放。⑤依各个方向按照同样方法挤压乳晕，要做到使乳房内每一个乳窦的乳汁都被挤出。⑥挤奶时压乳晕的手指不应有滑动或摩擦式动作，应类似滚动式的动作。⑦一侧乳房至少挤压3～5min，待乳汁少了，就可挤另一侧乳房，如此反复数次。双手可交换使用，以免疲劳。⑧挤奶时间应以20～30min为宜，特别是在分娩后前几日，泌乳量少，挤奶时间更不能短。第1次挤压时，可能没有奶滴出，但压过几次后，就会有奶滴出。如果泌乳反射活跃，奶水还会流出。

第十一节　产科常见病护理

一、妊娠高血压综合征

【概述】

妊娠20周后孕妇发生高血压、水肿及蛋白尿的一组症状，称妊娠高血压综合征（妊高征）。基本病变是全身小动脉痉挛，由此引起一系列临床症状，严重时可发生抽搐、昏迷、肝肾功能衰竭甚至母婴死亡。

高血压、水肿及蛋白尿为此病三大症状。根据症状及其严重程度分为轻度、中度、重度三个等级。

1.轻度妊高征

血压≥17.3/12kPa（130/90mmHg），或收缩压较基础血压上升≥4kPa（30mmHg），舒张压上升≥2kPa（15mmtk），伴有微量蛋白尿或水肿。

2.中度妊高征

血压升高，但不超过21.3/14.6kPa（160/110mmHg）；尿蛋白量增加，超过0.5g/24h或伴有水肿，孕妇有头晕感。

3.重度妊高征

重度妊高征包括先兆子痫和子痫。

（1）先兆子痫 血压高于21.3/14.6kPa（160/110mmHg），尿蛋白定量≥5g/24h或水肿并出现自觉症状，如头痛、眼花及恶心等。

（2）子痫 在妊高征的基础上发生抽搐、昏迷，以产前子痫最为常见。妊高征的主要并发症有胎盘早剥、脑出血、肺水肿、急性肾衰竭及胎儿宫内发育迟缓甚至胎死宫内等。治疗原则为解痉、镇静、预防和控制抽搐的发生，积极控制血压，适时终止妊娠。

【护理】

1.轻度妊高征护理

孕妇要增加产前检查次数，密切观察病情变化，防止加重，同时做好孕期卫生宣教和生活指导，保证充足睡眠。休息时取左侧卧位，以增加胎盘血供和各个脏器血流量。饮食上要加强营养，增加蛋白质、铁、钙的摄入，多食新鲜蔬菜及水果等，不需严格限盐。必要时给适量镇静剂，如苯巴比妥或安定，保证孕妇充分休息。

2.中、重度妊高征护理

中、重度妊高征的孕妇须住院治疗，加强护理，防止子痫和胎儿意外发生。

（1）一般护理 做好心理护理，消除孕妇紧张情绪，避免一切不良刺激，保持心情平静，给予精神安慰和鼓励。保持病室安静，光线宜暗。孕妇卧床休息，左侧卧位并吸氧。密切观察生命体征，尤其是血压的变化，注意倾听患者的主诉，如有头痛、眼花、腹痛等先兆子痫早期症状时，及时报告医生积极处理。注意胎心音变化，勤听胎心音，做胎心音监测。教孕妇自数胎动，以了解胎儿宫内情况。严格记录出入量，定时测量体重及送尿检验，观察体液潴留和肾功能情况，以了解病情和判断治疗效果。备好急救物品及药品，如开口器、压舌板、拉舌钳、吸痰器、气管切开包、氧气及手电等，同时备好25％硫酸镁、10％葡萄糖酸钙、催产素及脱水剂等药物。

（2）药物治疗护理　25％硫酸镁是治疗妊娠高血压综合征首选药。护理人员应掌握其作用、剂量、用法及毒副作用和抢救措施。硫酸镁主要作用是解痉、镇静、降压，其对胎儿影响小并可预防和控制子痫发作。但硫酸镁过量会引起呼吸和心跳抑制甚至死亡。在用药前和用药期间，要随时观察孕妇膝反射、尿量及呼吸，并备好具有拮抗作用的10％葡萄糖酸钙。若膝反射消失，24h尿量少于600mL或呼吸低于16次/min，应立即通知医生，静脉注射10％葡萄糖酸钙10mL，以对抗镁离子作用，防止中毒现象进一步加深。硫酸镁可肌内注射、静脉注射或静脉滴注。肌内注射时要加入2％普鲁卡因2mL并用长针头作深部肌内注射，以减轻疼痛，利于吸收。如局部有肿块、疼痛，可行热敷。静脉注射时，推药速度宜慢，约5min推完，不可外漏。静脉滴注时，滴速应慢，每分钟30滴，即每小时滴入硫酸镁1g为宜。

常用于治疗妊娠高血压综合征的药物还有肼苯哒嗪、冬眠合剂、利尿剂等。应用这些药时要严格遵医嘱给药，观察孕妇用药后的反应。肼苯哒嗪疗效好，静脉给药时速度不宜过快，以免血压骤降而出现心悸或休克。使用冬眠合剂时易出现直立性低血压，孕妇需卧床休息，防止摔倒发生意外。用利尿剂时，要观察孕妇有无低血钾的表现，如腹胀、乏力及肌张力低等，如出现症状要遵医嘱补钾。

3.先兆子痫护理

妊高征症状进一步加重，出现头痛、胸闷及眼花等自觉症状，应及早发现，积极处理，防止子痫发生。此时，患者宜住单间，绝对卧床休息，左侧卧位，避免声、光等不良刺激，保证充足睡眠。密切观察病情，尤其是血压的变化，勤听胎心音，注意临产征象和并发症的早期症状，如宫缩、阴道出血及腹痛等，立即报告医生。先兆子痫患者要给予低盐普食，并严格记录出入量。必要时要有专人护理并做特护记录，每日测量体重，备好急救物品及药品以随时应用。同时，加强生活护理及巡视，防止意外发生。

4.子痫护理

妊娠高血压综合征出现抽搐、昏迷为子痫。常发生于妊娠晚期或临产前，少数亦可在产时或产后发生，一旦抽搐应立即抢救。在先兆子痫的护理基础上，加强病情观察，转入单间，光线宜暗。设专人看护，严格做好出入量的特护记录。各种治疗、护理操作要集中进行，动作轻柔，避免一切不良刺激而诱发抽搐，加重病情。密切观察生命体征，特别是血压的变化，随时测量血压，随时按医嘱给药。孕妇取平卧位，头偏向一侧，并吸氧。保持呼吸道通畅，随时吸出口腔、喉头分泌物。抽搐者取下假牙，将缠有纱布的压舌板或开口器置上下臼齿间，防舌被咬伤，必要时拉出舌尖，避免舌后坠而影响呼吸。严密观察临产征象和并发症迹象，勤听胎心音，适时查肛，掌握产程。选择适宜的分娩方式终止妊娠。备好抢救物品、药品（包括新生儿用的）。记录抽搐发作时间、次数、持续和间歇时间。产后仍有再次抽搐的可能，仍需继续观察。孕妇应保留导尿管，以随时观察尿量及做尿检。昏迷患者加床档、防止意外发生。定时翻身，保持皮肤清洁干燥，防止褥疮。每日冲洗外阴2次，给予静脉补液，保持其通畅。如昏迷时间长，置鼻饲保证热能。所有治疗操作，应严格执行无菌操作，防止感染发生。

5.临产及分娩时的护理

孕妇分娩时，医护密切配合，严密观察血压、脉搏及宫缩情况，防止抽搐发生。缩短第二产程，必要时产钳助产，胎儿娩出后给催产素10U，肌内注射，预防产后出血。产后24～72h仍有发生抽搐的危险，需继续观察血压、脉搏及尿量，注意产妇的主诉及一般情况。

6.产褥期护理

产妇应充分休息，待血压和体力逐渐恢复后方可哺乳和下床活动。出院后定期随诊，观察血压及肾功能情况，有异常者应在内科继续治疗，要严格避孕。其他同正常产褥期护理。

7.预防措施

（1）做好孕期保健宣教，使孕妇和家属了解妊高征的特点、早期症状和危害，引起重视，及时就医。

（2）孕期增加营养，摄入足够的蛋白质、叶酸、维生素，补充铁、钙等，防止贫血。注意劳逸结合。卧床休息时取左侧卧位。

（3）定期产前检查，重视孕妇主诉，注意血压、蛋白尿和水肿及体重等变化，做到早期发现、早期治疗，控制病情发展。这对降低母婴死亡率具有很重要的作用。

二、妊娠与心脏病

【概述】

心脏病是导致产妇死亡4大原因之一，以风湿性心脏病最多见，先天性心脏病次之。患者妊娠后，血容量增加，心脏负担加重，至32周达高峰，易促发心力衰竭。分娩期由于宫缩，产妇屏气用力，回心血量增加，产后宫缩时大量血液迅速回心，使心脏负担更为加重。对于心脏代偿功能较好的孕妇，可以适应并承担，但对心功能Ⅲ、Ⅳ级的孕妇则不易承受，易引起心衰，危及母婴生命。

患风湿性心脏病的孕妇临床表现为心率快、心律失常，二尖瓣区可闻及舒张期杂音。急性左心衰时，产妇不能平卧，咯粉红色泡沫样痰。

患先天性心脏病的孕妇分为发绀型和无发绀型，以无发绀型为多见。临床上在胸骨左缘听到杂音，病情轻者预后好。发绀型心脏病患者不宜妊娠。

妊娠前，心脏病患者应先征求心内科医生意见，检查心脏功能，决定是否能承受妊娠及分娩，若不能承受则应严格避孕。妊娠期，应由产科和内科共同监测，预防和治疗心力衰竭。临产分娩时注意产程进展及心功能情况，以强心、利尿、给氧、镇静、防止心力衰竭发生为治疗原则，产褥期应防止感染和心衰发生。

【护理】

心脏病患者妊娠、分娩的护理如下。

（1）加强孕期卫生宣教，消除孕妇思想顾虑，定期行高危门诊检查。合理安排工作和休息，保证充足睡眠与休息，避免劳累和情绪波动。

（2）给予低盐普食，加强营养，多食新鲜蔬菜及水果，防止便秘，少食多餐，不宜过饱，防止加重心脏负担。

（3）指导孕妇做好自我护理，每日记录尿量，测量体温、脉搏及体重，以随时观察病情变化，为医生治疗提供参考。

（4）孕妇一般于产前2周入院，入院后要保持病室安静，保证充足睡眠，休息时取半卧位，其他护理同内科心脏病护理。

（5）临产、分娩及产后24h内，产妇心脏负担明显加大，注意防治心力衰竭，保障母婴安全。首先加强观察，细心护理，密切注意生命体征及心肺情况，及早发现心力衰竭征象。严格记录出入量，补液速度不宜过快。临产后常规给予抗生素至产后，预防感染。给予吸氧，注意产程进展及胎儿情况。遵医嘱给予哌替啶100mg肌内注射，使孕妇保持镇静，加快产程进展。第二产程时，常规侧切会阴，使用胎头吸引器或产钳助娩，减少产妇屏气用力。胎儿被娩出后，立即在腹部压沙袋，6h后取下，以避免因子宫收缩及腹压骤减而致回心血量增加导致心力衰竭。此时，产妇应很好休息，遵医嘱给吗啡10mg皮下注射。第二产程后尽量不用缩宫素。

（6）产褥期应严密观察生命体征及心功能情况。产妇需卧床休息，不宜过早下床活动。心脏病病情较重的产妇不宜哺乳，应予退奶；轻者可逐步适当活动并母乳喂养。

（7）产后产妇饮食宜清淡，注意粗细搭配，防止便秘。

（8）心脏病患者在其妊娠至产后均需注意防止各种感染发生。各种护理操作要严格无菌技术，临产至分娩后常规应用抗生素。

（9）产后其他护理同正常产褥期护理。

三、妊娠与糖尿病

【概述】

糖尿病是一种全身代谢性疾病。由于胰岛素不足而引起糖、脂肪和蛋白质代谢紊乱。妊娠与糖尿病互相影响，使病情复杂多变。糖尿病患者妊娠后对孕妇、胎儿和新生儿的影响主要取决于疾病的严重程度和是否得到有效的控制，如处理不当，并发症多，母婴死亡率高。

孕妇在孕期体重骤增或出现三多症状，常伴有皮肤瘙痒或外阴、阴道念珠菌感染等；重症时可出现酮症酸中毒伴昏迷。孕妇易出现羊水过多、妊高征、感染、产道损伤及产后出血等并发症。胎儿可有巨大儿、胎死宫内、先天畸形、新生儿低血糖、呼吸窘迫综合征及高胆红素血症等并发症。

妊娠前要根据患者的病情决定能否妊娠，不宜者，向患者及家属充分解释，求得理解；已妊娠者应尽早终止。

妊娠期由产科及内分泌科共同观察患者心肾功能、眼底变化、血糖及尿糖情况，指导孕妇用药和控制饮食。加强产前检查，注意孕妇体重增长情况及胎心、胎位和胎儿生长情况，定期测量血压、宫高及腹围并做B超检查，以早期发现妊高征、羊水过多、胎儿畸形及巨大儿等并发症。孕30周后，指导孕妇自数胎动，及早发现胎儿宫内窘迫。患糖尿病的孕妇一般提前入院，以讨论制定分娩方式和时间。

整个妊娠期及分娩前、后要预防感染发生。

【护理】

糖尿病患者妊娠、分娩的护理如下。

（1）做好心理护理，消除孕妇思想顾虑，指出饮食治疗的重要性，严格控制饮食，遵守膳食计划，最好使尿糖达到阴性或（+）。

（2）教会孕妇自测四段、四次尿糖、尿酮的方法和结果判断，以随时观察病情变化，调整药物用量。

（3）糖尿病孕妇抵抗力低，易受细菌及真菌感染。指导孕妇注意个人卫生，保持全身皮肤黏膜清洁完整，预防感染。室内空气要新鲜，防止上呼吸道感染。一旦感染发生，及时应用抗生素治疗。

（4）使用口服药物治疗时要严格遵医嘱，按时、按量服用。胰岛素治疗时严格核对剂量，应在饭前15min皮下注射。

（5）孕妇临产时鼓励其正常进食，以保证热能供应；产程中密切观察产程进展，注意有无出汗、脉搏加快等低血糖表现。有异常情况发生，立即报告医生及时处理，同时备好抢救物品及药品。产褥期注意产后出血，防止感染发生。重症糖尿病产妇不宜哺乳，应予退奶。轻者可母乳喂养，但须加强乳房护理，预防乳腺炎发生。

（6）要做好抢救新生儿的准备，预防并发症的发生，即便足月儿也要按早产儿常规护理，给予保暖，短期吸氧，观察新生儿一般情况。如有哭闹不安、出汗等，注意有无低血糖发生，可行血糖监测，及早补充糖水。

四、前置胎盘

【概述】

胎盘附着于子宫下段，胎盘边缘达到或覆盖子宫颈口的部分或全部时，位置低于胎儿先露部，为前置胎盘，是妊娠晚期出血常见原因之一。可分为低置胎盘、部分性前置胎盘、完全性及中央性前置胎盘。

临床表现为妊娠晚期无诱因、无痛性反复阴道出血，大量出血可发生休克。腹部检查时，子宫软，先露常未入盆，头高浮，无宫缩，无压痛，胎位清楚。

治疗原则是怀疑前置胎盘并伴有阴道出血的孕妇应立即入院，配血待用，视出血情况而给予输血、补液治疗。

妊娠37周前，已确诊为前置胎盘而阴道出血不多，无临产者，可采用期待疗法，密切注意出血量，纠正贫血。定期监测胎儿情况。

妊娠37周后，应根据胎盘位置、出血量及子宫颈口扩张情况选择分娩方式。

【护理】

前置胎盘孕妇的护理如下。

（1）出血时绝对卧床休息，护士应加强巡视，了解其心理和生活需要，主动给予生活上的照顾和精神上的安慰及了解病情做指导。

（2）注意休克的早期症状，严密观察阴道出血量、色，保留会阴垫，以估计出血量。定时测量血压、脉搏，注意面色有无改变，有无活跃出血等。有异常立即报告医生，尽快建立静脉通路，给予输血、吸氧。需急诊手术者立即做好术前准备。

（3）禁止肛查及灌肠，以免刺激出血，若必须进行阴检，应建立静脉通道，做好充分抢救准备后进行，操作要轻而快。

（4）预防感染，保持外阴清洁，每日冲洗2次，每日测体温、脉搏及呼吸3次。

（5）观察产程进展，定时监测宫缩和胎心音变化，如有胎儿宫内窘迫发生，应立即吸氧并及时处理。

（6）为预防产后出血，及时使用宫缩剂。密切观察子宫收缩及阴道出血量，如出血过多，遵医嘱使用宫缩剂并给予输液治疗。

五、胎盘早期剥离

【概述】

妊娠晚期或分娩期的孕妇，正常位置的胎盘在胎儿娩出前部分或全部从子宫壁剥离，为胎盘早剥。可由以下原因引起：①血管病变，如母亲有高血压、妊高征或动脉粥样硬化等。②子宫内外创伤或行外倒转术用力过猛，脐带过短致使胎先露下降过程中牵拉脐带而引起。③宫腔内压力骤减，如羊水过多，破膜时羊水快速流出或双胎妊娠，第一胎娩出过速等。

临床表现为起病急，进展快，轻者可无症状或少量显性阴道出血，重症时可表现突发持续性剧烈腹痛，伴有轻重不等休克症状。阴道出血可显性或隐性。子宫持续强直性收缩，腹部坚硬如板样，宫体触痛明显。内出血时宫底上升。严重者可并发凝血机制障碍及肾功能衰竭等。治疗原则为纠正休克，积极止血，给予补液、输血；及时终止妊娠，根据产次、宫颈条件、宫缩强度及出血量等决定分娩方式；防止产后出血，分娩后及时使用宫缩剂，警惕凝血机制障碍及肾功能衰竭等并发症。

【护理】

胎盘早期剥离孕产妇的护理除执行前置胎盘护理常规外，尚须注意以下几点。

（1）密切观察有无活动性内出血　在产妇宫底部位用龙胆紫棉签画一标记，观察宫底有无继续升高、宫体硬度及腹部压痛是否明显，有无板状腹、胎位不清和胎心音听不到等。

（2）观察出血倾向　胎盘早剥易引发凝血机制障碍，应严密观察全身性出血倾向，如皮下、黏膜、注射部位等有无渗血不凝、阴道出血不止等。备好抢救药品，如肝素、纤维蛋白原、新鲜血液等。

（3）预防肾功能衰竭　监测生命体征，留置导尿管观察尿量，严格记录。如尿量每小时少于30mL，要及时通知医生。警惕失血性休克引起的急性肾衰竭。

（4）心理护理　胎盘早剥病情急、出血多，产妇比较紧张、焦虑，护士要多做安慰解释工作，使其能配合各项治疗和护理。

六、胎膜早破

【概述】

正式临产前胎膜自然破裂，羊水自羊膜腔外流，称为胎膜早破。胎膜早破多由子宫腔内张力过大、羊水压力不均（如胎位异常、咳嗽等）、多胎妊娠或羊水过多及妊娠后期性生活产生的机械性刺激引起胎膜炎所致。

临床表现为孕妇自感有液体从阴道流出，继以少量间断性排出。肛查触不到羊膜囊，上推先露部可见羊水自宫颈流出。

治疗原则是妊娠足月，破水24h未临产应引产。妊娠未足月，＜37周，体温正常，应积极保胎，防止感染，严密观察，待其继续妊娠自行分娩；如并发感染，应及时终止妊娠。破膜12h未临产者应用抗生素。

【护理】

胎膜早破孕妇的护理如下。

1.破水后护理

破水后立即听胎心音，绝对卧床休息，取头低脚高位，防止脐带脱垂造成胎儿宫内窘迫或死亡。

2.预防感染

（1）保持外阴清洁，每日冲洗会阴3次，排便后冲洗1次。勤换消毒会阴垫或床垫。

（2）做好晨、晚间护理，注意皮肤清洁，病室定时通风换气。

（3）每日测体温、脉搏、呼吸3次，发现感染迹象应及时处理。

（3）注意临产征象和胎心音变化，定时听胎心音、做胎心音监护。随时注意流出羊水的量及性质，注意是否混有胎粪。了解胎儿有无宫内窘迫等情况。

（4）针对孕期胎膜早破原因，加强卫生宣教和指导，可预防和减少早破水发生。

（李　静）

参考文献

［1］张鹭鹭，王羽.医院管理学［M］.2版.北京:人民卫生出版社，2014.

［2］史自强.医院管理学［M］.上海:上海远东出版社，1995.

［3］李小寒，尚少梅.基础护理学［M］.4版.北京:人民卫生出版社，2006.

［4］郝玉芳，胡雁.循证护理学［M］.2版.北京:人民卫生出版社，2018.

［5］岳新荣，陈方军.内科学［M］.武汉:华中科技大学出版社，2013.

［6］詹汉英.专科护理操作技术［M］.武汉:武汉大学出版社，2006.

［7］杨玉琴，唐前，魏映红.内科护理技术［M］.武汉:华中科技大学出版社，2015.

［8］田玉凤.实用专科护理操作技术［M］.北京:人民军医出版社，2007.

［9］周秀华.急危重症护理学［M］.2版.北京:人民卫生出版社，2006.

［10］王红敏.护理法律风险管理现状及对策研究［D］.杭州:杭州师范大学，2012.

［11］张玉兰，王玉香.儿科护理学［M］.4版.北京:人民卫生出版社，2018.

［12］党世民.外科护理学［M］.2版.北京:人民卫生出版社，2011.

［13］魏革，刘苏君.手术室护理学［M］.北京:人民军医出版社，2004.

［14］李淑文，王丽君.妇产科护理［M］.2版.北京:人民卫生出版社，2020.

［15］刘宝江，晁储璋.麻醉护理学［M］.北京:人民卫生出版社，2013.